Langenbecks Archiv für Chirurgie, Supplement 1976
vereinigt mit Bruns' Beiträge für Klinische Chirurgie

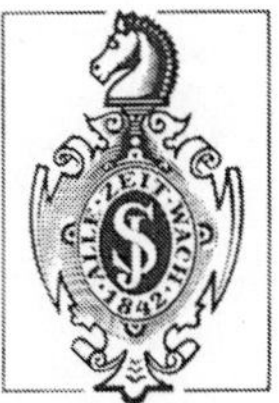

Chirurgisches Forum '76

für experimentelle und klinische Forschung

93. Kongreß der Deutschen Gesellschaft für Chirurgie,
München, 28. April–1. Mai 1976

Wissenschaftlicher Beirat
F. Linder (Vorsitzender)
O. Boeckl, Salzburg
H. G. Borst, Hannover
W. Isselhard, Köln
K. Messmer, München
J. Schmier, Heidelberg
L. Schweiberer, Homburg/Saar
M. Turina, Zürich

Schriftleitung
F. Linder, H.-D. Röher, U. Mittmann

Herausgeber
H. Junghanns, Generalsekretär der
Deutschen Gesellschaft für Chirurgie

Springer-Verlag Berlin Heidelberg New York 1976

Schriftleitung:

Professor Dr. Fritz Linder, Chirurgische Universitätsklinik,
Im Neuenheimer Feld 110, 6900 Heidelberg

Professor Dr. Hans-Dietrich Röher, Chirurgische Universitätsklinik,
Im Neuenheimer Feld 110, 6900 Heidelberg

Priv.-Doz. Dr. Ulrich Mittmann, Chirurgische Universitätsklinik,
Abt. Experimentelle Chirurgie, Im Neuenheimer Feld 347,
6900 Heidelberg

Herausgeber:

Professor Dr. Herbert Junghanns, Auerfeldstraße 29,
6000 Frankfurt/Main

Mit 96 Abbildungen

ISBN-13: 978-3-540-07732-9   e-ISBN-13: 978-3-642-67895-0
DOI: 10.1007/ 978-3-642-67895-0

Library of Congress Catalog Card Number: 74-2788

Vorwort

Im nunmehr fünften Jahr seines Erscheinens gibt das Chirurgische Forum für experimentelle und klinische Forschung mit seinem Supplementband zu Langenbecks Archiv für Chirurgie ein le-
bendiges Zeugnis seiner zu weiter Anerkennung gelangten Stellung
innerhalb unserer jährlichen Kongresse.

Mit erneut 193 Vortragsanmeldungen aus dem In- und Ausland, vielfach von interdisziplinären Arbeitsgruppen, wird besonders sei-
tens des chirurgischen Nachwuchses ein erfreuliches Interesse
an dieser der aktuellen klinisch-wissenschaftlichen und theore-
tisch-experimentellen Diskussion gewidmeten Einrichtung dokumentiert. Das Ausmaß der Anmeldungen läuft proportional mit der
deutschen Anteilnahme an internationalen Kongressen der letzten
Jahre. Trotzdem muß es der wissenschaftliche Beirat der Forum-
Kommission bedauern, wenn nach streng anonymer Auswahl nur
72 Beiträge in das Programm aufgenommen werden konnten. Die Vermeidung von Parallelsitzungen aus zeitlichen Gründen einerseits,
sowie kaum ausgleichbare Kostensteigerungen der Drucklegung im
Forum-Band andererseits, machten die zahlenmäßige Begrenzung
unerläßlich.

Es steht zu hoffen, daß die Leiter der regionalen Kongresse eine
Sparte für Forum-Vorträge öffnen, um den beachtlichen Leistungen
der Junioren den verdienten Platz zu bieten.

Mit dem Hinweis zur Kenntnisnahme der am Ende dieses Bandes
(Seite 333, 334) und in den Mitteilungen Nr. 3/76 der Deutschen
Gesellschaft für Chirurgie abgedruckten neuen Anmelde-Bedingun-
gen dürfen wir Erwartung und Anregung für eine auch in der Zukunft unverminderte aktive Beteiligung an dem Forum verbinden.

Schließlich sei an dieser Stelle unserer neuen Sekretärin Frau
Ursula Morath für ihre Hilfe bei der redaktionellen Organisation
und die Ausführung des endgültigen Schriftsatzes der Manuskripte
gedankt.

Für die Schriftleitung   Für die wissenschaftliche
                                Forum-Kommission

H.D. RÖHER   F. LINDER

Inhaltsverzeichnis

1. Ergebnisse der Nierentransplantation. Weiterentwicklung oder Stagnation?

R. Pichlmayr

Klinik für Abdominal- und Transplantationschirurgie (Leiter: Prof. Dr. R. Pichlmayr) der Medizinischen Hochschule Hannover

Fragestellung

Die Besprechung der Ergebnisse der klinischen Nierentransplantation mit dem Untertitel "Weiterentwicklung oder Stagnation" deutet auf eine generell oder vielerorts erkennbare Enttäuschung, Resignation oder zumindest geringe Aktivität auf diesem Sektor hin, verglichen mit dem Enthusiasmus und der Entstehungsfrequenz neuer Transplantationseinheiten vor 5 - 10 Jahren. Überblickt man diesen Zeitraum, so kann man auf der einen Seite wesentliche Verbesserungen in den Voraussetzungen zur klinischen Nierentransplantation feststellen. Die Konservierungszeit konnte auf 24 - 36 Std verlängert werden, die Definition des cerebralen Todes ist weitgehend anerkannt, die rechtliche Situation ist mancherorts bereits geklärt und steht in der BRD wohl vor baldiger Klärung. Weltweite Erfahrungen haben genaue Kenntnisse über Technik, Behandlung und Verlauf bei Nierentransplantationen erbracht. Die klinischen Ergebnisse der einzelnen Zentren und großer kooperativer Gruppen, wie der Eurotransplant-Vereinigung, sind in diesem Zeitraum kontinuierlich, zumindest leicht angestiegen (1). Im Kontrast hierzu sind auf der anderen Seite die Zahlen der durchgeführten Nierentransplantationen unbefriedigend, dies gerade auch in Deutschland (Tabelle 1).

Tabelle 1. Kalkulation des Bedarfs an Nierentransplantationen in der BRD. Neuerkrankungen an terminalem Nierenversagen (40/ Jahr und Mill. Einwohner): 62 x 40 = 2.480; davon potentiell für Nierentransplantation geeignet ca. 1000

	1973	1974	1975[x]
als potentielle Empfänger wartend	350	605	720
transplantiert in BRD in 20 Zentren	109	158	137

x = bis 1. X.

Damit stellt zahlenmäßig die Nierentransplantation keine entscheidende Entlastung der Kapazität der Dialyse in Deutschland

dar. Zweifellos liegt der Hauptgrund für diese zahlenmäßig un-
befriedigende Entwicklung in der Tatsache, daß weder in der
Immunsuppression noch in der Histocompatibilitätstestung ein
klinisch relevanter Durchbruch gelungen ist; doch stellt sich
die Frage, ob allein der Grad der heute erreichbaren Ergebnisse
mit 1-(2-)Jahresüberlebensquoten bei Leichennierentransplanta-
tion von 71% (66%) und 1-(2-)Jahresfunktionsquoten von 55% (47%)
in der Weltstatistik (2) bzw. von 1-(2-)Jahresfunktionsquoten
von 63% (55%) im Eurotransplantbereich (1) der limitierende Faktor ist, oder ob auch andere Faktoren mit für diese Zurückhaltung verantwortlich sind.

Analyse

Hierfür werden folgende Punkte besprochen:
1. Ergebnisse und Ergebnisvergleiche zwischen Dialyseverfahren
   und Nierentransplantation: Nach den hierfür relevanten Sta-
   tistiken der European Dialysis and Transplant Association
   (EDTA) ist die Nierentransplantation gerade im ersten Jahr
   mit einer höheren Letalität belastet als Dialyseverfahren
   (4). Dies ist prinzipiell und weiterhin das gravierendste
   Argument. Dabei ist jedoch hervorzuheben, daß die Letalitätshöhe nach Transplantationen in den letzten Jahren vor allem
   durch vorsichtigere Handhabung der Immunsuppression gesenkt
   werden konnte. Im eigenen Krankengut betrug die Letalität
   im ersten Jahr nach Transplantation einschließlich der Todesfälle an Dialyse nach Transplantatversagen im Zeitraum von
   1968 - 1970 35% und liegt in den Jahren 1971 bis 1975 bei
   12%. Ähnliches gilt für die Weltstatistik mit einer Letalität im ersten Jahr 1969 bei 35% und 1972 bei 28% (2).

   Unbestritten und hier nicht zu diskutieren ist die Überlegen-
   heit der Transplantation für die Qualität des Befindens und
   für den Rehabilitationsgrad selbst gegenüber der Heimdialyse.
   Bei Abwägen der Letalitätshöhe und der Qualitätsverbesserung
   erscheint die Transplantation empfehlenswert, wenn es gelingt,
   die Letalitätshöhe im Laufe des ersten Jahres etwa im Bereich
   von 15% zu halten, wobei spezifische Indikation und vorsichtigere Immunsuppression entscheidend sind.

2. Regionale Betonung der Bedeutung der Heimdialyse und folgende
   negative Selektion der Patienten für eine Transplantation:
   Die günstigen Ergebnisse der Heimdialyse und die hierzu erforderliche positive Patientenselektion haben vielerorts dazu geführt, daß für Hospitaldialyse und Nierentransplantation
   eine ausgesprochen negative Patientenselektion übrig bleibt.
   Die hierdurch schlechter werdenden Transplantationsergebnisse
   lassen es dann regional nicht mehr berechtigt erscheinen,
   Heimdialysepatienten in das Transplantationsprogramm aufzu-
   nehmen. Diese Entwicklung, die mancherorts zur Unterbrechung
   der Transplantationstätigkeit führte, wird zunehmend von beiden Seiten als unrichtig erkannt. Prinzipiell sollen auch -
   und gerade - Heimdialysepatienten in das Transplantationsprogramm aufgenommen werden, eine geringere Dringlichkeitsstufe
   erlaubt dabei ein Warten auf bestmögliche Voraussetzungen, besonders auch auf hohe Übereinstimmung im HLA-System.

3. <u>Dialyseverfahren und Transplantation werden vielfach noch zu sehr als getrennt laufende Behandlungsverfahren gesehen, während nur die Integration beider Möglichkeiten</u> das volle Ausschöpfen der Vorteile beider Behandlungsmethoden und die größtmögliche Gesamtbehandlungskapazität bei vertretbarer finanzieller Belastung bietet. Die Ansichten über den Grad der Integration sind unterschiedlich: Sie gehen im Extrem bis zur Aufnahme jedes Dialysepatienten in das Transplantationsprogramm bzw. noch krasser, zur Aufnahme in das Dialyseprogramm nur von solchen Patienten, die transplantationsfähig sind. Uns erscheint ein Integrationsschema günstiger, in dem der größte Teil der Patienten beide Behandlungsmöglichkeiten hat, ein jeweils kleinerer entsprechend den Risikofaktoren bevorzugt einer Behandlungsmethode zugeführt wird. Mit einer solchen Form der integrierten Behandlung konnte die Gruppe KINCAID-SMITH und Mitarb. bei 155 Patienten eine 1-Jahresüberlebensquote von 88% und eine 4-Jahresüberlebensquote von 78% erreichen.

Während diese ersten 3 Punkte der Analyse besonders die Abstimmung mit den Dialyseverfahren betreffen, handeln 3 weitere speziell von organisatorischen Fragen im chirurgischen Bereich.

4. <u>Unrentabilität der Arbeit von Transplantationsgruppen mit zu kleiner Fallzahl:</u> Dieser Faktor scheint immer dann hervorzutreten, wenn über einige Jahre hinweg die Zahl der Transplantationen unter 10 - 15/Jahr liegt. Die notwendige Erfahrung geht dann bei Pflegepersonal und Ärzten verloren, abgesehen vom nachlassenden Enthusiasmus bei einer geringen Aktivität. In der eigenen Klinik waren Zeiten, in denen wegen Neueinrichtung, Spendermangels etc. nur etwa 10 - 15 Transplantationen durchgeführt werden konnten, für die Mitarbeiter auf diesem Gebiet unbefriedigend - dies gilt glücklicherweise nicht in gleicher Weise für die behandelten Patienten; in Holland wurden von Regierungsseite Zentren mit geringer Transplantationsfrequenz eine Erhöhung oder eine Einstellung der Behandlungsmaßnahme empfohlen. Wir würden eine Frequenz von 30 - 50 Transplantationen pro Jahr für jedes Zentrum für geeignet halten. Damit könnten in der BRD in 20 - 30 Zentren ca. 1000 Transplantationen vorgenommen werden, was dem geschätzten Bedarf in etwa entspräche.

5. <u>Strukturelle Probleme der chirurgischen Kliniken mit Transplantationseinheiten:</u> Eine Transplantationseinheit mit einer Kapazität von 20 und mehr Transplantationen pro Jahr erfordert eine klare Organisation innerhalb der Klinik. Hier existieren verschiedene praktikable Alternativen: Vor allem in der Zeit des Aufbaues war oder ist es weitgehend die Initiative eines Einzelnen, der bei großer persönlicher Erfahrung bestmögliche Resultate erbrachte oder bringt. Fehlende befriedigende Berufsaussichten auf diesem speziellen Gebiet und deutliche Benachteiligung eines Bewerbers, versehen mit dem Etikett eines Transplantationschirurgen, lassen diese Form heute nur mehr in Ausnahme gerechtfertigt erscheinen. Vielmehr scheint es bei dem heutigen Wissensstand sehr wohl mög-

lich, ein Transplantationsprogramm in einer größeren chirurgischen Klinik so zu integrieren, daß eine Gruppe von etwa
4 - 6 Mitarbeitern während ihrer Fachausbildung durch eine
spezielle Tätigkeit innerhalb eines halben Jahres und durch
folgenden ständigen Kontakt mit dieser Gruppe ausreichend er-
fahren in Transplantationsfragen ist, ohne auf dieses Gebiet
eingeengt zu sein. Dieses System garantiert durchgehende
Transplantationsbereitschaft, Kontinuität über Jahre auch bei
Ausscheiden von Mitarbeitern und zunehmende Verbreitung der
Transplantationsinteressen auch in anderen Krankenhäusern,
in denen die Kollegen später tätig werden.

6. <u>Kooperationsfragen chirurgischer Kliniken und Krankenhäuser
   zum Ziel der Organgewinnung</u>: Gerade das Verständnis und die
   Kooperation der chirurgischen Häuser, die selbst nicht oder
   noch nicht Organverpflanzungen durchführen, ist entscheidend
   für die Lösung des Spenderorganproblems, die den Transplantationseinheiten allein unmöglich ist. Bei vollem Verständnis
   für die Schwierigkeiten und psychologischen Bedenken vieler
   Krankenhausleiter muß hier individuell und auch im Rahmen
   der Deutschen Gesellschaft für Chirurgie in nächster Zeit
   ein Fortschritt erreichbar sein. Es ist in diesem Zusammenhang darauf hinzuweisen, daß die Öffentlichkeit diesen Problemen gegenüber wesentlich aufgeschlossener ist, als schlecht-
   hin angenomen und argumentiert wird. Auch das finanzielle Problem, das den Krankenhäusern durch Organentnahme erwächst, ist
   wohl in Kürze zu lösen.

<u>Zusammenfassung</u>

Die in den letzten Jahren einer enthusiastischen Phase folgende
Zurückhaltung auf dem Gebiet der Nierentransplantation, gerade
auch in der BRD, ist nur z. T. durch die Grenze der derzeit
erreichbaren Behandlungsergebnisse bedingt. Die Fortschritte
auf dem Dialysesektor lassen trotzdem diese Behandlung nicht als
endgültige oder alleinige Therapieform erscheinen. Vielmehr erlauben Verbesserungen, die auch auf dem Transplantationssektor
kontinuierlich zu erkennen sind, eine sinnvolle Integration beider Verfahren. Hierzu ist jedoch eine wesentliche Steigerung der
Transplantationsfrequenz erforderlich, die gezielte organisato-
rische Maßnahmen in den chirurgischen Kliniken zur Voraussetzung
hat.

<u>Summary</u>

The phase of enthusiasm for clinical kidney transplantation has
been followed by some reserve during the last few years, particularly in the Federal Republic. Analysing the reasons, the limited results achievable today by kidney transplantation is only
one answer; others lie in various organizational difficulties.
It is concluded that advances in hemodialysis as well as in
kidney transplantation furnish a solid basis for a close integration of both therapeutic methods.

<u>Literatur</u>

1. Eurotransplant Foundation: Annual Report 1974
2. Human Renal Transplant Registry. The 12th Report. J. Amer.
   med. Ass. <u>233</u>, 787 (1975)
3. MATHEW, T.H., VIKRAMAN, P., JOHNSON, W., MORRIS, P.J.,
   MARSHALL, V.C., HILL, A.V.L., McOMISH, D., KINCAID-SMITH,
   PRISCILLA: Integrated programme of dialysis and renal transplantation. Lancet <u>1975</u>, S. 7926
4. PARSON, F.M., BRUNNER, F.P., BURCK, H.C., GRÄSER, W., GURLAND,
   H.J., HÄRLEN, H., SCHÄRER, K., SPIES, G.W.: Proceedings of
   European Dialysis and Transplant Association, Volume XI.
   London: Pitman Medical 1974

Prof. Dr. R. Pichlmayr, Leiter der Klinik Abdominal- und Transplantationschirurgie, Department Chirurgie Medizinische Hochschule Hannover, Karl-Wiechert-Allee 9, 3000 Hannover

2. Nachweis blockierender Faktoren bei permanent überlebenden Rattennierenallotransplantat-Empfängern nach kurzer postoperativer ALS-Behandlung

T. S. Lie, M. Kanda, H. Ehlenz, W. I. Kim, A. Holst und H. J. Biersack

Abteilung für Transplantationsforschung (Leiter: Prof. Dr. T.S. Lie) an der Chirurgischen Klinik (Direktor: Prof. Dr. Dr. h.c. A. Gütgemann) und Institut für experimentelle und klinische Nuklearmedizin (Direktor: Prof. Dr. C. Winkler) der Universität Bonn

ALS ist eines der konventionellen Immunsuppressiva. Seine Hauptwirkung in vivo ist die Unterdrückung der zellgebundenen Immunantwort. ALS wird innerhalb von Stunden bzw. Tagen nach der Verabreichung vom Organismus eliminiert. Trotzdem können nach kurzen Kuren mit ALS die Empfänger von Rattennierenallotransplantaten permanent überleben. Dabei ist unklar, warum die immunsuppressive Wirkung des ALS nach dessen Eliminierung persistiert.

Daher untersuchten wir in dieser Arbeit den immunologischen Status bzw. die Immunantwort von mehr als 120 Tage überlebenden Rattennierenallotransplantat-Empfängern nach ALS-Therapie vergleichend mit "passive enhanced" Nierenempfängern. Dabei stellten wir mit dem Spontanallorosettenformation-Inhibitionstest (RFI) einen blockierenden Faktor im Serum fest.

Material und Methodik

Herstellung des Alloantiserums (ADS): Lewis-Ratten (L) wurden einmal mit 1×10^8 Lymphoidzellen von Brown-Norway Ratten (BN), zweimal mit $LBNF_1$-Lymphoidzellen immunisiert. Am Tag 0 erfolgte die Injektion mit Freunds-Complete-Adjuvant als Fußsohleninjektion, am 14. und 28. Tag intraperitoneal. Die Seren wurden am 42. Tag entnommen und gepoolt. Der cytotoxische Antikörpertiter betrug 1 : 32. ALS wurde von Microbiological Associates, Bethesda, Maryland, bezogen (Batch No. 13126).

53 Nieren männlicher $LBNF_1$ wurden männlichen Lewis-Ratten transplantiert: 24 Empfänger (Gruppe 1) behandelten wir nicht, 14 Empfänger (Gruppe 2) mit Alloantiserum (am Tage der Transplantation vor und nach der Revascularisation je 1 ml, am 1., 2., 3. und 4. postoperativen Tag je 0,5 ml i.v.), 15 Empfänger (Gruppe 3) mit ALS (am Tage 0, 2, 4 und 6 je 1 ml). Die Empfänger der Kontroll-

gruppe überlebten 16,1 $\pm$ 1,7 Tage, 9 von 14 Empfängern mit ADS-Therapie und 10 von 15 Empfängern mit ALS-Therapie mehr als 4 Monate. Bei diesen 19 Empfängern wurden nach 120 Tagen folgende Untersuchungen vorgenommen:

1. GvHR: Mit der Milz der Empfänger wurde nach ELKINS et al. (1) eine GvHR durchgeführt. 5 x 10^7 Milzzellen wurden unter die linke Nierenkapsel unbehandelter LBNF$_1$ und LBufF$_1$-Ratten injiziert. Als Kontrolle dienten Milzzellen unbehandelter L-Ratten. Der mikroskopisch ausgewertete Reaktionsgrad und der GvHR-Index wurden ebenfalls nach diesen Autoren berechnet .

2. Hautverpflanzung: Nach der Splenektomie und 18 Tage später wurde den Empfängern Haut von LBNF$_1$, weitere 18 Tage danach Haut von LBufF$_1$ transplantiert. Die Hauttransplantation erfolgte nach der Methode von BILLINGHAM und SILVERS (2). Die Hautstücke waren 1,8 cm groß. Der Rand wurde mit 3-M-Pflaster (Sumimoto Co.) an 3 Stellen fixiert. Betrug die Nekrose mehr als 90%, betrachteten wir die Haut als abgestoßen.

3. Humorale Antikörper und Kreatinin: An den Tagen 0,7, 18, 25, 36, 41, 48 und 53 nach der ersten Hauttransplantation wurde Blut entnommen und auf Serumkreatinin, Lymphocytotoxin und Hämagglutinin untersucht. Die Bestimmung der Kreatininwerte und Hämagglutinintiter erfolgte nach der Methode von Fa. Boehringer, Mannheim, und STIMPFLING (3). Als Target-Zellen benutzten wir für letztere BN-Erythrocyten. Das Lymphocytotoxin wurde im wesentlichen nach der Methode von GUTTMANN (4) bestimmt. Als Target-Zellen verwendeten wir ^{51}Cr-markierte BN-Lymphknotenzellen, als Komplement Frischserum von Meerschweinchen. Die Radioaktivität wurde mit einem Auto-Gamma-Szintillationsspektrometer (Packard) gezählt.

4. RFI-Test: Die Nierenempfänger wurden 55 Tage nach der ersten Hauttransplantation getötet und mit dem Serum ein RFI-Test im wesentlichen nach der Methode von GLUCKMAN et al. (5) durchgeführt. Pro Test verwendeten wir 0,5 x 10^7 Lymphknotenzellen und 2,5 x 10^7 Erythrocyten.

Ergebnisse

Die Ergebnisse der GvHR sind in Tabelle 1 dargestellt:

Tabelle 1

Milzzellen-spender	Spezifische Zellempfänger (LBNF$_1$)		Unspezifische Zellempfänger (LBufF$_1$)	
	Ki/Kc Index	Grad	Ki/Kc Index	Grad
Normale L-Ratten	1,27 $\pm$ 0,13	3	1,25 $\pm$ 0,07	3
ADS Empfänger	1,20 $\pm$ 0,08	3	1,38 $\pm$ 0,12	3
ALS-Empfänger	1,18 $\pm$ 0,08	3	1,29 $\pm$ 0,18	3

Ki: Gewicht der Niere mit Milzzelleninjektion
Kc: Gewicht der Niere ohne Milzzellen

Die Überlebensdauer der Hauttransplantate wurde in Tabelle 2 zu-
sammengestellt. $LBNF_1$-Haut wird normalerweise von unbehandelten
L-Ratten nach $8,5 \pm 0,6$ Tagen abgestoßen, $LBufF_1$-Haut nach $7,0$
$\pm 0,7$ Tage.

Tabelle 2

Art der Haut	ADS	ALS	P
erste Haut ($LBNF_1$)	$13,1 \pm 1,9$ (n = 7)	$12,2 \pm 1,2$ (n = 6)	$> 0,5$
zweite Haut ($LBNF_1$)	$11,3 \pm 0,7$ (n = 6)	$9,3 \pm 0,9$ (n = 6)	$< 0,01$
dritte Haut ($LBufF_1$)	$7,3 \pm 0,6$ (n = 6)	$7,0 \pm 0,8$ (n = 6)	$> 0,5$

Die Kreatininwerte stiegen nach der ersten Hauttransplantation
leicht an und blieben dann unabhängig von weiteren Hauttransplantationen im Bereich der Norm. Lymphocytotoxin sowie Hämagglutinin
konnten bis zur Tötung nicht festgestellt werden.

Die Zahl der Allorosetten ist in Tabelle 3 dargestellt.

Tabelle 3. Rosettenzahl pro 10^6 Lymphknotenzellen

ADS			ALS		
Kontrolle	Empfänger Serum	Inhibition in %	Kontrolle	Empfänger Serum	Inhibition in %
2296	1296	43,6	4370	3333	23,7
2296	1146	38,2	4370	2962	32,2
2296	1185	48,2	4370	2481	43,2
2296	1147	50,0	4629	2999	35,2
4370	2259	48,3	4629	2666	42,4
4370	2295	47,5	4629	2333	49,6
Durchschnitt		$46,0 \pm 4,4$	Durchschnitt		$37,7 \pm 9,2$

P $> 0,05$

Diskussion

Die Milzzellen der permanent überlebenden Empfänger mit ADS- bzw.
ALS-Therapie lösten eine normale Lokal-GvHR aus, d.h. die cellulä-
re Immunität war bei den Empfängern nicht beeinträchtigt. Die Se-
ren der permanent überlebenden Nierenempfänger inhibierten die
Rosettenformation bis zu 50%. Dies bedeutet, daß sie (nach ALS-
Therapie) einen blockierenden Faktor enthalten, der die T-Zell-

Funktion inhibiert. Der Faktor ist möglicherweise analog dem "enhancing" Antikörper. Die Hauttransplantate der ALS-Gruppe wurden durch die intakte zellgebundene Immunität abgestoßen, jedoch wahrscheinlich durch vorhandene blockierende Antikörper wie bei den "passive enhanced" Nierenempfängern verzögert. Die Nierenfunktion wurde durch die Hauttransplantate wenig beeinflußt.

Cytotoxische und hämagglutinierende Antikörper waren bei unseren mehr als 120 Tage überlebenden Empfängern nicht vorhanden, obgleich sie mit ADS oder ALS behandelt bzw. mit spezifischem Antigen (Hauttransplantat) stimuliert worden waren. Dieser Status bedeutet aber nicht unbedingt ein Fehlen dieser Antikörper. Es gibt nach unseren Untersuchungen keine Unterschiede bezüglich des immunologischen Status und Antwort zwischen den nach ALS-Therapie permanent überlebenden und den "passive enhanced" Nierenempfängern. Nach initialer ALS-Therapie erfolgte wahrscheinlich die Bildung eines blockierenden Faktors, welcher zum Enhancement der Allotransplantate führte.

Zusammenfassung

Mit den Milzzellen der nach ALS-Therapie mehr als 120 Tage überlebenden 9 Empfänger von Rattennierenallotransplantaten wurde ein GvHR-Test durchgeführt. Er zeigte normale zellgebundene Immunität. Nach der Splenektomie und 18 Tage später wurde den Nierenempfängern LBNF$_1$-Haut und 18 Tage danach LBufF$_1$-Haut verpflanzt. Die spezifische Haut wurde verzögert, die unspezifische regelrecht abgestoßen. Vor und nach der Hautverpflanzung wurden weder Lymphocytotoxin noch Hämagglutinin in den Seren der Empfänger nachgewiesen, jedoch ein blockierender Faktor, der die Allorosettenformation inhibiert. Diese Ergebnisse wurden mit denen von "passive enhanced" Empfängern verglichen. Es ergaben sich keine signifikanten Unterschiede zwischen beiden Gruppen.

Summary

GvHR tests were performed on spleen cells of 9 recipients surviving rat renal allografts for more than 120 days. The recipients had undergone a short term ALS-treatment. The GvHR tests showed normal cell-mediated immunity. After splenectomy and again 18 days later LBNF$_1$ skin was grafted to the renal recipients. After a further period of 18 days LBufF$_1$ skin was grafted. After some delay the specific grafts were rejected. The unspecific skin was rejected in a normal way. Before and after skin grafting the authors could not find the lymphocytotoxin and hemagglutinin. Instead a blocking factor which inhibited the spontaneous allorosette formation was detected in the sera of recipients. The authors compared the results with passive enhanced renal recipients. The two groups did not differ significantly from each other.

Literatur

1. ELKINS, W.L.: J. exp. Med. <u>120</u>, 329 (1964)
2. BILLINGHAM, R.E., SILVERS, W.K.: Transplantation of tissue
   and cells. Philadelphia; Wister 1961
3. STIMPFLING, T.H.: Transplant. Bull. <u>27</u>, 109 (1961)
4. GUTTMANN, R.D.: Transplantation <u>15</u>, 594 (1973)
5. GLUCKMAN, J.C., et al.: Transplantation <u>17</u>, 97 (1974)

Prof. Dr. T.S. Lie, Chirurgische Universitätsklinik und Poliklinik, Venusberg, 5300 Bonn

3. Der Einfluß von Fettsäure- und Glucosegehalt des Perfusates auf den Energiestoffwechsel der konservierten Hundeniere*

J. H. Fischer, D. Armbruster, A. Czerniak, W. Grebe, M. Menge,
U. Hauer und W. Isselhard

Institut für Experimentelle Medizin der Universität Köln
(Direktor: Prof. Dr. W. Isselhard)

Obwohl heute eine routinemäßige Konservierung von Nieren zu
Transplantationszwecken über einen kurzen Zeitraum im großen
Ganzen mit ausreichendem Erfolg angewandt wird, sind die optimalen Bedingungen für die Organperfusion bezüglich der Perfusat-
Zusammensetzung keineswegs ausreichend bekannt. Untersuchungen
der noch weitgehend unbekannten metabolischen Bedürfnisse der
Niere während der Konservierung können hier dazu beitragen, die
zu einer starken Funktionsbeeinträchtigung führenden Substrat-
mangel-Schäden auf ein Minimum zu reduzieren oder ganz zu verhindern.

Methodik

Mischrassigen Hunden (20 - 28 kg) wurden nach Atropin-Morphin-
Prämedikation in Nembutal-Lachgas-Narkose beide Nieren (n = 37)
entnommen. Nach 2 min Warmischämie wurden die Nieren mit Schwerkraftperfusion freigespült und abgekühlt (1 m H_2O; Ringerlösung
mit 1,822% Mannit und 20 mg% Novocain). Die Konservierung erfolgte durch Niederflußperfusion bei 6°C, initialer Perfusionsdruck
30 mm Hg. Perfusat I enthielt 5% Humanalbumin, 670 mg% Glucose
sowie Procain, Insulin, Refobacin und Solu-Decortin H bei "ex-
tracellulärer" Ionenverteilung. Perfusat II enthielt kein Humanalbumin und keine Glucose, dafür als kolloidosmotisch wirksame
Substanz Haemaccel (35 g/l bzw. 50 g/l) bei sonst mit Perfusat I
identischer Zusammensetzung. Zur Oxygenierung wurde Sauerstoff
in die Nierenkammer geleitet, die gleichzeitig als Perfusatre-
servoir diente. Bis zu 4 Gewebsproben aus jeder Niere (Keilex-
cision) wurden mittels der Gefrier-Stopmethode fixiert. Herstellung der Organextrakte sowie Bestimmung der Adeninnucleotide,
Glykogen, Glucose und Lactat im enzymatischen Test erfolgten
nach eingeführten Methoden. Zur gaschromatographischen Bestimmung der mit dem Albumin zugeführten mittel- und langkettigen
freien Fettsäuren im Perfusat wurden vor und zu verschiedenen

---

* Mit Unterstützung des SFB 68 durch die Deutsche Forschungsgemeinschaft

Zeiten während der Konservierung Perfusatproben entnommen. Die
Bestimmung erfolgte für mittelkettige und langkettige Fettsäuren
getrennt mit eingeführten gaschromatographischen Methoden.
Sauerstoffdruck und pH des Perfusates wurden regelmäßig kontrolliert und der Perfusionsdruck fortlaufend auf einem Schreiber registriert.

Ergebnisse und Diskussion

Hundenieren wurden bei optimaler Oxygenierung mit Perfusat I bzw.
II über 24, 48, 72 oder 120 Std perfundiert. Die Gehalte des
Perfusat I an freien Fettsäuren sind Abb. 1 bzw. Tabelle 1 zu
entnehmen.

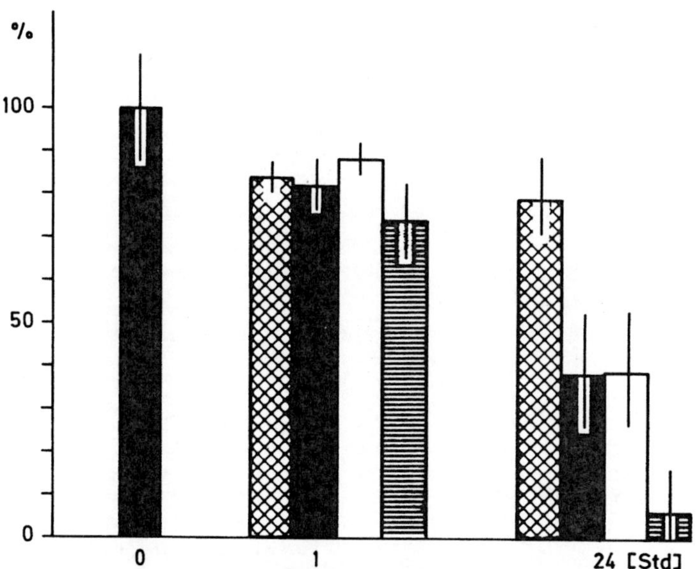

*Abb.1. Caprylsäuregehalt des Perfusates I vor Perfusion sowie
nach 1 Std und 24 Std Perfusionsdauer bei unterschiedlichen
Sauerstoffdrucken. Mittelwerte ± Standardabw. der Einzelwerte.
100% = 5,11 mMol/l. pO_2:* <15 mm Hg, ~60 mm Hg, ~ 135 mm
Hg, >400 mm Hg*

Während einer 24stündigen Konservierung wurden bei optimaler Oxygenierung (pO_2 > 400 mm Hg) 93,2% ± 9,9% (n = 7) des Caprylsäure-
Gehaltes aufgebraucht, bei einem $\overline{pO_2}$ < 15 mm Hg (Stickstoffbega-
sung)waren die Werte nach 24 Std noch weitgehend mit dem 1-Std-
Wert identisch.

Im Gegensatz hierzu kam es bei den langkettigen Fettsäuren während 24 Std Konservierung (pO_2 > 400 mm Hg) zu einem Anstieg der
Konzentration im Perfusat durch Freisetzung aus dem perfundierten Organ. Erst nach Verbrauch der Caprylsäure sanken während

Tabelle 1. Gehalte des Perfusat I an langkettigen freien Fettsäuren nach unterschiedlichen Zeiten hypothermer Niederflußperfusion von Hundenieren. Angaben in µMol/l Perfusat, Mittelwerte
± Standardabweichungen der Einzelwerte. $pO_2 > 400$ mm Hg

Perfusions-dauer	(n)	Palmitin-säure		Stearin-säure		Ölsäure		Linolsäure	
O	(12)		115,8		33,7		132,O		109,1
		±	32,8	±	17,9	±	45,O	±	23,5
4 Std	(6)		162,6		43,9		206,O		117,3
		±	33,5	±	15,1	±	42,5	±	33,9
24 Std	(12)		302,2		58,O		314,7		153,O
		±	55,8	±	16,5	±	59,5	±	25,3
48 Std	(4)		107,6		45,7		131,7		49,6
		±	6,6	±	15,1	±	21,2	±	36,O
72 Std	(5)		43,7		26,4		50,6		35,7
		±	37,8	±	14,1	±	48,1	±	16,1
120 Std	(3)		108,4		70,3		141,6		80,2
		±	35,5	±	21,8	±	44,6	±	7O,2

des 2. und 3. Konservierungstages die Palmitin-, Stearin-, Öl-
und Linolsäurekonzentrationen ab.

Das "energy charge potential" (ECP) der Nierenrinde blieb zwar
mit Werten von O,84 ± O,04 über 24 Std Perfusion mit Perfusat I
und $pO_2 > 400$ mm Hg auf dem Niveau der Normalwerte erhalten (vgl.
ISSELHARD et al., Langenbecks Arch. Chir., Suppl. Chir. Forum
1975, S. 121), der Gesamtgehalt an Adeninnucleotiden (SAN) fiel
allerdings im Mittel auf 74% der Normalwerte der Niere in situ
und der ATP-Gehalt auf 83% ab, entsprechend Gewebsgehalten von
2,09 ± O,32 bzw. 1,54 ± O,24 µMol/g Feuchtgewebe. Nach 48 bzw.
72 Std Konservierung betrug der ATP-Gehalt im Mittel noch 1,29
± O,29 bzw. 1,28 ± O,25 µMol/g bei SAN-Werten von 1,90 ± O,25
bzw. 1,98 ± O,29 µMol/g. (Alle Angaben Mittelwerte ± Standardabweichung der Einzelwerte).

Der gleichermaßen untersuchte Stoffwechselstatus der äußeren
Markregion zeigte keine signifikanten Unterschiede zur Nierenrinde. Bestimmungen des Gewebsglucosegehaltes ergaben über die
gesamte Konservierungsdauer keine signifikanten Veränderungen,
und ein Lactatanstau konnte zu allen Konservierungszeiten ausgeschlossen werden.

Die Paralleluntersuchungen mit Perfusat II ergaben nach 24 Std
mit ATP-Werten von 1,53 ± O,22 und SAN von 2,04 ± O,24 µMol/g
sowie ECP von O,85 ± O,O6 (26 Proben) die gleichen Ergebnisse
wie bei Verwendung albuminhaltigen Perfusates und auch nach
48 Std war der Energiestatus genau so gut erhalten wie unter
Perfusat I (vgl. Abb. 2). Während des dritten Konservierungstages kam es allerdings zu einer deutlichen Verschlechterung
mit ATP-Werten von O,72 ± O,23 gegenüber 1,28 ± O,25 µMol/g unter Perfusat I.

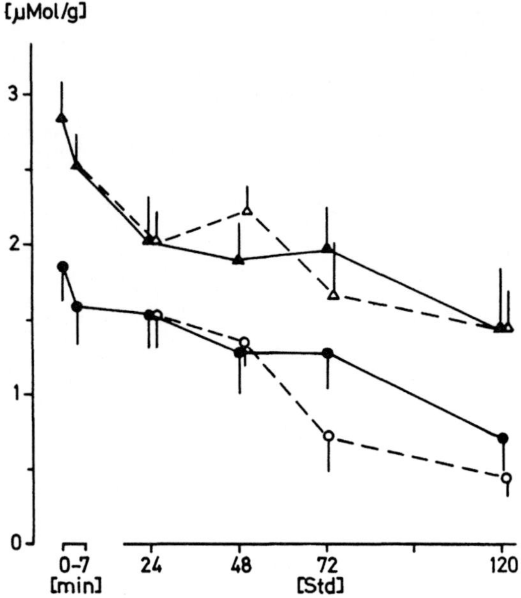

*Abb.2. Gewebsgehalte der Niere an ATP ●○ und Gesamtadeninnucleo-
tiden ▲△ vor der Nierenentnahme, nach 2minütiger Warmischämie
und 5minütigem Freispülen und nach einer Perfusion mit Perfusat
I ——— bzw. Perfusat II--- über 24,48, 72 und 120 Std (pO$_2$ >
400 mm Hg)*

Im weiteren Verlauf traten unter beiden Perfusaten trotz optimaler Oxygenierung weitere Verluste an Adeninnucleotiden auf, so
daß nach 120 Std Konservierung in der Nierenrinde nur noch Rest-
gehalte von 0,71 ± 0,22 µMol/g ATP und 1,44 ± 0,42 µMol/g SAN
unter Perfusat I und 0,56 ± 0,14 µMol/g ATP und 1,44 ± 0,17 µMol/
g SAN unter Perfusat II vorhanden waren.

Die Befunde zeigen, daß die während Konservierung mit hypothermer
Niederflußperfusion angebotenen Fettsäuren unter Bevorzugung der
mittelkettigen Fettsäuren aus dem Perfusat aufgenommen werden,
wobei es in den ersten 24 Std noch zu einer Freisetzung von langkettigen Fettsäuren aus dem perfundierten Organ kommt, der Ener-
giestoffwechsel aber zumindest über 48 Std unabhängig von Fett-
säure- oder Glucoseangebot ist.

Die Befunde zeigen aber auch, daß es bei hypothermer Niederflußperfusion trotz optimaler Oxygenierung zu ständigen Verlusten an
cellulären energiereichen Substanzen kommt, die durch Glucose-
oder Fettsäureangebot im Perfusat zumindest in den ersten 48 Std
nicht beeinflußt werden.

Der bei beiden Perfusaten identische Verlust an energiereichen
Adeninnucleotiden deutet darüber hinaus darauf hin, daß die Niere während der Konservierung Substanzen benötigt, die ihr mit
den zur Zeit üblichen Perfusaten nicht angeboten werden.

Zusammenfassung

Hundenieren wurden über 24 - 120 Std durch hypotherme Niederflußperfusion mit fettsäure-und glucosehaltigem Perfusat auf Human-
albumin-Basis (I) sowie mit fettsäure- und glucosefreiem Perfusat auf Haemaccel-Basis (II) konserviert. Über 48 Std Perfusion
waren die Veränderungen im Energiestatus der Niere unter beiden
Perfusaten identisch, obwohl lediglich im Perfusat I verwertba-
res Substrat angeboten und vom konservierten Organ metabolisiert
wurde.

Summary

Thirty-seven canine kidneys were preserved by hypothermic low
flow perfusion for 24 - 120 h with solution I containing albumin, free fatty acids, and glucose, or with solution II containing Haemaccel without free fatty acids or glucose. Following
48 h preservation the renal ATP and SAN content was identical
in both groups, irrespective of the availability of substrates
from the perfusate.

Dr. J.H. Fischer, Institut für Experimentelle Medizin der Universität Köln, Robert-Koch-Straße 10, 5000 Köln 41

4. Das Verhalten des Vasomotorentonus nach Lungenautotransplantation

D. Kötter, K. Grünewald, H. Paeprer, R. Eisele und M. Nasseri

Chirurgische Klinik (Gesch.Direktor: Prof. Dr. E.S. Bücherl)
und Kardiologische Abteilung (Leiter: Prof. Dr. H. Schmutzler)
im Klinikum Charlottenburg der Freien Universität Berlin

In Lungenautotransplantaten wurde sowohl ein normaler, als auch
ein erhöhter pulmonaler Gefäßwiderstand gemessen (1, 2, 3, 4, 5).
Widerstandserhöhungen lassen sich in den meisten Fällen auf struk-
turelle Defekte an den Anastomosen oder Fibrosierungsvorgänge im
Parenchym zurückführen. Sie wurden jedoch auch bei anatomisch intakten Transplantaten beobachtet (6, 7). Wiederholt wurde deshalb
eine denervationsbedingte Vasoconstriction als weitere Ursache
diskutiert (1, 2, 3). Diese Hypothese konnte bei den nachfolgen-
den Untersuchungen nicht bestätigt werden. Getestet wurde dabei
die Reaktionsfähigkeit der Lungengefäße auf Arterenol und Acetylcholin. Detaillierte Untersuchungen darüber lagen bisher
nicht vor.

Methodik

8 autotransplantierte linke Lungen (Bastardhunde, 15,9 $\pm$ 1,4 kg,
4. - 14. Woche postoperativ) und 6 sog. normale linke Lungen
(Bastardhunde, 15,5 $\pm$ 0,9 kg) wurden während druckkonstanter Beatmung in situ flußkonstant mit venösem Mischblut perfundiert.
Folgende Parameter wurden registriert: pulmonaler Gefäßwiderstand
(PVR), Druck in der linken Pulmonalarterie (P_{PA}), linker Vorhofdruck (P_{LA}) und Beatmungsdruck (P_{IP}) sowie arterieller Blutdruck
und Herzfrequenz. Getestet wurde die Wirkung schnell in die linke
Pulmonalarterie injizierter Einzeldosen von Arterenol (10 µg/Lun-
ge) und Acetylcholin (10 µg/Lunge). Zeitgleich mit der Injektion
begann ein Tischrechner (WANG Typ 720 C) für die Dauer von 50 sec
die Meßwerte in Abständen von 1,25 sec abzufragen.

Ergebnisse (Tabelle 1):

Normale Lungen und Autotransplantate wiesen einen gleich hohen
pulmonalen Gefäßwiderstand auf (p>0,05).

Arterenol (Abb. 1): Der pulmonale Gefäßwiderstand nahm bei normalen und autotransplantierten Lungen nach ca. 5 sec zu, erreichte nach ca. 16 sec ein Maximum und fiel dann wieder gegen den

Tabelle 1. Verhalten des pulmonalen Gefäßwiderstandes nach Ar-
terenol- und Acetylcholin-Stoßinjektion. Δ PVR$_{max}$ = max PRV-
Änderung (Mittelwerte $\pm$ Standardabweichung)

		Normale Lungen (n = 6)	Autotransplantate (n = 8)
Ausgangs-werte	P_{PA} (mm Hg)	13,7 $\pm$ 4,5	14,0 $\pm$ 2,7
	P_{LA} (mm Hg)	5,3 $\pm$ 2,2	4,9 $\pm$ 1,7
	P_{IP} (mm Hg)	4,3 $\pm$ 1,2	4,5 $\pm$ 0,9
	PVR (dyn$\cdot$sec$\cdot$cm^{-5})	1.392 $\pm$ 500	1.589 $\pm$ 529
Arterenol-Testung	Δ PVR$_{max}$ (%)	+21,8 $\pm$ 5,8	+23,0 $\pm$ 8,4
Acetyl-cholin-Testung	Δ PVR$_{max}$ (%)	- 5,3 $\pm$ 4,8	- 6,6 $\pm$ 2,6

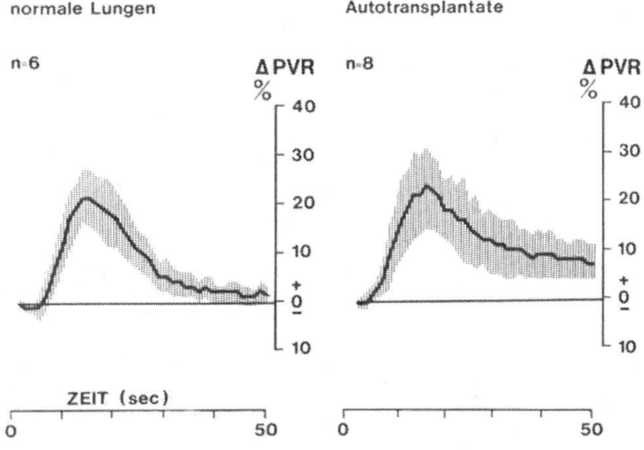

Abb.1. Verhalten des pulmonalen Gefäßwiderstandes nach Injektion von 10 µg Arterenol. Δ PVR = Pulmonaler Gefäßwiderstand in Prozent vom Ausgangswert (schraffierte Zone = Standardabweichung)

Ausgangswert ab. Das <u>Maximum des Widerstandsanstiegs</u> war bei beiden Kollektiven gleich. <u>Die Halbwertszeit des PVR-Wiederab-falls</u> war bei den Autotransplantaten verlängert. Sie betrug bei den normalen Lungen 6,6 $\pm$ 1,9 sec und bei den Autotransplantaten 14,4 $\pm$ 4,6 sec (p<0,01).

<u>Acetylcholin</u> (Abb. 2): Der pulmonale Gefäßwiderstand nahm bei
normalen und autotransplantierten Lungen nach ca. 8 sec ab und
erreichte nach ca. 24 sec sein niedrigstes Niveau. Der Wider-
standsabfall war im Meßzeitraum nicht reversibel. Das <u>Maximum
des Widerstandsabfalls</u> war bei beiden Kollektiven gleich.

Während der Arterenol- und Acetylcholin-Testung blieb der linke
Vorhofdruck, dessen Verhalten den pulmonalen Gefäßwiderstand
beeinflußt (<u>8</u>), unverändert.

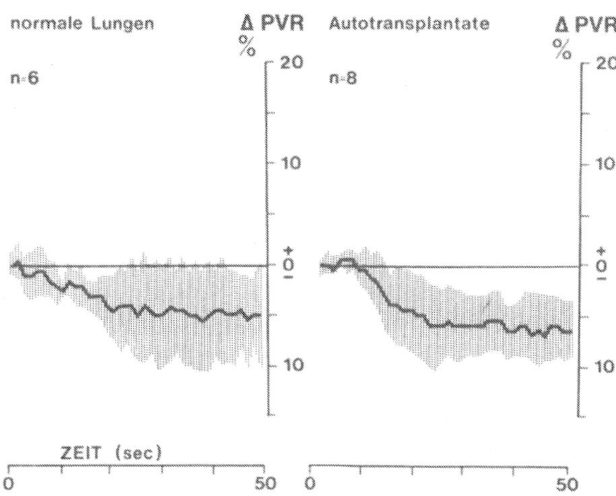

*Abb.2. Verhalten des pulmonalen Gefäßwiderstandes nach Injektion
von 10 µg Acetylcholin. Δ PVR = Pulmonaler Gefäßwiderstand in
Prozent vom Ausgangswert (schraffierte Zone = Standardabweichung)*

Diskussion

Arterenol führte in autotransplantierten und normalen Lungen
durch Vasoconstriction zu einer gleich hohen Widerstandszunahme,
Acetylcholin durch Vasodilatation zu einer gleich starken Widerstandsabnahme. Eine Überempfindlichkeit gegenüber Arterenol und
Acetylcholin wurde bei den Autotransplantaten nicht festgestellt.
Die gleich starke Widerstandsabnahme nach Acetylcholin spricht
darüber hinaus gegen einen erhöhten Vasomotorentonus in den Autotransplantaten, da Acetylcholin bei hohem Vasomotorentonus den
Gefäßwiderstand stärker herabsetzen soll als bei normalem (<u>9</u>).

Der fehlende Nachweis einer Sensibilisierung der Widerstandsge-
fäße gegen Arterenol und Acetylcholin kann damit erklärt werden,
daß in Lungentransplantaten parasympathische und auch sympathi-
sche nervale Strukturen teilweise erhalten bleiben (<u>10</u>). Bei
kompletter sympathischer und parasympathischer Denervation wäre
eine Empfindlichkeitssteigerung der glatten Muskulatur gegenüber
den beiden Neurotransmittern Arterenol und Acetylcholin zu erwarten (<u>11</u>).

Der langsamere Reaktionsrückgang nach Arterenol bei den Autotransplantaten deutet allerdings auf eine herabgesetzte Inak-
tivierungs-Kapazität in der Gefäßwand hin. Für die Inaktivierung
endogener Catecholamine bzw. für den Vasomotorentonus der Autotransplantate scheint dies nicht von Bedeutung zu sein.

Zusammenfassung

Bei 8 Lungenautotransplantaten und 6 normalen Lungen wurde in
situ durch Testen der Arterenol- und Acetylcholin-Wirkung der
Einfluß der Transplantation auf den Vasomotorentonus untersucht.
In Autotransplantaten und normalen Lungen wirkten beide Substanzen gleich. Die langfristige Unterbrechung der zentralen Innervation führt nicht zu einer Vasoconstriction in Lungenautotransplantaten.

Summary

In eight lung autotransplants and six normal lungs the vasomotor
activity was tested with norepinephrine and acetylcholine. In
autotransplants and normal lungs both substances elicit the same
effects. The long-term interruption of the central innervation
does not provoke a vasoconstriction in lung autotransplants.

Literatur

1. BÜCHERL, E.S., et al.: J. thorac. cardiovasc. Surg. 47, 455
   (1964)
2. HARDY, J.D., et al.: J. thorac. cardiovasc. Surg. 46, 606
   (1963)
3. WALDHAUSEN, J.A., et al.: Ann. Surg. 165, 580 (1967)
4. TISI, G.M., et al.: J. appl. Physiol. 32, 113 (1972)
5. WAGNER, O.A., et al.: Surgery 75, 91 (1974)
6. CHRISTIANSEN, K.H., et al.: Arch. Surg. 90, 38 (1965)
7. WILDEVUUR, C.R., et al.: J. thorac. cardiovasc. Surg. 56,
   799 (1968)
8. BORST, H.G., et al.: Circulat. Res. 15, 393 (1956)
9. BARER, G.R., THOMPSON, B.: J. Physiol. (Lond.) 230, 47P (1973)
10. BLÜMCKE, S., et al.: Z. Zellforsch. 121, 270 (1971)
11. EMMELIN, N.: Pharmacol. Rev. 13, 17 (1961)

Dr. D. Kötter, Chirurgische Klinik und Poliklinik im Klinikum
Charlottenburg der Freien Universität, Spandauer Damm 130,
1000 Berlin 19

5. Veränderungen der Lungenfunktion bei experimentell erzeugtem Emphysem vor und nach einseitiger Lungenhomotransplantation am Hund

G. Salem, W. Schlick, A. Keiler, P. Möschl, M. Glöckler, I. Göber, Th. Radaszkiewicz, St. Szalay und W. Kreuzer

II. Chirurgische Universitätsklinik Wien (Vorstand: Prof. Dr. J. Navrátil)

Bei den bisher durchgeführten einseitigen Lungentransplantationen an Patienten mit schwerem Lungenemphysem war es mit einer Ausnahme sehr bald nach der Operation zu einer letalen respiratorischen Insuffizienz gekommen (6, 7). Als Ursache für dieses respiratorische Versagen werden 2 Mechanismen angenommen: eine schwere Ventilations-Perfusionsstörung, die dadurch entsteht, daß das Transplantat eine geringere Gefäßresistance hat, als die verbleibende Emphysemlunge und deshalb den größten Teil des Blutvolumens aufnimmt; die Emphysemlunge ist wegen ihres hohen Gefäßwiderstandes schlechter durchblutet und wegen ihrer hohen statischen Compliance und ihres hohen exspiratorischen Atemwegswiderstandes stark gebläht; sie verdrängt das Transplantat auf dessen Seite. Diese Verdrängung führt durch Kompression zu einer Verschlechterung der Ventilation im Transplantat. Aus der dadurch entstehenden Ventilations-Perfusionsstörung resultiert eine immer stärker werdende venöse Beimischung.

Der zweite Faktor ist eine besondere Form der Abstoßungsreaktion der Lunge, die histologisch durch fibrinöse alveoläre Exsudate und Pneumocytenansammlungen charakterisiert ist. Diese "alveoläre" Abstoßungsreaktion unterscheidet sich von der vasculären Form durch ihre Unbeeinflußbarkeit durch Immunosuppressiva. Sie führt zu einer schweren Einschränkung der Ventilation der betroffenen Lunge, während die Perfusion nicht beeinflußt ist (2, 8).

In der vorliegenden Studie wird die Situation nach einseitiger Homotransplantation der Lunge bei Vorliegen eines Lungenemphysems an Hand eines tierexperimentellen Modells untersucht. An 8 Hunden wurde durch intratracheale Verabreichung der Protease Papain in einer Dosis von 2 mg/kg Körpergewicht (3 bis 5x innerhalb von 6 - 10 Wochen) ein Lungenemphysem erzeugt (1, 3, 5). An den emphysematösen Tieren wurde eine einseitige Lungenhomotransplantation durchgeführt und hierauf das postoperative Verhalten verschiedener Lungenfunktionswerte beobachtet.

Ergebnisse

Die Entwicklung des Lungenemphysems unter Papain wurde durch wöchentlich durchgeführte Lungenfunktionsuntersuchungen objektiviert.

Es fand sich dabei ein langsamer kontinuierlicher Anstieg der im
Atemstillstand gemessenen statischen Lungencompliance, während die
statische Compliance des Lungen-Thoraxsystems nicht signifikant
verändert war. Die Hysterese der Lunge nahm deutlich zu. Der Atem-
wegswiderstand war bei ruhiger Spontanatmung nicht verändert; bei
verstärktem Atemstrom, wie er durch Respiratorbeatmung unter stan-
dardisiertem Beatmungsdruck und gleichbleibender Frequenz erzeugt
wurde, kam es ab der 5. Woche zu einem Anstieg des Atemwegswiderstandes.

Die zum Zeitpunkt der Transplantation dem Tier entnommene emphysematöse linke Lunge wurde morphologisch untersucht. Makroskopisch
fiel dabei eine luftkissenartige Beschaffenheit der Lunge und Blut-
punkte an der Lungenoberfläche auf. Im histologischen Präparat konnte eine Verkürzung der Alveolarsepten, bei stärkerer Ausprägung der
Veränderungen ein Schwund der Alveolarwände und -septen als Ausdruck einer Destruktion des Lungenstützgerüstes nachgewiesen werden. Außerdem wurde ein Ödem der Lunge mit focalen Blutungen im
Paremchym und entzündlichen Zellinfiltrationen gefunden. Die morphologischen und funktionellen Befunde im Verlaufe der Emphysem-
entwicklung sind an anderer Stelle im Detail beschrieben (5).

Die postoperativen Lungenfunktionsmessungen wurden am Tag der Transplantation und eine Woche postoperativ durchgeführt. Die statische
Gesamtcompliance beider Lungen war unmittelbar postoperativ herab-
gesetzt, nach einer Woche jedoch wieder annähernd gleich wie der
präoperative Wert. Eine getrennte Bestimmung der statischen Compliance für die verbliebene Emphysemlunge und das Transplantat ergab
jedoch für das Transplantat zunächst eine deutlich verminderte,
eine Woche später eine annähernd normale Lungencompliance, während
die Compliance der Emphysemlunge deutlich erhöht blieb (Abb. 1).

Die "dynamische" Compliance des Transplantates, die während der Atmung registriert wurde, war ebenfalls deutlich vermindert (Abb. 1).

Im Thoraxröntgenbild wurde eine Woche postoperativ eine deutliche
Überblähung der emphysematösen Lunge und eine Verdrängung des Transplantates beobachtet. Ein Lungenscan mit Tc-199-Albumin ergab jedoch eine gute und annähernd gleiche Perfusion beider Lungen mit
Ausnahme des Oberlappens des Transplantates.

Mittels bronchospirometrischer Messungen wurde die Funktion der
rechten und linken Lunge nach der Transplantation getrennt erfaßt.
In Tabelle 1 sind die an vier Hunden eine Woche nach der Transplantation gemessenen Werte dargestellt. Es geht daraus hervor, daß das
Transplantat der verbliebenen emphysematösen Lunge sowohl was die
ventilatorische Funktion, als auch was die Sauerstoffaufnahme betrifft, nahezu gleich kommt. Dem gegenüber hatten wir an transplantierten Hunden, deren belassene Lunge gesund war, gefunden, daß das
Transplantat die Hälfte bis maximal zwei Drittel der Sauerstoffaufnahme der eigenen Lunge des Tieres erreicht (4). Eine isolierte
Prüfung der Leistungsfähigkeit des Transplantates erfolgt am besten
im sogenannten Stresstest, dabei wird der zur contralateralen Lunge führende Tubus abgeklemmt, und so die Ventilation in der betreffenden Lunge unterbunden. An unseren Versuchstieren zeigte sich dabei, daß das Transplantat sein Atemminutenvolumen und die Sauer-

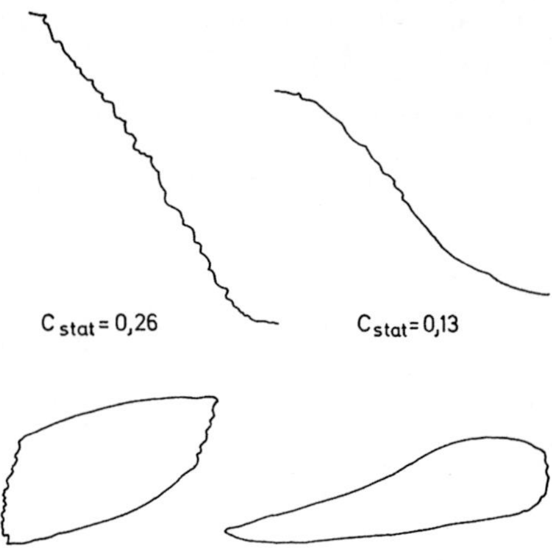

Abb.1. Registrierte Kurven für die im Atemstillstand gemessene statische Lungencompliance für die verbliebene emphysematöse Lunge (links), sowie die während der Atmung gemessenen Volumen-Druckdiagramme (unterer Teil der Abbildung) bei einem Hund 1 Woche postoperativ

stoffaufnahme nahezu in gleicher Weise zu steigern im Stande war, wie die verbliebene emphysematöse Lunge. Der dazu erforderliche transpulmonale Druck war jedoch wesentlich höher als bei alleiniger Atmung der Empysemlunge. Die erzielten pO_2-Werte unterscheiden sich ebenfalls nicht wesentlich voneinander.

Zusammenfassung

An 8 Bastardhunden wurde durch intratracheale Verabreichung von Papain in einer Dosis von 2 mg/kg Körpergewicht (3-5x in 6-10 Wochen) ein Lungenemphysem erzeugt. Die Entwicklung des Lungenemphysems wurde durch wöchentliche Lungenfunktionsuntersuchungen dokumentiert. An den emphysematösen Tieren wurde eine einseitige Lungenhomotransplantation durchgeführt. Postoperativ wurde die Funktion des Transplantates und der verbliebenen emphysematösen Eigenlunge des Tieres durch Bronchospirometrie getrennt bestimmt. Dabei zeigte sich, daß sowohl die ventilatorische Funktion als auch die Sauerstoffaufnahme des Transplantates mindestens gleichwertig jener der emphysematösen Lunge war. Eine schwere Ventilations-Perfusionsstörung war bis eine Woche postoperativ nicht aufgetreten.

Summary

Pulmonary function studies after single-lung homotransplantation in dogs with experimentally induced emphysema.
Pulmonary emphysema was induced in 8 bastard dogs by intratracheal instillation of papain (dose 2 mg/kg 3 to 5 times in 6 to 10 weeks). Development of emphysema was documented by weekly pulmonary function studies. The emphysematous animals underwent single-lung homo-

Tabelle 1. Mittelwerte von bronchospirometrischen Messungen an 4 Versuchstieren, eine Woche nach einseitiger Lungenhomotransplantation: V_t = Atemzugvolumen, V_t = Atemzeitvolumen, VO_2 = Sauerstoffaufnahme, pO_2 = arterieller Sauerstoffpartialdruck, pCO_2 = arterieller Kohlensäuredruck, $P_{transpulm}$ = transpulmonaler Druck in cm H_2O.

Alle Meßwerte wurden für beide Lungen gemeinsam, sowie für das Transplantat und die Emphysemlunge anteilmäßig bestimmt. Im Stresstest wurde der contralaterale Tubus abgeklemmt und die Funktionssteigerung des Transplantates bzw. der Emphysemlunge nach 2 min gemessen

Mittelwerte von 4 transplantierten Hunden			Stresstest	
	Beide Lungen	Transplantat	Emphysemlunge	Transplantat	Emphysemlunge
V_t (ML)	183	92,5	110	137,2	142,5
V_t (L)	2,86	1,63	1,74	3,18	3,31
V_{O_2} (ML)	102	50,5	55,7	119	120,7
Freq/min	15	15,2	14,5	24,2	20,5
pO_2	63,7	63,7	63,7	52,0	54,0
pCO_2	37,5	37,5	37,5	38,3	38,3
$P_{transpulm}$ (CM H_2O)	11,5	10,7	9,4	26,7	19,5

transplantation. Postoperative studies of lung function were performed immediately after transplantation and 1 week postoperatively.
Bronchospirometric measurement revealed that ventilatory function
and oxygen comsumption of the graft was at least equal to the
animal's own emphysematous lung. Up to 1 week after transplantation there is no evidence of serious ventilation-perfusion
imbalance.

Literatur

1. GROSS, P., PFITZER, E.A., TOLKER, E. u. Mitarb.: Experimental
   emphysema, its production with papain in normal and silicotic
   rats. Arch. environm. Health 11, 50 (1965)
2. KREUZER, W., KEILER, A., SALEM, G., GÖBER, I., RADASZKIEWICZ,
   Th.: Ergebnisse nach Homotransplantation der Lunge. Hämodynamik nach Lungentransplantation mit und ohne immunsuppressi-
   ver Therapie. Thoraxchirurgie 22, 359 (1974)
3. PUSHPAKOM, R., HOGG, J.C., WOOLCOCK, A.J., ANGUS, A.J., MACKLEM,
   P.T., THURLBECK, W.M.: Experimental papain induced emphysema in
   dogs. Amer. Rev. resp. Dis. 202, 778 (1970)
4. SALEM, G., SCHLICK, W., KEILER, A., GÖBER, I., MÖSCHL, P.,
   GLÖCKLER, M., RADASZKIEWICZ, Th., KREUZER, W.: Lungenfunktion
   nach einseitiger Lungenhomotransplantation am Hund. Wien. klin.
   Wschr. (im Druck)
5. SCHLICK, W.: Lungenfunktionsänderungen bei experimentell induziertem Empysem. Wien. klin. Wschr. 87, Suppl. 43 (1975)
6. STEVENS, P.M., JOHNSON, P.C., BELL, R.L., BEALL, A.C., jr., JEN-
   KINS, D.E.: Regional ventilation and perfusion after lung transplantation in patients with emphysema. New Engl. J. Med. 282,
   245 (1970)
7. VEITH, V.I., KOERNER, K.S.: The present status of lung transplantation. Arch. Surg. 109, 734 (1974)
8. VEITH, F.I., HAGSTROM, J.W.: Alveolar manifestations of rejec-
   tion : an important cause of the poor results with human lung
   transplantation. Ann. Surg. 175, 336 (1972)

Dr. G. Salem, II. Chirurgische Universitätsklinik, Laboratorium
für klinische Atemphysiologie, Spitalgasse 23, A-1090 Wien

6. Humorale und celluläre Immunantwort nach allogener Venentransplantation bei Ratten – experimentelle Untersuchungen an immunogenetisch definierten Empfänger-Spender-Kombinationen*

E. Deltz, H. G. Sonntag und A. Thiede

Abteilung Allgemeinchirurgie (Leiter: Prof. Dr. Löhr) im Zentrum Operative Medizin I und Hygiene-Institut (Leiter: Prof. Dr. H. Gärtner) der Universität Kiel

Einleitung

Die Suche nach geeignetem Gefäßmaterial in der rekonstruktiven Gefäßchirurgie führte über die Verwendung von autologen Venen-interponaten hinaus auch zur Transplantation von homologen oder allogenen Venen. In diesem Zusammenhang stellt sich die Frage, ob immunologische Mechanismen für das Langzeitverhalten dieser Venentransplantate eine Rolle spielen. Als Modell zum Studium dieser Vorgänge bietet sich die Transplantation von Venen im allogenen System bei Ratteninzuchtstämmen an, die eine definierte genetische Differenz aufweisen.

Material und Methode

Verwendet wurden ca. 200 g schwere Inzuchtratten der Stämme BD 5 (Haupthistocompatibilitätslocus $RtH-1^d$), CAP ($RtH-1^c$), CDF ($RtH-1^l$) und LEWIS ($RtH-1^l$, von CDF an vier weniger stark wirksamen Loci different). In einer RtH-1 identischen (LEW/CDF) und RtH-1 incompatiblen (BD 5/CDF) Stammkombination wurde bei je 15 Tieren ein ca. 1 cm langes Segment der thorakalen Vena cava inferior durch zwei End-zu-End-Anastomosen in die Aorta abdominalis des Empfängertieres unterhalb der Nierenarterien interponiert. Postoperativ wurde in 14tägigen Abständen der Transplantationsantikörpertiter mit einer modifizierten Hämagglutinationstechnik nach ASKENASE (2) bestimmt.

Die Transplantate wurden nach 100 Tagen makroskopisch beurteilt, entnommen und histologisch untersucht. In je einer weiteren Versuchsgruppe der beiden Stammkombinationen wurden 28 Tage nach Venensegmenttransplantation (VST) spenderspezifische sowie Kontrollhauttransplantate eines Drittstammes übertragen und der Hämagglutinationsantikörpertiterverlauf in 7tägigen Abständen bestimmt. Zur statistischen Bewertung erfolgte die Berechnung der 95% Vertrauens-Bereiche (VB).

---

*Mit Unterstützung der Deutschen Forschungsgemeinschaft, SFB 111

Ergebnisse

Während im schwach allogenen System (LEW/CDF) keine Transplantationsantikörper nachweisbar waren, fand sich im stark allogenen
System (BD 5/CDF) eine deutliche Reaktion mit Maximaltitern um
den 56. Tag nach Transplantation. Schwach allogene Venentransplantate zeigten histologisch dezente Rundzellinfiltrate, während die Wand stark allogener Transplantate deutlich von Rund-
zellen durchsetzt war. In beiden Stammkombinationen wurden nachträgliche spenderspezifische Hauttransplantate signifikant beschleunigt abgestoßen (Abb. 1a, b), mit einer mittleren Abstos-
sungszeit von 8,6 gegenüber 11,9 (LEW/CDF) bzw. 5,6 gegenüber
9,4 Tagen (BD 5/CDF). Eine nachfolgende Hauttransplantation löst
im stark allogenen System eine serologisch nachweisbare Booster-
Reaktion aus (Abb. 2).

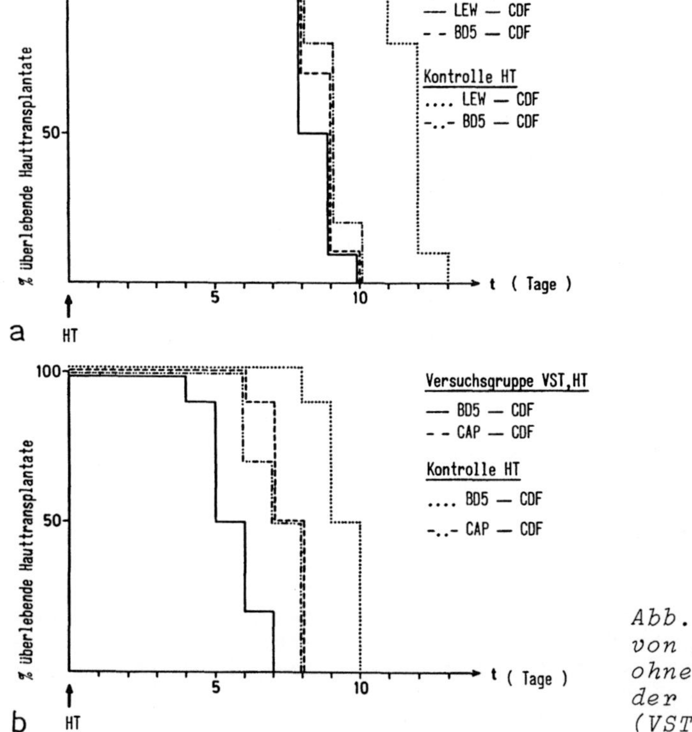

Abb. 1a u. b. Abstoßung von Hauttransplantaten (HT) ohne und mit vorhergehender Venentransplantation (VST)

Diskussion

Der Anstieg der Antikörpertiter in der genetisch stark differen-
ten Stammkombination und die beschleunigte Abstoßung der Hauttransplantate im schwach sowie im stark allogenen System zeigen,
daß bei vitalen allogenen Venentransplantaten im Gegensatz zu
formalinfixierten Venenimplantaten (1) sowohl im Bereich der humoralen als auch in der zellgebundenen Immunantwort quantitativ

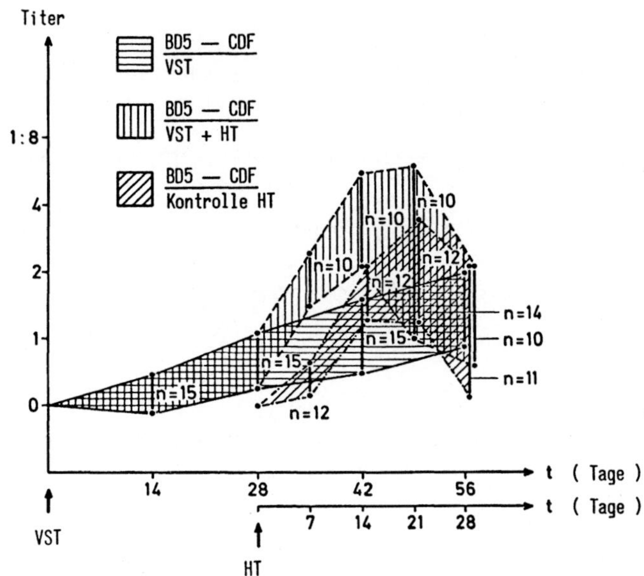

Abb.2. Hämagglutinationstiterverlauf nach Venen(VST)- und Hauttransplantation (HT)

faßbare Reaktionen ablaufen. Die Vorgänge stehen in Abhängigkeit
zur immunogenetischen Differenz zwischen Spender und Empfänger,
d.h., je größer die genetische Differenz ist, desto heftiger ist
die immunologische Antwort, bzw. desto stärker sind die morphologisch verifizierbaren Destruktionen am Transplantat. Somit
zeigen diese Untersuchungen, daß auch im schwach allogenen System
immunologische Reaktionen ablaufen, wie schon von PERLOFF et al.
(3) angedeutet wurde. Damit erweist sich das Modell der Venentransplantation innerhalb genetisch definierter Rattenstämme als
geeignet zum Studium der Vorgänge der Immunantwort nach Transplantation von bradytrophen Geweben.

Zusammenfassung

Vitale Venentransplantate führen zur Sensibilisierung und induzieren eine immunologische Reaktion. Im schwach allogenen System
ist nur die veränderte zellgebundene Immunreaktivität nachweisbar, während im stark allogenen System sowohl humorale als auch
zellgebundene Reaktivitäten quantitativ faßbar sind.

Summary

Vital venous transplants lead to sensitization and induce an
immunologic reaction. In the weak allogeneic system only the
cell-bound immune reactivity can be identified, whereas in the
strong allogeneic system both humoral and cell-bound reactivity
can be quantitatively determined.

Literatur

1. ANDERS, A., THIEDE, A.: Der Wert formalinfixierter Venen im
   Gefäßersatz im Langzeitversuch. Langenbecks Arch. Chir.,
   Suppl. 1976, Chir. Forum 1976
2. ASKENASE, R.P.: Augmented agglutination of erythrocytes in
   the presence of macrophages, a new assay for antibody. Immunology $\underline{25}$, 47-53 (1973)
3. PERLOFF, L.J., RECKARD, C.R., ROWLANDS, D.T., jr., BARKER,
   C.F.: The venous homograft: An immunological question. Surgery $\underline{72}$, 961-970 (1972)

Dr. E. Deltz, Abteilung Allgemeinchirurgie, Zentrum Operative
Medizin I, Hospitalstraße 40, 2300 Kiel

7. Allogene Dünndarmübertragung bei Inzuchtratten. Transplantationstechnik und morphologische Befunde*

A. Thiede, E. Deltz und S. Lee

Chirurgische Universitätsklinik Kiel und Scripps Clinic and
Research Foundation, Department of Experimental Pathology,
La Jolla/San Diego

Einleitung

Aus klinischer Sicht sind Möglichkeiten zum Dünndarmtotalersatz
wünschenswert, da tumoröse (Dünndarmdesmoid), entzündliche (En-
teritis regionalis), gefäßbedingte (Mesenterialinfarkt, Strah-
lenfolge) sowie traumatische (Abdominaltraumen) weitgehende
Dünndarmzerstörungen bewirken und damit den Totalersatz des
Dünndarmes erfordern können (1). Bei der Übertragung des Dünndarmes treten eine Reihe von Problemen auf, die der experimentellen Bearbeitung bedürfen. Der Denervierung des Transplantates
scheint nach Beobachtungen an Autotransplantaten keine entscheidende Rolle zuzukommen (2). Die Störung des Lymphabflusses dagegen ist abhängig von der Wahl der Stammkombination, denn nach
einer gewissen Latenzzeit wurde von MACH et al. (3) in autogenen
Transplantaten ein ausreichender Lymphabfluß, in allogenen eine
zunehmende Lymphstauung gesehen. Diese Beobachtung läßt den
Schluß zu, daß immunologische Faktoren entscheidend für die Funk-
tionseinbuße der Dünndarmtransplantate sind. Um jedoch die immunologisch bedingten Veränderungen abzuklären, bedarf es der Verwendung von immunogenetisch definierten Inzuchtstämmen, wie sie
nur in der Species Ratte und Maus verfügbar sind. Aus technischen
Gründen wählten wir die Ratte.

Material und Methoden

Ca. 250 - 300 g schwere männliche Ratten der Inzuchtstämme Brown
Norway (Spender) und LEWIS (Empfänger) fanden Verwendung. Daraus
entstand eine stark allogene (RtH-1-inkompatible) Stammkombination. Aus den möglichen Transplantationstechniken (Abb. 1a-d)
wurde die für immunologische Untersuchungen besonders günstige
Bypasstechnik (Abb. 1c) ausgewählt. Dabei wurde der gesamte Dünndarm transplantiert, die Durchblutung wurde durch eine gesonderte
arterielle und venöse Gefäßanastomose gewährleistet. Die proximale Dünndarm-Transplantatöffnung wurde blind verschlossen, die

---

* Mit Unterstützung der Deutschen Forschungsgemeinschaft im SFB 111,
Projekt A 4

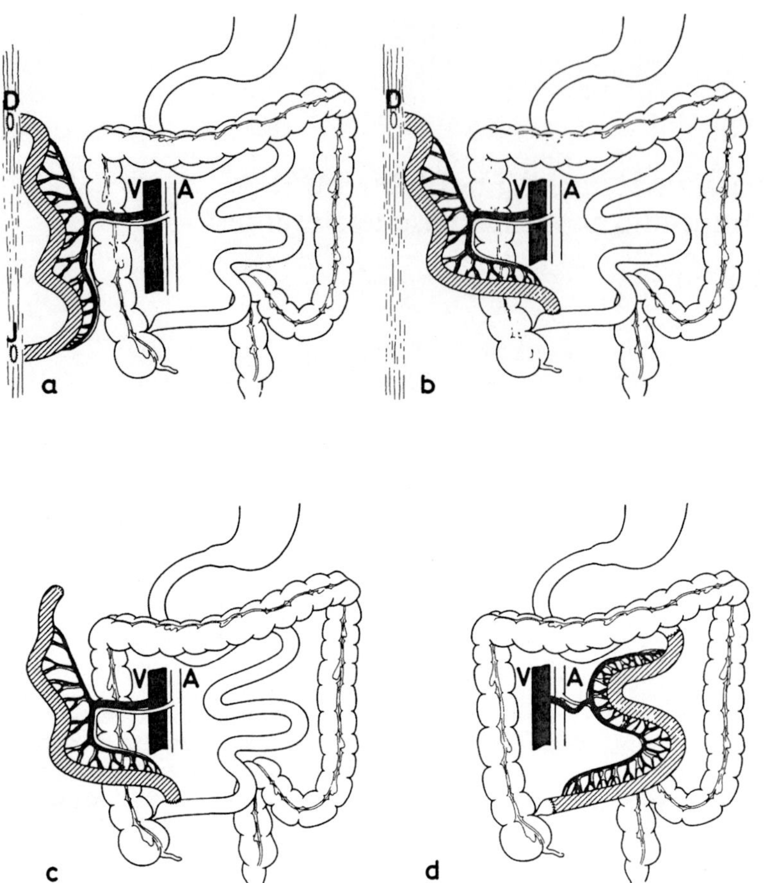

Abb.1a-d. Dünndarmtransplantationstechniken bei Ratten
D = Duodenostoma, J = Ileostoma, A = Aorta, V = Vena cava;
(a) Dünndarmtransplantationstechnik mit 2 Stomata (4); (b) Duode-
nostoma und innere Anastomose; (c) Bypass-Technik (5); (d) Total-
ersatz

distale End-zu-Seit einschichtig einstülpend mit dem Ileum des
Empfängers anastomosiert. Bei je 5 Tieren wurde nach 5, 10 und
12 Tagen der transplantierte Darm, lymphatisches Gewebe des
Spenderorganes sowie des Empfängers untersucht.

Ergebnisse

In dieser RtH-1-inkompatiblen Stammkombination imponierte zu
allen drei Entnahmezeitpunkten schon makroskopisch eine deutliche Veränderung des Transplantates. Das mesenteriale Lymphge-
webe des Spenderdarmes sowie die Peyerschen Plaques waren deutlich vergrößert. Lymphknoten und Milz des Empfängers waren am
5. Tag vergrößert, am 12. jedoch atrophisch. Histologisch zeigte
das lymphatische Spendergewebe am 12. Tag weitgehende Nekrosen,

während das des Empfängers Hinweise auf eine ablaufende Graft-
versus-Host-Reaktion bot.

Der transplantierte Darm selbst erschien makroskopisch rötlich
infiltriert und ödematös durchtränkt. Histologisch imponierte
am 5. Tag eine Infiltration vor allem von NASDCI-Esterase-posi-
tiven Zellen, also Granulocyten und Monocyten. Am 10. und 12.
Tag p.op. bestand das Infiltrat zunehmend aus Lymphocyten, Immunoblasten und Plasmazellen. Gleichzeitig war eine zunehmende
Strukturänderung des Epithels im Dünndarmtransplantat zu beobachten. Das ehemals hochprismatische Dünndarmepithel wurde flach
und atrophisch, einzelne Epithelzellen schilferten ab, Becher-
und Körnerzellen gingen zugrunde. Die Zottenstruktur erschien
verwaschen, die Lymphgefäße waren zunehmend gestaut.

<u>Diskussion</u>

Um klinische Dünndarmtransplantationen vornehmen zu können, bedarf es der Lösung von zwei grundsätzlichen Problemkreisen:
1. Die vorübergehende Vitalerhaltung solcher Transplantate muß
möglich sein. Untersuchungen dazu können an Großtieren vorgenommen werden (<u>5</u>). 2. Die immunologischen Parameter müssen analysiert sein, um a) nur geeignete Stammkombinationen zu verwenden, b) mögliche Präsensibilisierungen auszuschalten und c) Techniken zur Behandlung auftretender Abwehrreaktionen zu testen. Dazu sind experimentelle Ansätze in einer Tierspecies erforderlich,
in der mehrere Inzuchten verfügbar sind. Die Ratte bietet sich
gerade für die Untersuchung immunologischer Fragestellungen an.
Erste immunologische Ansätze gehen auf MONCHIK und RUSSELL (<u>4</u>)
zurück, die den Dünndarm heterotop mit je einem Duodeno- und
Ileostoma bei Ratten transplantierten (Abb. 1a). Diese Technik
weist allerdings den Nachteil der schwierigen Pflege der beiden
Stomata bei Ratten und der dadurch bedingten Komplikationen auf.

Die vorgestellte Bypass-Technik (Abb. 1c) ermöglicht auch bei
stark allogenen Stammkombinationen längere Beobachtungszeiträume
nach Dünndarmtransplantation, da die funktionell und morphologisch ablaufenden Reaktionen im Dünndarmtransplantat nur bedingt
den Allgemeinzustand des Empfängertieres beeinflussen. Nahezu
die volle Transplantatabstoßung läßt sich schrittweise untersuchen, ohne daß das Tier vorzeitig an der Transplantatinsuffizienz
verstirbt.

Die Transplantationstechnik des Dünndarmes für Ratten ist aus
immunologischer Sicht deshalb so wichtig, weil nur immunogenetisch definierte Inzuchtstämme in der Species Ratte vorhanden
sind. Die Verwendung von Inzuchten bei allogenen Transplantationen weist gegenüber Großtieren entscheidende Vorteile auf.
Die genetische Differenz innerhalb einer Versuchsgruppe kann
konstant gehalten werden, die genetische Differenz von Versuchsgruppe zu Versuchsgruppe kann gezielt variiert werden. Versuchsgruppen mit unterschiedlicher genetischer Differenz können verglichen werden.

Zusammenfassung

In einer RtH-1-incompatiblen Ratteninzuchtstammkombination (Brown Norway LEWIS) wurden Dünndarmtransplantationen unter Verwendung der Bypass-Technik vorgenommen. 5, 10 und 12 Tage p.op. wurde histologisch der transplantierte Darm untersucht. Dabei zeigte sich eine am 5. Tag überwiegend granulocytäre, am 10. und 12. Tag dann zunehmend lymphocytär-plasmacelluläre Zellinfiltration. Der Dünndarm selbst wies eine zunehmende Stauung der Lymphgefäße, eine ödematöse Durchtränkung des Stromas sowie einen Verlust des Dünndarm-spezifischen Epithels auf.

Summary

In a RtH-1-incompatible in-bred rat strain combination (Brown Norway → LEWIS), small intestinal transplantations were carried out using the bypass technique. 5, 10 and 12 days after grafting, the transplanted intestines were histologically examined. On the 5th day primarily granulocyte cell infiltration was found. On day 10 and 12 there was an increase of lymphocyte plasma cellular infiltration. The small intestine showed increasing congestion of the lymphatic vessels, an edematous saturation of the stroma as well as loss of the small intestinal-specific epithelial layer.

Literatur

1. ALICAN, F., HARDY, J.D., CAYIRLI, M., VARNER, J.E., MOYNIHAN, P.C., TURNER, M.D., ANAS, P.: Intestinal transplantation: Laboratory experience and report of a clinical case. Amer. J. Surg. 121, 150-159 (1971)
2. LILLEHEI, C., MANAX, W.G., LYON, G.W., DIETZMAN, R.H.: Transplantation of gastrointestinal organs, including small intestine and stomach. Gastroenterology 51, 936-948 (1966)
3. MACH, K.M., SPORN, J., PRESTON, F.W., MERKEL, F.K.: Lymphregeneration nach experimenteller heterotoper autologer und homologer Dünndarmtransplantation. Langenbecks Arch. Chir., Suppl. Chir. Forum 1972, 123-125
4. MONCHIK, G.J., RUSSELL, P.S.: Transplantation of small bowel in the rat: Technical and immunological considerations. Surgery 70, 693-702 (1971)
5. TOLEDO-PEREYRA, L.H., SIMMONS, R.L., NAJARIAN, J.S.: Prolonged survival of canine orthotopic small intestinal allografts preserved for 24 hours by hypothermic bloodless perfusion. Surgery 75, 368-376 (1974)

Dr. A. Thiede, Zentrum für Operative Medizin I der Christian-Albrechts-Universität Kiel, Hospitalstraße 40, 2300 Kiel

8. Verlängerte Überlebenszeit von Xenotransplantaten nach Organkultur

H. W. Sollinger, F. H. Bach, P. M. Burkholder und O. Kuperman

Immunobiology Research Center, University of Wisconsin, Madison

Durch die Theorie der allogenen Interaktion wird postuliert, daß
die klassischen serologisch definierten Antigene (SD) allein
nicht in der Lage sind, die Immunantwort gegen ein Organtrans-
plantat zu induzieren. Hinweise für die Richtigkeit dieser Theorie sind:
1. Nicht-lymphoide Zellen stimulieren in der gemischten Lympho-
cytenkultur (MLC) nicht oder nur gering.
2. Behandlung von lymphoiden Zellen mit UV-Strahlen oder Hitze
eliminiert ihre Fähigkeit zur Stimulation, obwohl die SD-Antigene intakt bleiben.
3. In geeigneten Kombinationen kommt es in der MLC zu einer
starken Proliferation zwischen SD-identischen Zellen.
4. Gereinigte SD-Antigene in löslicher Form stimulieren Lymphocyten nicht.
Diese Beobachtungen führten zu dem Schluß, daß nur Zellen, die
neben SD-Antigenen einen zusätzlichen Faktor (oder ein Antigen)
besitzen, zur Induktion der Transplantationsimmunität fähig sind.
Diese Forderung wird nur von metabolisch aktiven Lymphocyten
erfüllt. Auf die Transplantation von Organen übertragen, würde
das heißen (eine durch präformierte Antikörper bedingte Abstos-
sung ausgeschlossen), daß Organe nicht abgestoßen werden, wenn
sie keine vitalen Lymphocyten enthalten. Die folgenden Experimente sollten diese Hypothese an einem xenogenen Modell prüfen,
nachdem bereits von LAFFERTY et al. (1) entsprechende Versuche
in einem allogenen System durchgeführt werden.

Material und Methoden

Schilddrüsenlappen von 3 - 5 Tage alten Wistar Furth Ratten wurden unter die Nierenkapsel der linken Niere von ingezüchteten
DBA/J2-Mäusen transplantiert. 24 Std vor der Entnahme der Nieren
wurde den Tieren 0,5 µC ^{125}J intraperitoneal injiziert. Die von
beiden Nieren aufgenommene Aktivität wurde im Gamma-Counter bestimmt. Der Quotient aus Niere und Schilddrüse zu contralatera-
ler Niere wurde als Ratio bezeichnet. Die Kultur der Schilddrüsen erfolgte in Falcon-Plastikpetrischalen mit MEM (Grand Island, 119 G) unter Zusatz von 1% nicht-essentiellen Aminosäuren
(Grand Island, 114) und Antibiotica. Wesentlich für die Langzeit-
kultur ist, daß die Schilddrüsen bei 37°C in einer Atmosphäre

von 95% O_2 und 5% CO_2 kultiviert werden. Das Medium und die Gasmischung wurden jeden dritten Tag erneuert. Alle Präparate wurden histologisch untersucht.

Ergebnisse

Durch die histologische Auswertung von mehr als 400 Präparaten konnte ermittelt werden, daß bei einer Ratio von 4 und darunter alle Kriterien einer Abstoßung vorhanden sind. Im folgenden wird ein Transplantat dann als abgestoßen bezeichnet, wenn die Ratio gleich oder kleiner als 4 ist.

In der Kontrollgruppe (I) erhielten 50 DBA/J2-Mäuse nichtkultivierte Wistarschilddrüsen. Alle Transplantate wiesen am 4. Tag eine gute Funktion auf. Am 6. Tag waren 100% der Transplantate abgestoßen. Um auszuschließen, daß es in Einzelfällen zu einer Verlängerung der Überlebenszeit kommt, wurden weitere 30 Tiere bis zum 20. Tag nach Transplantation untersucht. In keinem Fall fand sich nach dem 6. Tag eine Ratio über 1,6. Milde histologische Abstoßungszeichen fanden sich bereits am 3. Tag nach Transplantation. Kennzeichnend waren eine mäßige Infiltration von Lymphocyten, Makrophagen und polymorphnucleären Zellen. Die Zahl der vitalen Acini war variabel, lag aber meist im Bereich frischen Thyreoideagewebes. Die Struktur der Follikel war erhalten. Im weiteren Verlauf kam es zu einer zunehmenden cellulären Infiltration, Fibrosierung und Nekrose des Transplantates. Nach dem 6. Tag konnten keine intakten Follikel mehr gefunden werden. Plasmazellen als Zeichen einer Beteiligung humoraler Mechanismen waren in keinem Präparat sichtbar.

Nach fünftägiger Organkultur (Gruppe II) kam es zwischen dem 6. und 10. Tag zur Abstoßung. Am 6. Tag waren im Gegensatz zur Kontrollgruppe (I) alle Transplantate vital. Bestrahlung der Schilddrüsen mit UV (Gruppe III) vor Beginn einer fünftägigen Organkultur resultiert in einer geringen Verbesserung der Funktion gegenüber Gruppe II. Eine deutliche Steigerung der Überlebenszeit wird erzielt, wenn die Schilddrüsen für zehn Tage kultiviert werden (Gruppe IV). In diesem Fall kommt es zu einer Verlängerung um 11 Tage.

Werden die Schilddrüsen für 26 - 28 Tage kultiviert (Gruppe V), so wird bis zum 25. Tag nach Transplantation (= längster Beobachtungszeitraum) eine volle Funktion der Schilddrüsen beobachtet. Histologisch können bis zu diesem Zeitpunkt keinerlei Zeichen einer Abstoßung gefunden werden.

Wurden den Empfängertieren am Tag der Transplantation 10^5 Lymphknotenzellen des Spenderstammes intraperitoneal injiziert, so werden Schilddrüsentransplantate, die für 26 - 28 Tage in Kultur waren, wie Transplantate der Kontrollgruppe, abgestoßen (Gruppe VI). Da nicht bekannt ist, wieviele Passengerleukocyten eine Thyreoidea enthält, wurde in Gruppe VII eine frische Schilddrüse und eine kultivierte unter die Kapsel einer Niere transplantiert. In diesem Fall wurden die Transplantate ebenfalls wie die der Kontrollgruppe abgestoßen (Tabelle 1).

Tabelle 1

Gruppe	Tage nach Transplan-tation / Ratio (% überlebende Transplantate)					
	3	4	6	10	15	20
I	8,5 (100)	10,1 (100)	3,2 (0)	0,9 (0)	1,2 (0)	0,8 (0)
II	9,8 (100)	10,3 (100)	6,0 (100)	2,1 (0)	-	-
III	8,0 (100)	11,4 (100)	6,4 (100	4,0 (30)	-	-
IV	14,8 (100)	20,1 (100)	25,0 (100)	22,2 (90)	3,5 (10)	-
V[a]	-	-	19,8 (100)	31,3 (100)	45,3 (100)	44,8 (100)
VI	10,4 (100)	12,6 (100)	2,4 (0)	-	-	-
VII	-	-	2,5 (0)	-	1,2 (0)	-

a = Ratio der Transplantate in Gruppe V am Tag 25: 42,4 % überlebende Transplantate: 100

Diskussion

Die dargestellten Resultate zeigen, daß durch in vitro-Kultivierung die Überlebenszeit von xenogenen Thyreoideatransplantaten verlängert werden kann. Wir führen diesen Effekt darauf zurück, daß unter den gegebenen Kulturbedingungen lymphoide Zellen ihre Fähigkeit zur Stimulation verlieren. Daß diese Zellen notwendig sind, um die Abstoßungsreaktion einzuleiten, konnte durch Injektion von frischen Spenderzellen nachgewiesen werden. Dieses Experiment zeigt auch, daß es nicht, wie von mehreren Autoren vorgeschlagen, zu einer Modifikation oder Maskierung der Target-Antigene während der Kultur kommt. Passengerleukocyten sind unserer Arbeitshypothese zufolge notwendig zur Bereitstellung eines zweiten Signals, das die spezifische Immunantwort gegen die gering immunogenen Target-Antigene (wahrscheinlich die klassischen SD-Antigene) verstärkt. In einer kürzlich publizierten Arbeit (2) konnten wir im allogenen System nachweisen, daß dieses zweite Signal durch die LD-Regionen des H-2-Komplexes codiert wird.

Die praktische Konsequenz unserer Daten kann darin gesehen werden, daß Methoden, die zur Reduktion oder vollständigen Entfernung von Passengerleukocyten aus Organtransplantaten führen, eine wesentliche Bedeutung in der Transplantationschirurgie haben könnten. Obwohl dies im Augenblick für größere Organe, wie Niere und Herz, noch schwer zu verwirklichen sein dürfte, so liegt doch die Entfernung von aktiven lymphoiden Zellen aus Pankreasinselzell-Kulturen im Bereich des technisch Möglichen. Experimente hierzu werden im Augenblick von uns durchgeführt.

Zusammenfassung

Die Überlebenszeit von xenogenen Schilddrüsentransplantaten kann verlängert werden, wenn die Organe vor der Transplantation in vitro kultiviert werden. Werden frische Spenderleukocyten zuge-

führt, so kommt es zu einer der Kontrollgruppe vergleichbaren
Abstoßung. Hierdurch wird die frühere Auffassung, daß Organkultur Target-Antigene moduliert oder maskiert, widerlegt.

Summary

Organ culture of xenogeneic thyroids leads to a prolonged survival time. This effect can be reversed when donor-specific cells
are injected at the time of transplantation. The results of this
experiment disprove the assumption that target antigens are mo-
dulated or masked by organ culture.

Literatur

1. LAFFERTY, K., et al.: Transplantation (im Druck)
2. SOLLINGER, H., BACH, F.H.: Nature (im Druck)

Dr. H.W. Sollinger, Immunobiology Research Center, 1150 University Avenue, 53707 Madison, Wisconsin/USA

9. Verhalten von Darmmotilität und Serumgastrinspiegel unter Gabe von Prostaglandin A_1, E_1 und $F_{2\alpha}$ beim frischen mechanischen Ileus des Kaninchens

L. Fiedler, H. L. Lindenmeier, H. Hartung, Ch. Trendelenburg und
W. Assfalg

Chirurgische Universitätsklinik (Direktor: Prof. Dr. M. Schwaiger) Freiburg/Br.

Nachdem in einem frischen mechanischen Ileusmodell am Kaninchen-
jejunum durch Prostaglandin $PGF_{2\alpha}$-Injektion der Intraluminaldruck und die Amplitute peristaltischer Wellen gesteigert werden konnten (<u>1</u>), sollte das Verhalten der Darmmotilität während
$PGF_{2\alpha}$-Infusionen geprüft werden; ebenso wurden PGE_1 und PGA_1 untersucht. Im einzelnen sollten folgende Fragen geklärt werden:

1. Verhalten des bereits erhöhten intraluminalen Darmdruckes
   unter PG-Gabe.
2. Beeinflußbarkeit peristaltischer Druckwellen (Amplitudenhöhe,
   Frequenz) durch PG.
3. Serumgastrinverhalten nach PG-Applikation.

<u>Methodik</u>

An 70 Kaninchen (Pentobarbitalnarkose[1] 20 mg/kg) wurde die V.
cava inf. kanüliert. Incision einer Jejunumschlinge. Einbringen
eines Gummirohres. Darmverschluß 10 cm distal durch 2 Klemmen.
Direkte intraluminale Druckmessung mittels Simultanschreiber[2].
Luftinsufflation, bis mittlerer Intraluminaldruck von ca. 30
mm H_2O. Nach 5 min Ruheschreibung Gabe von 20 (n = 7), 50 (n = 7),
100 (n = 8) µg/kg min $PGF_{2\alpha}$ über 20 min oder Injektion von 50
(n = 8), 100 (n = 7), 150 (n = 4) µg/kg PGE_1 bzw. 50 (n = 5),
100 (n = 5), 150 (n = 6) µg/kg PGA_1. Kontrollversuche mit 0,9%
NaCl-Injektion (n = 8) und -Infusion (n = 5). Minutenweise Auswertung der Druckkurve. 1/2stdl Serumproben zur Gastrinbestimmung. Statistische Absicherung mittels Varianzanalyse.

---

[1]Nembutal[R], Deutsche Abbott GmbH., Ingelheim/Rhein
[2]Vagorec 4, Rickadenki, Tokio, und Ing. Dr. Straumann, Walden-
burg/Schweiz

Ergebnisse

<u>1.</u> Durch $PGF_{2\alpha}$-Infusion wird der Intraluminaldruck indirekt proportional zur Dosierung um 29 (100 µg/kg/min) bis 78% (20 µg/kg/min) während ca. 10 min gesteigert (p<0,01). PGE_1 senkt dosisabhängig den Intraluminaldruck um 56 (100 µg/kg) bis 79% (150 µg/kg) zunehmend (p<0,01); bei 50 µg/kg PGE_1 ergeben sich keine signifikanten Veränderungen gegenüber der Kontrollgruppe. PGA_1 erzeugt keine signifikante Intraluminaldruckänderung (Abb. 1).

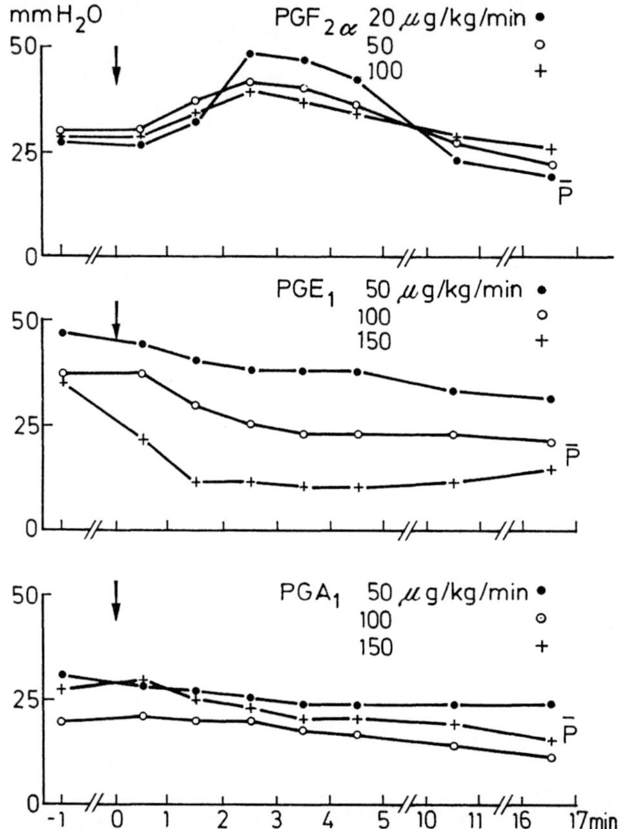

Abb.1. Verhalten von mittlerem Intraluminaldruck (P̄) eine min vor bis 17 min nach Injektion von PGE_1 und PGA_1 bzw. während Infusion von $PGF_{2\alpha}$ beim frischen mechanischen Ileus des Kaninchens (Dosierung s. Abb.)

<u>2.</u> Die peristaltischen Druckamplituden nehmen indirekt proportional zur Dosierung der $PGF_{2\alpha}$-Infusion um 37 (50 µg/kg/min) bis 100% (20 µg/kg/min) zu (p<0,01); der Druckanstieg bei 100 µg/kg/min $PGF_{2\alpha}$ ist nicht signifikant. Signifikante Frequenzänderungen ergeben sich nicht. PGE_1 senkt die Druckamplituden in den ersten 5 min nach Applikation dosisabhängig um 44 (50 µg/

kg) bis 84% (150 µg/kg (p<0,05 bei 50 µg/kg, ansonsten p<0,01).
Eine signifikante Frequenzsenkung um 16% ist nur durch 150 µg/kg
PGE_1 auslösbar. PGA_1 beeinflußt weder Frequenz noch Amplitudenhöhe peristaltischer Wellen signifikant (Abb. 2).

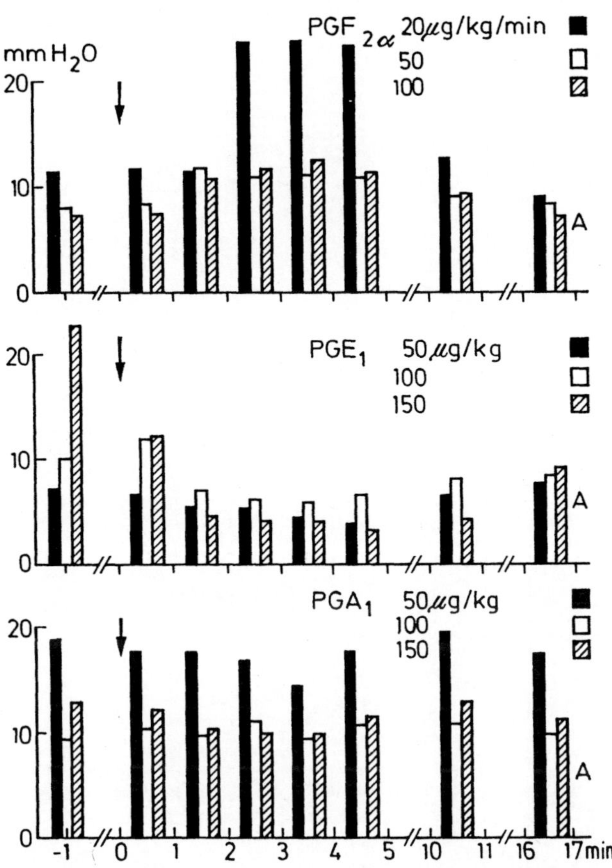

*Abb.2. Verhalten der Amplitudenhöhe peristaltischer Wellen (A)
eine min vor bis 17 min nach Injektion von PGE_1 und PGA_1 bzw.
während Infusion von $PGF_{2\alpha}$ beim frischen mechanischen Ileus des
Kaninchens (Dosierung s. Abb.)*

<u>3.</u> Durch $PGF_{2\alpha}$-Infusionen wird der Serumgastrinspiegel bei nied-
riger Dosierung signifikant konstant gehalten und nähert sich bei
zunehmender Dosierung dem Verlauf in der Kontrollgruppe. PGE_1
senkt den Serumgastrinspiegel ca. 30 - 90 min nach Applikation
um etwa 50%. PGA_1 vermag kurz um ca. 10% den Serumgastrinspiegel
zu verringern (s. Tabelle 1).

Tabelle 1. Mittelwerte von Serumgastrin vor und nach $PGF_{2\alpha}$-Infusion, PGE_1- und PGA_1-Injektion beim frischen mechanischen Ileus des Kaninchens (Dosierung s. Tabelle)

	O-Wert	30 min	60 min	90 min	120 min	150 min	180 min	Signifikanz
0,9% NaCl Infusion + Injektion	73	89	79	89	106	111	107	
$PGF_{2\alpha}$ (20 µg/kg/min)	64	53	61	58	64	65	69	$p<0,01$
$PGF_{2\alpha}$ (50 µg/kg/min)	71	68	75	84	82	91	89	$p<0,05$
$PGF_{2\alpha}$ (100 µg/kg/min)	66	82	85	95	110	106	107	$p>0,05$
PGE_1 (50 µg/kg)	72	41	36	44	48	65	58	$p<0,01$
PGE_1 (100 µg/kg)	66	38	39	46	56	62	53	$p<0,01$
PGE_1 (150 µg/kg)	65	44	39	38	52	57	57	$p<0,01$
PGA_1 (50 µg/kg)	66	61	63	76	90	108	106	$p>0,05$
PGA_1 (100 µg/kg)	75	68	68	75	81	98	104	$p<0,05$
PGA_1 (150 µg/kg)	73	62	63	82	97	90	113	$p<0,05$

Diskussion

Die Steigerung bzw. Reduktion der jejunalen Motorik durch PGF
bzw. PGE ist bekannt (<u>2</u>) und konnte auch beim frischen mechanischen Ileus des Kaninchens bestätigt werden. Direkte und indirekte Wirkungsmechanismen werden für die Beeinflussung der gastrointestinalen Motilität durch PG diskutiert (<u>3</u>, <u>4</u>, <u>5</u>). Frühere eigene Befunde (<u>1</u>) und die indirekt proportional zur Dosierung
nachweisbare Wirkung von $PGF_{2\alpha}$-Infusionen lassen eine Modulation
der Synthese oder Freisetzung peripherer Transmittersubstanzen
möglich erscheinen, zumal unmittelbar nach PG-Applikation durch
Prostigmin die für diese Substanz typischen Veränderungen der
jejunalen Motorik auslösbar sind. Das Verhalten der Serumgastrinspiegel unter $PGF_{2\alpha}$-Infusion könnte als Hinweis auf die Modulation vagaler Mechanismen bei der Gastrinfreisetzung gewertet
werden. Das Verhalten von Serumgastrin nach PGE_1-Applikation ist
überraschend und könnte ebenfalls auf die Beeinflussung einer
vagalen Komponente vor lokalen Faktoren bei der Gastrinfreisetzung hinweisen.

Zusammenfassung

In einem mechanischen Ileusmodell wurde an Kaninchen die Wirkung
von $PGF_{2\alpha}$-Infusionen, PGE_1- und PGA_1-Injektionen auf die jejunale
Motorik und den Serumgastrinspiegel untersucht. Durch $PGF_{2\alpha}$ ist
eine Steigerung, durch PGE_1 eine Senkung des Intraluminaldruckes
und der peristaltischen Druckwellen möglich. PGA_1 zeigt keine signifikanten Veränderungen. Die Modulation der Neurotransmission
wird diskutiert. In der gewählten Dosierung senkt $PGF_{2\alpha}$ in Relation zu den Kontrolltieren leicht, PGE_1 deutlich den Serumgastrinspiegel. PGA_1 senkt den Gastrinspiegel offenbar kurzfristig.
Das Überwiegen der vagalen Komponente der Gastrinfreisetzung wird
angenommen.

Summary

In a mechanical ileus model in 70 rabbits, the effects of $PGF_{2\alpha}$-
infusions, PGE_1- and PGA_1-injections on jejunal pressure and
serum gastrin levels were studied. $PGF_{2\alpha}$ increases, whereas PGE_1
inhibits jejunal motility. PGA_1 produces no significant response.
A modulation of neurotransmission is discussed. The serum gastrin
levels can be decreased by PGE_1-injections, whereas PGA_1 effects
only small decreases. The importance of the vagal mechanism for
the release of gastrin is emphasized.

Literatur

1. FIEDLER, L., LINDENMEIER, H., HARTUNG, H., KÖHNLEIN, H.E.,
   WIEGAND, G.: Langenbecks Arch. Chir., Suppl. Chir. Forum
   309 (1975)
2. SHEHADEH, Z., PRICE, W.E., JACOBSON, E.D.: Amer. J. Physiol.
   <u>216</u>, 386 (1969)
3. BENNETT, A., ELEY, K.G., SCHOLES, G.B.: Brit. J. Pharmacol.
   <u>34</u>, 639 (1968)

4. COCEANI, F., WOLFE, L.S.: Canad. J. Physiol. Pharmacol. 44, 933 (1966)
5. BENNETT, A., POSNER, J.: Brit. J. Pharmacol. 42, 584 (1971)

Dr. L. Fiedler, Chirurgische Universitätsklinik, Hugstetter Straße 55, 7800 Freiburg/Br.

10. Auswirkungen der intraluminären Druckerhöhung auf die Sauerstoffversorgung des Kaninchenileums und ihre pharmakologische Beeinflußbarkeit

L. Jostarndt, H. Richter, I. Tichai und M. Thermann

Chirurgische Universitätsklinik Marburg/Lahn (Direktor: Prof. Dr. H. Hamelmann)

Die intraluminäre Druckerhöhung des Darmes, wie sie beim Ileus vorkommt, führt zur Minderdurchblutung der Darmwand (5). Hierbei kommt es zunächst zu einer Behinderung des venösen Abflusses, damit zum interstitiellen Ödem, das dann die arterielle Blutzufuhr behindert. Als Maß der gestörten Zirkulation der Darmwand kann der lokale Sauerstoffdruck angesehen werden. Für die Klinik ist die medikamentöse Beeinflussung der Darmdurchblutung im Ileus von großer Bedeutung. Deshalb haben wir geprüft, ob bei überblähtem Dünndarm eine pharmakologische Beeinflussung der lokalen Sauerstoffversorgung möglich ist.

Material und Methodik

Die experimentelle Überdehnung des Dünndarmes wurde an Kaninchen, Rasse Groß-Silber, beiderlei Geschlechts von 2,5 bis 3,5 kg in Penthobarbitalnarkose (25 mg/kg) durchgeführt. Durch das eröffnete Coecum wurde ein PVC-Schlauch in das terminale Ileum eingeführt. Daran anschließend erfolgte die Ligatur des Dünndarmes 1 cm und 40 cm oral der Ileocoecalklappe, ohne daß die Mesenterialdurchblutung behindert wurde. Unter Verwendung eines Gasgemisches (90% N_2, 10% O_2) (1) wurde der intraluminäre Druck mittels eines Wasserschlosses auf 10, 20 und 30 cm H_2O eingestellt. Die Messung der lokalen Sauerstoffdrucke erfolgte mit einer Platinoberflächenelektrode nach KESSLER und LÜBBERS (2). Die Elektrode enthielt 16 Platindrähte (Durchmesser 15 µ). Pro Versuchsphase erfolgte die Messung an 160 verschiedenen Stellen des Gewebes. Der arterielle Blutdruck wurde kontinuierlich über einen Femoraliskatheter mittels eines Druckaufnehmers (Statham) registriert. Die Bestimmung der arteriellen Blutgase erfolgte mit dem Blutgasanalyser Corning 165.

Bei einer intraluminären Druckerhöhung auf 20 cm H_2O erhielten die Tiere 7,5 ml/kg Dextran 40 bzw. Dextran 40 + 20% Sorbit[1]

---

[1]Rheomakrodex (Knoll AG)

innerhalb von 10 min oder 25 µg/kg Glucagon (Lilly) intravenös
verabreicht.
Die statistische Berechnung erfolgte nach dem Student t-Test.

Ergebnisse

Stufenweise intraluminäre Druckerhöhung

In Abhängigkeit vom intraluminären Druck fiel der lokale pO_2 ab
(Abb. 1). Nach Dekompression stiegen die pO_2-Werte an und waren
signifikant höher als die Ausgangswerte. Die arteriellen Blutgase
und der mittlere Blutdruck blieben ohne wesentliche Veränderung
im Normbereich.

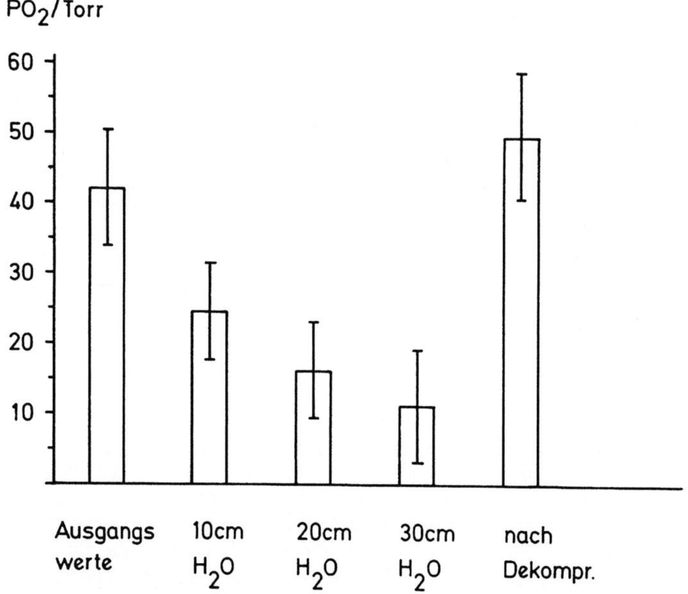

*Abb.1. Lokale pO_2-Werte der Dünndarmwand beim Kaninchen in Abhän-
gigkeit vom intraluminären Druck bzw. nach Dekompression, n = 7.
$\bar{x} \pm S.D.$, alle Werte sind signifikant unterschiedlich (p<0,025)*

Pharmakologische Beeinflussung des lokalen pO_2

Die Tabelle 1 zeigt die Veränderungen von Gewebe-pO_2, arteriellem
pO_2 und arteriellem Blutdruck bei distendiertem Dünndarm nach Gabe von Dextran 40, Dextran 40 + 20% Sorbit und Glucagon.

Dextran 40 mit und ohne Zusatz von Sorbit führten in gleicher Weise
zu einer Verdoppelung des Gewebe-pO_2 sowie zu einem signifikanten
Anstieg des arteriellen pO_2 und arteriellen Blutdruckes. Nach Ga-

Tabelle 1. Pharmakologische Beeinflussung des Gewebe-pO_2, des arteriellen pO_2 und des mittleren aortalen Blutdruckes beim narkotisierten Kaninchen (n = 6).
$\bar{x} \pm$ S.D., Signifikanzen: N.S. = nicht signifikant unterschliedlich. +: $p<0,05$; xx: $p<0,005$; xxx: $p<0,001$

	Ausgangs-werte	Dextran 40 (7,5 ml/kg)	Ausgangs-werte	Dextran 40 +20% Sorbit (7,5 ml/kg)	Ausgangs-werte	Glucagon (25 µg/kg)
Lokaler pO_2 (Torr) (distendierte Ileum-wand,Druck 20 cm H_2O)	16,5 ± 4,4	xxx 36,2 ± 7,3	18,5 ± 3,7	xxx 33,9 ± 2,2	19,9 ± 3,3	N.S. 16,5 ± 4,4
Arterieller pO_2 (Torr)	84,9 ± 8,2	xx 105,8 ± 10,2	84,8 ± 5,5	+ 94,2 ± 8,6	85,5 ± 4,8	N.S. 91,4 ± 10,6
Mittlerer arteriel-ler Blutdruck (mm Hg)	89,0 ±12,3	+ 110,3 ± 19,7	75,0 ± 7,6	xxx 95,6 ± 6,4	94,5 ± 6	xxx 80,6 ± 7,4

be von Glucagon hingegen kam es zu einem signifikanten Abfall sowohl des lokalen pO_2 wie auch des arteriellen Blutdruckes bei
gleichbleibendem arteriellen pO_2.

Diskussion

Wie aus unseren Untersuchungen hervorgeht, nimmt mit steigendem
intraluminären Druck die Sauerstoffspannung in der Darmwand ab.
Dies ist auf eine mechanische Behinderung der Blutversorgung zurückzuführen. Aufgrund der Untersuchungen von MESSMER und Mitarb.
(4), die bei der postoperativen Darmatonie Rheomakrodex-Sorbit-
Lösungen infundierten und so eine Normalisierung der Darmfunk-
tion erreichen konnten, injizierten wir unseren Versuchstieren
ebenfalls 7,5 ml/kg Dextran 40 mit und ohne Sorbit.

Unsere Ergebnisse zeigen, daß es unabhängig vom Sorbitzusatz zu
einem massiven Anstieg des Sauerstoffdruckes in der distendierten Darmwand kommt. Die Ursache dafür dürfte hauptsächlich in
einer verbesserten Fließeigenschaft des Blutes liegen, jedoch
auch als Folge des arteriellen Druckanstieges und der arteriellen pO_2-Erhöhung zu suchen sein. Durch die Gabe von Glucagon
wird bei distendierter Darmwand keine Verbesserung der lokalen
Sauerstoffversorgung erreicht. Wie die Untersuchungen von KOCK
und Mitarb. (3) gezeigt haben, verursacht intravenös verabreich-
tes Glucagon (10 µg/kg) beim Hund eine Steigerung der Durchblutung im Bereich der Arteria mesenterica superior um ca. 170%
durch Vasodilatation. Es ist anzunehmen, daß diese Vasodilatation jedoch keine Durchblutungsverbesserung der distendierten
Darmwand bewirkt, da die Kompression des Gefäßsystems durch
den erhöhten Darminnendruck überwiegt. Die glucagonbedingte
Hypotension führt im Gegenteil zu einer weiteren Verschlechterung der lokalen Perfusion.

Es ergibt sich aus unseren Untersuchungen, daß die Zirkulation
der Darmwand im Ileus sowohl durch eine Dekompression der Darmschlingen wie auch durch eine Beeinflussung der Rheologie verbessert wird. Im Ileus ist neben Dekompression durch Operation
oder intestinale Verweilsonden die Infusion von Dextran 40
dringend indiziert.

Zusammenfassung

Die intraluminäre Druckerhöhung führt am Kaninchenileum zu
einer druckabhängigen Verminderung des Gewebesauerstoffdruckes
der Darmwand. Nach Dekompression steigen die lokalen Sauerstoffdrucke stark an und übertreffen die Ausgangswerte. Während die
Gabe von 25 µg/kg Glucagon intravenös keine Verbesserung des lokalen pO_2 der distendierten Darmwand ergibt, steigen die Sauerstoffdrucke nach Infusion von 7,5 ml/kg Dextran 40 signifikant
an. Neben Dekompression durch Operation oder intestinaler Ver-
weilsonde ist daher im Ileus die Applikation von Dextran 40 indiziert.

Summary

Elevated intraluminal pressure of rabbit small bowel induces a decrease of tissue pO_2 of the bowel wall dependent on the applied pressure. After decompression local pO_2 exceeds the initial pO_2 values. While the i.v. application of 25 µg/kg glucagon is not able to improve local oxygen supply of the distended bowel, local pO_2 increases considerably after infusion of 7.5 ml/kg dextran 40. Decompression by operation or intestinal tube as well as application of dextran 40 are recommended in the treatment of ileus.

Literatur

1. DUTHIE, H.L.: Intestine. In: Scientific Basis of Surgery (W.T. Irvine, Ed.). London: Churchill Livingstone 1972
2. KESSLER, M.: In: Oxygentransport in blood and tissue. Stuttgart: Thieme 1967
3. KOCK, N.C. TIBBLIN, S., SCHENK, W.G., jr.: Ann. Surg. 171, 373-379 (1970)
4. MESSMER, K., SCHMIDT-MENDE, M.: Deutsche Med. Wschr. 95, 557-562 (1970)
5. NOER, R.J., ROBLI, M.J., JACOBSON, L.F.: Arch. Surg. 63, 520-528 (1951)

Dr. L. Jostarndt, Chirurgische Universitätsklinik, Robert-Koch-Straße 8, 3550 Marburg/Lahn

11. Stoffwechsel und Organfunktionen bei hypothermer, blutfreier Ganzkörperfusion mit Hydroxyäthylstärke (HÄS) im Tierexperiment

W. Konertz, K. Bischoff, G. Hilsenitz, J. Romeike, T. v. Westernhagen und A. Bernhard

Abteilung für Kardiovasculäre Chirurgie im Operativen Zentrum I
des Universitätsklinikums Kiel (Leiter: Prof. Dr. A. Bernhard)

Das Bluttrauma, das sich in Hämolyse und Aggregatbildung äußert (1), stellt den limitierenden Faktor der extracorporalen Zirkulation (ECC) dar. Der 'Total Body Washout' (TBW) bietet eine echte Alternative (2), da bei Ersatz des Blutes mit einer stromafreien Lösung keine cellulären Blutbestandteile traumatisiert werden können. In der vorliegenden Arbeit sollte untersucht werden, ob die hypotherme Ganzkörperperfusion mit einem Plasmaexpander bei einem Hämatokrit von weniger als 1% über einen längeren Zeitraum, was die Funktion von Intermediärstoffwechsel, Niere und Leber betrifft, toleriert werden.

Material und Methoden

12 Katzen, Durchschnittsgewicht 3150 kg, wurden tracheotomiert, mit Curare relaxiert und beatmet. EKG, sowie arterieller (AP) und zentralvenöser (CVP) Druck wurden fortlaufend registriert. Temperaturen wurden über Sonden in Rectum und Nasopharynx gemessen (Abb. 1 u. 2). Bei OP-Beginn, 30°C, am Anfang und Ende der 20°C-Periode, bei Aufwärmung bei 30°C bei Bypassende sowie 2 Std danach wurden für die Niere folgende Parameter untersucht: Glomeruläre Filtrationsrate (GFR) über die Kreatininclearance, tubulärer Na- und K-Transport, prozentuale Na- und K-Ausscheidung, für die Leber die Transaminasen GOT und GPT und für den Stoffwechsel Blutgasanalysen, Lactat, Pyruvat sowie O_2-Verbrauch aus arteriovenöser O_2-Differenz nach der Fickschen Formel. Postoperativ wurden Niere und Leber histologisch untersucht.

Technik des totalen Blutaustausches

Die Tiere wurden mit Eisbeuteln bedeckt. Es erfolgte normovolämische Hämodilution mit Ringerlactat bis zum Hämatokrit von 20%. Bei 30°C erfolgte eine mediane Thorakotomie und Anschluß an die ECC mit Beginn des totalen Blutaustausches. Mit einem Flow von 100 ml/kg KG/min wurde oxygenierte HÄS über die Aortenkanüle in das Tier gepumpt. Sobald venös klare Flüssigkeit zurückkam, wurde die venöse Leitung an den Oxygenator angeschlossen. Das Aus-

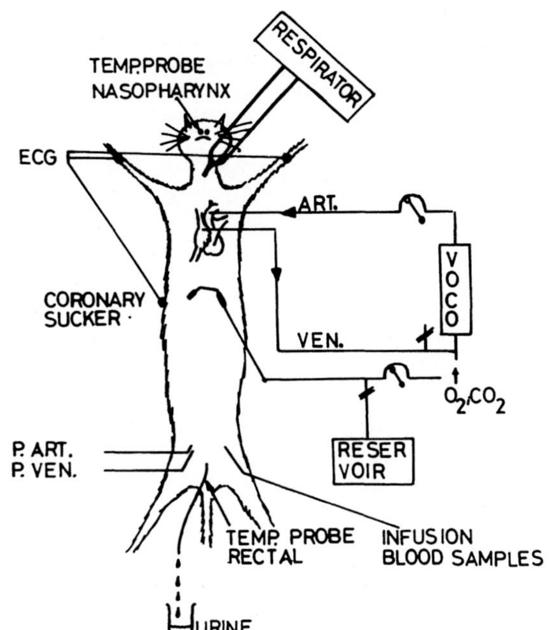

Abb. 1. Versuchsanordnung (VOCO = Variable Oxygenating Column with intergal heatexchanger)

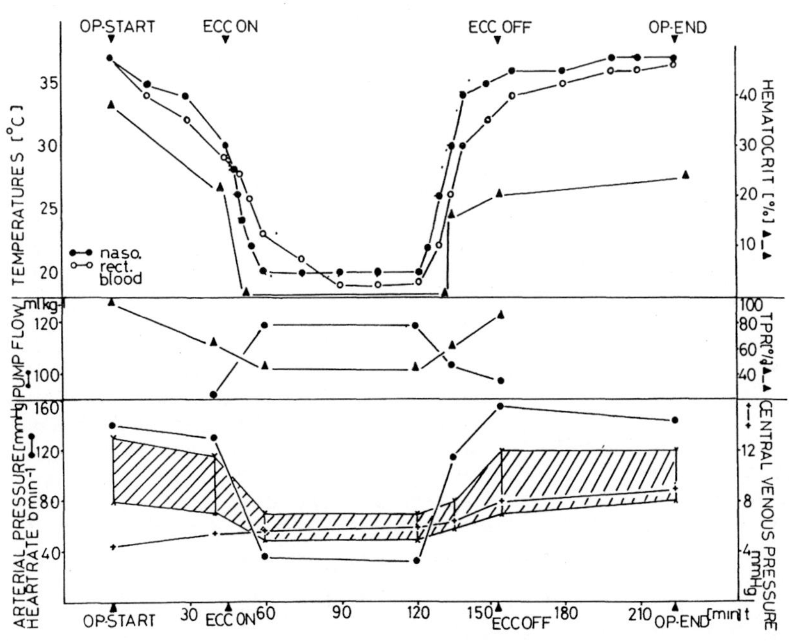

Abb. 2. Synopsis der wichtigsten hämodynamischen Parameter sowie des Temperaturverlaufs während der Versuchszeit (TPR = Totaler peripherer Widerstand)

waschen des Blutes dauerte etwa 2 - 3 min, es wurden durchschnittlich 500 ml/1000 g KG HÄS verbraucht. Über den integrierten Wärmeaustauscher fiel die Temperatur mit 1°/min auf 20^oC. Bei dieser Temperatur wurde die ECC für ca. 60 min aufrechterhalten. Anschließend Wiedererwärmung auf 28^oC und Refusion des zentrifugierten Eigenblutes. Bei 35^oC Nasopharyngeal und 30^oC rectal Beendigung der ECC (Abb. 2).

Ergebnisse sind in Tabelle 1 zusammengefaßt. Die lichtmikroskopische Untersuchung von Niere und Leber war unauffällig.

Diskussion

Der TBW wurde bisher nur kurzzeitig zur Entgiftung oder bei längerer Dauer in Verbindung mit einem Kreislaufstillstand bis zu 60 min durchgeführt (3). Da der Zirkulationsstop auch in tiefer Hypothermie mit Risiken, besonders der lokalen Anhäufung saurer Metaboliten oder der isolierten Erwärmung einzelner Körperteile oder Organe, verbunden ist, erprobten wir die blutfreie Ganzkörperperfusion kombiniert mit tiefer Hypothermie über eine Zeitspanne von 60 min. Die Leber zeigte im Beobachtungszeitraum laborchemisch und morphologisch keine Schädigung. Die Abnahme der Transaminasen zu Beginn der OP ist ein reiner Verdünnungs- und Auswascheffekt. Bei den Gasanalysen zeigte sich eine leichte Acidose trotz mehrmaliger Applikation von $NaHCO_3$. Der Anstieg von Lactat und Pyruvat ist der ECC und tiefen Hypothermie anzulasten, nicht aber der Blutlosigkeit. Ebenso ist die starke Depression der Nierentätigkeit durch die streßinduzierte Catecholaminausschüttung bei künstlichem Herz-Lungen-Bypass und nicht durch die blutfreie Perfusion bedingt. Die Technik des totalen Blutaustausches und Perfusion mit HÄS scheint bei blutleerem Operationsgebiet, geringem Bluttrauma und morphologisch nicht geschädigten Organen besonders für die Herzchirurgie bei Säuglingen geeignet (2).

Zusammenfassung

Bei 12 Katzen wurde nach oberflächeninduzierter Hypothermie bei 29^oC das gesamte Blutvolumen ausgewaschen und für 60 min bei 20^oC eine blutfreie Ganzkörperperfusion vorgenommen. Nach dem Aufwärmen auf 28^oC Refusion des zentrifugierten Eigenblutes und Beendigung der ECC bei 35^oC. Funktionsparameter des Intermediärstoffwechsels, der Leber und Nieren wurden gemessen sowie histologische Untersuchungen an Nieren und Leber durchgeführt. Die blutfreie ECC führt zu keinen morphologischen Alterationen der untersuchten Organe, die von der Norm abweichenden Funktionswerte sind reversibel.

Tabelle 1. Stoffwechsel, Nieren- und Leberparameter während TBW (OPB = OP-Beginn, BPE = Bypassende, OPE = OP-Ende, UZV = Urinzeitvolumen, Na/K-Exkr. = Natrium/Kalium-Exkretion)

	OPB	30°	20°	20°	30°	BPE	OPE
Stoffwechsel							
pH	7,37	7,33	7,32	7,32	7,30	7,31	7,33
pO_2 mm Hg	116	92	216	268	207	181	94
O_2-Verbrauch ml min^{-1}			0,72	1,05	1,08		
Lactat mMol l^{-1}	2,60	3,37	2,58	3,54	5,16	5,46	5,62
Pyruvat µMol l^{-1}	69,93	120,45	66,97	108,88	130,97	123,23	130,97
Q Lactat Pyruvat	37,2	28,0	38,6	32,6	39,4	44,3	43,2
Niere							
UZV ml (min kg^{-1})	0,35	0,12	0,06	0,02	0,03	0,08	0,05
GFR ml (min kg^{-1})	5,17	0,52	0,35	0,03	0,15	0,17	1,82
Na-Netto-Load µMol (min kg^{-1})	691	56,4	41,8	5,2	25,8	23,1	97
Na-Exkr. (%)	10,6	16,3	15,8	3,2	30,5	22,3	37,5
K-Netto-Load µMol (min kg^{-1})	13,7	1,0	0,7	0,1	0,4	0,8	0,6
K-Exkr. (%)	25,6	51,2	38,0	22,4	51,7	7,6	51,6
Leber							
GOT U l^{-1}	21,8	17,5	9,7	6,7	10,6	18,0	30,0
GPT U l^{-1}	36,6	16,7	7,6	6,1	8,0	19,5	22,0

Summary

After surface-induced hypothermia in 12 cats total body washout
was performed followed by 60 min bloodless perfusion. In the
rewarming period at 28°C, packed red cells were added and at
35°C, ECC was finished. Functional parameters of metabolism,
liver, and kidney were measured and followed by histologic examination. Bloodless perfusion does not alter the morphology of the
organs examined. Abnormal values of organ function and metabolic
data seem to be reversible.

Literatur

1. KONERTZ, W.: Das Bluttrauma bei der extrakorporalen Zirkulation
   im licht- und rasterelektronenmikroskopischen Bild. Diss. Kiel,
   In Vorbereitung
2. KONERTZ, W., LEHWALD, W., ROMEIKE, J., BERNHARD, A.: Vergleichende tierexperimentelle Untersuchungen bei tiefer Hypothermie
   mit und ohne Kreislaufunterbrechung sowie bei 'Total Body Washout' unter besonderer Berücksichtigung der Mikrozirkulation.
   Thoraxchir., im Druck 1976
3. JESCH, F., SUNDER-PLASSMANN, L., POHL, U., MESSMER, K.: Totaler
   Blutaustausch mit Zirkulationsstillstand in tiefer Hypothermie.
   Langenbecks Arch. Chir. Suppl. Chir. Forum 1975, 405

Dr. W. Konertz, Abteilung Kardiovasculäre Chirurgie, Zentrum Operative Medizin I des Universitätsklinikums Kiel, Hospitalstraße 40,
2300 Kiel

12. Reanimation nach akutem Blutverlust mit stromafreier Hämoglobinlösung[1]

B. Endrich, F. Jesch, W. Peters und K. Meßmer

Institut für Chirurgische Forschung an der Chirurgischen Universitätsklinik München (Vorstand: Prof. Dr. Dr. hc. W. Brendel)

Stromafreie Hämoglobinlösung (SFH) kann auf Grund ihrer kurzen intravasalen Verweildauer und der hohen O_2-Affinität bislang nicht als brauchbares Blutersatzmittel betrachtet werden (3, 5). Der transcapilläre Abstrom von SFH bewirkt eine Erhöhung der onkotischen Aktivität im Interstitium, die möglicherweise eine Prädisposition für interstitielle Ödeme, speziell für Lungenödeme, darstellt. Es sollte daher geprüft werden, ob SFH ohne Gefahr der Ödembildung zum kurzfristigen Blutersatz verwendet werden kann.

<u>Methodik</u>

Bei 14 Hunden erfolgte in flacher Pentobarbitalnarkose (20 - 25 mg/kg i.v.) eine rasche Entblutung aus der A. femoralis, bis entweder Herzstillstand eintrat oder 2/3 des errechneten Blutvolumens entzogen waren. Die Reanimation erfolgte unverzüglich durch äußere Herzmassage und isovolämischen Volumenersatz durch gleichzeitige Infusion von 6% SFH[2] (1) und Dextran 60[3] im Verhältnis 1:1 (Gruppe A, n = 7) bzw. 4:1 (Gruppe B, n =7). 60 min nach Austausch war der zentralvenöse Druck (ZVD) deutlich unter den Ausgangswert abgefallen. Er wurde durch i.v. Infusion von Ringer-Lactat-Lösung auf den Anfangswert eingestellt und über 180 min auf diesem Wert konstant gehalten. Während der Kontrollperiode sowie nach Reanimation wurden folgende Parameter bestimmt: Herzzeitvolumen (HZV), arterieller Mitteldruck, ZVD, Drucke im pulmonalen Kreislauf, Blutgase, 2,3-DPG, P_{50} (2), Sauerstoffgehalt im Vollblut und Plasma (4) sowie kolloidosmotischer Druck (KOD) im Plasma.

<u>Ergebnisse</u>

Auf Grund der Entblutung trat in Gruppe A bei 6 von 7 und in Gruppe B bei 4 von 7 Tieren mechanischer Herzstillstand ein (Tabelle 1).

---

[1]Mit Unterstützung des Sonderforschungsbereiches 37 München
[2]Versuchspräparat der Fa. Biotest Serum Institut, Frankfurt/Main
[3]Macrodex 6% Fa. Knoll AG., Ludwigshafen

Tabelle 1. Reanimation mit stromafreier Hämoglobinlösung (Mittelwert $\pm$ SEM; n = 7 in Gruppe A und B)

		Gruppe A	Gruppe B
Entblutungsvolumen	ml/kg	51,3 $\pm$ 0,7	51,7 $\pm$ 0,8
Entblutungszeit	min	3,2 $\pm$ 0,6	5,5 $\pm$ 0,4
Herzstillstand		6/7	4/7
Dextran 60	ml/kg	25,6 $\pm$ 0,4	10,4 $\pm$ 0,2
Hb-Lösung	ml/kg	25,6 $\pm$ 0,4	41,4 $\pm$ 0,6
Infusionszeit	min	1,5 $\pm$ 0,8	5,3 $\pm$ 3,2
Ringer-Lactat	ml/kg	133,2 $\pm$ 38,3	100,7 $\pm$ 25,4
Überlebensrate		5/7	7/7

Trotz Abfall des Hämatokrits auf 11,3 bzw. 13,5% war das HZV 10 min nach Volumensubstitution nur leicht angestiegen (Tabelle 2). Nach Infusion von Ringer-Lactat stieg das HZV in Gruppe A um etwa 85%, in Gruppe B um 45% über den Kontrollwert an. Abb. 1 läßt den prozentualen Anteil des extraerythrocytären Hämoglobins am Gesamt-O_2-Angebot erkennen, der 240 min nach Austausch um die Hälfte abgesunken ist. Der O_2-Verbrauch wird durch einen Anstieg des HZV und der AVDO$_2$ (sat%) gedeckt. Das Verhältnis der O_2-Extraktion aus Erythrocyten- und Plasmahämoglobin (Abb. 2) zeigt, daß eine Abgabe des von SFH gebundenen Sauerstoffs erst dann erfolgt, wenn die Extraktion aus dem Erythrocytenhämoglobin in Gruppe A 50%, in Gruppe B 40% übersteigt.

Diskussion

Obwohl das durch Abstrom von SFH bedingte Volumendefizit durch massive Ringer-Lactat-Infusion ausgeglichen wurde, fanden sich keine Anzeichen interstitieller Ödeme; der arterielle pO_2 blieb unverändert, die lichtmikroskopischen Befunde waren unauffällig. Durch die hohe O_2-Affinität von SFH steigt nach Blutaustausch die O_2-Affinität des Gesamtblutes signifikant (p 0,005) an (Tabelle 2). Die O_2-Versorgung des Organismus wird trotz Abfall des arteriellen O_2-Gehaltes auf etwa 40% durch einen Anstieg des HZV und der O_2-Extraktion aufrechterhalten. Auch unter diesen extremen Versuchsbedingungen wird Sauerstoff vorwiegend vom intraerythrocytären Hämoglobin abgegeben, während SFH nur wenig zur O_2-Versorgung beiträgt. Eine klinische Anwendung von SFH, auch für kurzfristigen Blutersatz, erscheint daher nur dann vertretbar, wenn es gelingt, die O_2-Affinität von SFH soweit zu reduzieren, daß eine O_2-Abgabe in vivo stattfindet.

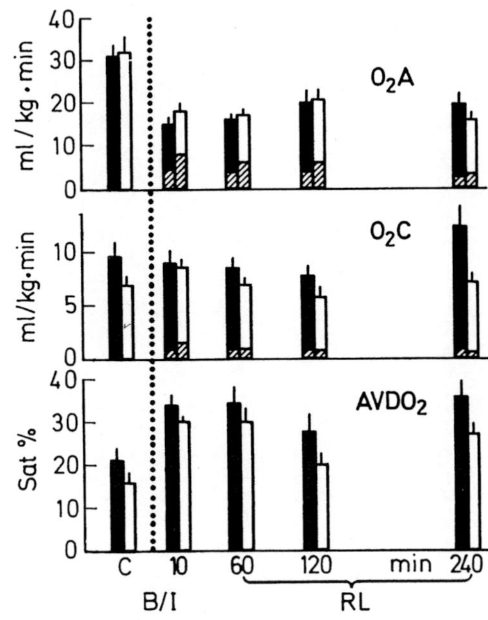

Abb.1. Sauerstoffangebot (O_2A), Sauerstoffverbrauch (O_2C) und arterio-venöse O_2-Sättigungsdifferenz (AVDO₂) vor und nach Blutaustausch (Gruppe A = schwarze, Gruppe B = weiße Säulen, Anteil des Plasmahämoglobins = schraffierter Bereich der Säulen, C = Kontrolle, B/I = Entblutungs/Infusionsphase, RL = Ringer-Lactat-Infusion)

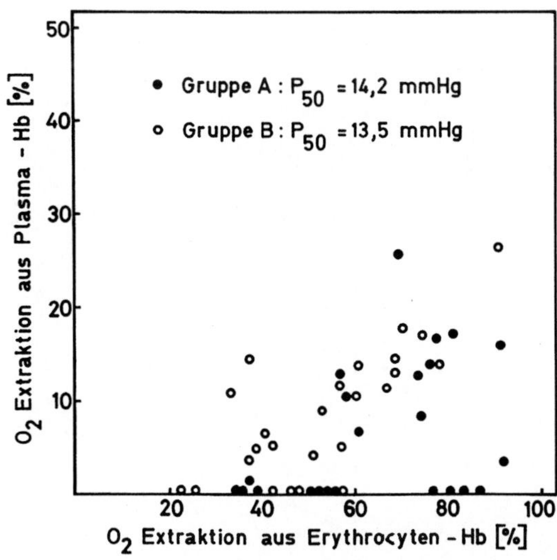

Abb.2. Verhalten der O_2-Extraktion aus Erythrocyten- und Plasmahämoglobin nach Blutaustausch (48 Einzelwerte von 13 Versuchen)

Tabelle 2. Änderungen von arteriellem Hämatokrit (Hkt), Gesamthämoglobin- (Hb_B) und Plasmahämoglobinkonzentrationen (Hb_p), HZV, zentralvenösem pO_2, P_{50} und KOD im Plasma (Mittelwert ± SEM, n = 7 in Gruppe A und B, K = Kontrollwert)

		K	10	60	120	240
			Zeit nach Austauschende (min)			
Hkt	%	A	33,9 ± 1,7	11,3 ± 1,2	10,9 ± 0,9	11,4 ± 1,4	11,6 ± 1,1
		B	37,0 ± 2,0	13,5 ± 0,7	13,7 ± 0,8	15,1 ± 0,4	17,0 ± 0,6
Hb_B	g%	A	13,0 ± 0,6	5,6 ± 0,3	5,5 ± 0,4	4,8 ± 0,3	4,6 ± 0,4
		B	14,5 ± 0,6	7,3 ± 0,3	7,7 ± 0,3	6,6 ± 0,4	6,3 ± 0,5
Hb_p	g%	A	-	1,9 ± 0,1	1,5 ± 0,1	1,1 ± 0,1	0,7 ± 0,1
		B	-	3,2 ± 0,1	3,0 ± 0,1	2,1 ± 0,1	1,5 ± 0,1
HZV ml/kg min		A	187 ± 13	225 ± 32	249 ± 21[a]	351 ± 41[d]	348 ± 45[d]
		B	174 ± 18	217 ± 22	182 ± 9	245 ± 25[a]	202 ± 25
pO_2 c.v. mm Hg		A	48,5 ± 3,5	31,7 ± 1,8[d]	32,6 ± 3,5[c]	42,0 ± 6,8	33,8 ± 3,9[b]
		B	54,0 ± 2,7	33,9 ± 2,5[e]	38,7 ± 1,6[e]	50,5 ± 4,0	41,2 ± 3,2[c]
P_{50} mm Hg		A	30,3 ± 0,5	-	25,6 ± 1,0[d]	-	27,2 ± 0,7[c]
		B	30,0 ± 0,3	-	24,1 ± 1,2[d]	-	25,8 ± 1,1[e]
KOD cm H_2O		A	29,7 ± 2,7	39,9 ± 3,3[a]	28,1 ± 5,0	25,8 ± 1,2	21,9 ± 1,2[a]
		B	29,8 ± 0,4	36,9 ± 1,1[e]	35,1 ± 0,8[e]	27,5 ± 1,4	24,3 ± 1,1[e]

Signifikanz gegen K (Student-t-Test): a) = $p < 0,05$, b) = $p < 0,02$, c) = $p < 0,01$, d) = $p < 0,005$, e) = $p < 0,001$

Zusammenfassung

Wiederbelebung und Volumensubstitution nach massivem Blutverlust mit 6% SFH ist kurzfristig möglich. Trotz des transcapillären Abstroms von SFH werden auch bei massiver Infusion von Kristalloidlösungen keine Lungenödeme provoziert. Die Sauerstoffversorgung des Organismus wird durch einen kompensatorischen Anstieg von HZV und O_2-Extraktion, vorwiegend aus Erythrocytenhämoglobin aufrechterhalten.

Summary

Resuscitation and volume replacement after acute blood loss is possible for a short duration by means of 6% stroma-free hemoglobin solution (SFH). Despite transcapillary loss of SFH, pulmonary edema is not provoked after massive infusion of cristalloid solution. The oxygen supply to the tissues is maintained by a compensatory rise in cardiac output and O_2-extraction, mainly from the remaining red cell hemoglobin.

Literatur

1. BONHARD, K.: In: MARTIN, H., NOWICKI, L.: Synthesis, structure and function of hemoglobin, p. 285. München: Lehmanns Verlag 1972
2. DUVELLEROY, M.A., BUCKLES, R.G., ROSENKAIMER, S., TUNG, C., LAVER, M.B.: J. appl. Physiol. <u>28</u>, 227 (1970)
3. JESCH, F., ENDRICH, B., MESSMER, K.: Adv. exp. Med. Biol. 1975, in press
4. KAPLAN, H.R., MURTHY, V.S.: Fed. Proc. <u>34</u>, 1461 (1975)
5. SUNDER-PLASSMANN, L., DIETERLE, R., SEIFERT, J., JESCH, F., MESSMER, K.: Europ. J. Intensive Care Med. <u>1</u>, 37 (1975)

cand. med. B. Endrich, Institut für Chirurgische Forschung an der Chirurgischen Universitätsklinik, Nußbaumstraße 20, 8000 München 2

13. Gerinnungsstörung, Hämolyse und Hypalbuminämie nach Autotransfusion experimenteller, intraperitonealer Blutungen

G. Kretschmer, L. Lehr, F. Piza und E. Thaler

Abteilung für Gefäßchirurgie und Organtransplantation (Leiter:
Doz. Dr. F. Piza), Abteilung für Experimentelle Chirurgie (Leiter: Prof. Dr. R. Gottlob) an der I. Chirurgischen Universitätsklinik (Suppl.Leiter: Prof. Dr. K. Keminger) und der I. Medizinischen Universitätsklinik (Vorstand: Prof. Dr. E. Deutsch)
Wien

Intraoperativ verlorenes Blut aufzufangen, zu filtern und zu
reinfundieren, wurde bereits geübt, als die homologe Bluttransfusion noch nicht bekannt war (3). Probleme der ausreichenden
Bereitstellung von Blutkonserven und die Kenntnis der Folgen
von Massivtransfusionen haben das Interesse an diesem Verfahren
wieder geweckt. Da das retransfundierte, extravasale Blut bereits mit Serosa und mit verletztem Gewebe in Kontakt gestanden
hat und darüber hinaus noch mit den Oberflächen der syntheti-
schen Materialien des Autotransfusionssystems (ATS) in Berührung
kommt, treten im Rahmen der Autotransfusion Blutgerinnungsstö-
rungen und Veränderungen im plasmatischen und cellulären Anteil
des Blutes auf, deren Folgen in der Literatur unterschiedlich
beurteilt werden (1, 2, 4).

Es war das Ziel der vorliegenden Studie, den Einfluß der Autotransfusion auf eine Reihe von hämatologischen und blutchemi-
schen Parametern unter kontrollierten, experimentellen Bedingungen am Hund zu untersuchen. Zur Verdeutlichung des pathophysiologischen Ablaufes wurde die extreme Bedingung der zweimaligen
Autotransfusion des Gesamtblutvolumens (BV) gewählt. 15 Bastardhunde mit einem Gewicht von 15,4 ± 3,7 kg wurden zufällig vier
Versuchsgruppen zugeordnet, splenektomiert und über die gesamte
Versuchsdauer mit 500 ml Haemaccel infundiert.

Gruppe I, Kontrolle (n = 3): Narkotisierte, splenektomierte Tiere
ohne (in der Abb. 2 mit A bezeichnet, n = 1) und mit Heparinisierung (100 I.U./kg KG i.v., B, n = 2). Gruppe III (n = 4):
Direkte Retransfusion von venösem Blut aus der V. cava inf.,
100 I.U. Heparin/kg KG in der Primärlösung (200 ml 0,9% NaCl-
Lsg.) des ATS. Gruppe II (n = 4): Autotransfusion von extravasa-
lem Blut aus dem Abdomen nach 5minütigem Peritonealkontakt. In
der Primärlösung 100 I.U. Heparin/kg KG. Gruppe IV (n = 4): Wie
Gruppe II, jedoch zusätzlich zu den 100 I.U. Heparin/kg KG in
der Primärlösung Vorlage von 200 I.U./kg KG Heparin in 400 ml
0,9%iger NaCl-Lsg. ins Abdomen in 8 Portionen à 50 ml je eine
vor jeder Blutung.

Venöse Blutabnahmen erfolgten zu Beginn des Versuches, nach Retransfusion des ersten und des zweiten Blutvolumens am Versuchsende. ^{131}J-Humanalbumin diente einerseits zur Blutvolumenbe-
stimmung und andererseits zur Berechnung des durch die Volumen-
zufuhr bedingten Verdünnungsfaktors für Fibrinogen und Thrombocyten.

Ergebnisse

1. Gerinnungsveränderungen: In den Kontrollen steigen die Throm-
bocyten als Folge der Splenektomie beträchtlich an; die Fibri-
nogenkonzentration bleibt über die Versuchsdauer konstant (Abb. 1).
Die Autotransfusion aus der V. cava bewirkt ein beträchtliches
Absinken sowohl der Fibrinogenspiegel als auch der Thrombocyten
(Abb. 1). Die Abb. 2 zeigt links (A, B), daß eine Heparinisierung unter Kontrollbedingungen keinen wesentlichen Einfluß auf
Fibrinogenkonzentrationen und Thrombocytenzahlen hat. In Gruppe
IV (zusätzliche intraabdominelle Heparinisierung, Abb. 2 rechts)
fallen die Fibrinogen- und Thrombocytenwerte nicht stärker ab
als bei direkter Retransfusion von Blut aus der Hohlvene (Gruppe III). Dagegen sinken in Gruppe II (keine lokale Antikoagu-
lierung) die Fibrinogenwerte deutlich stärker ab. Bei den Thrombocytenzahlen findet sich kein deutlicher Unterschied.

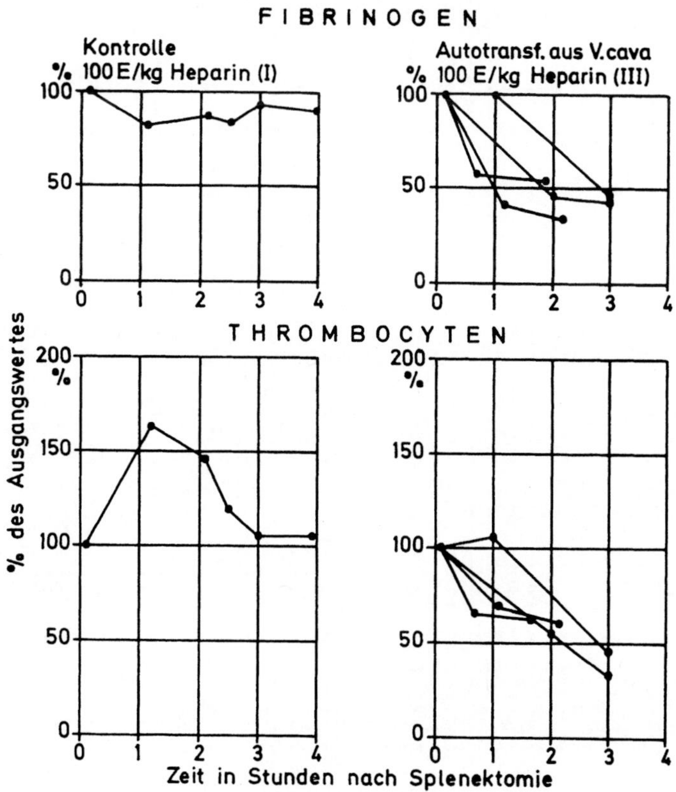

*Abb.1. Verhalten von Fibrinogen und Thrombocyten in Gruppe III
und in den Kontrollen (Gruppe I)*

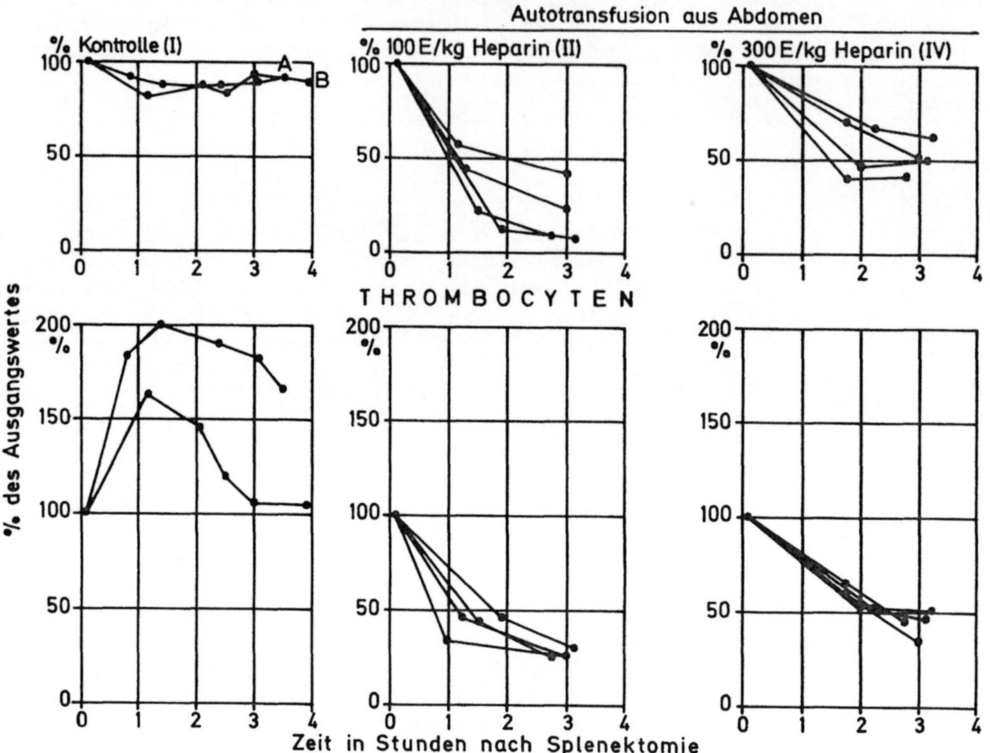

Abb.2. *Verhalten von Fibrinogen und Thrombocyten in den Gruppen II und IV und in den Kontrollen (Gruppe I). A: Kontrolle ohne Heparin; B: Kontrolle mit Heparinisierung (100 I.U./kg KG i.v.)*

2. Blutbild (Tabelle 1): In allen drei Versuchsgruppen tritt gegenüber den Ausgangswerten eine deutliche Anämie auf. Die Leukocytenzahlen nehmen ab.

3. Blutchemie (Tabelle 1): In Gruppe II sowie in Gruppe IV nimmt das freie Hämoglobin deutlich zu. Parallel dazu findet sich ein Anstieg der LDH im Serum. In Gruppe II beobachteten wir außerdem sehr hohe CPK-Werte.

4. Blutvolumen und Serumproteine (Tabelle 1): Das BV war in den Kontrollen am Versuchsende über den Ausgangswert erhöht, in den Gruppen II, III und IV deutlich vermindert. Das Gesamteiweiß nahm in allen Versuchen einschließlich der Kontrollen (Verdünnungseffekt?) ab.

5. Säure-Basen-Status (Tabelle 1): In den Gruppen II, III und IV fand sich eine ausgeprägte metabolische Acidose.

6. Harnproduktion (Tabelle 1): Die Tiere in Gruppe II waren deutlich oligurisch.

Tabelle 1. Hämatologische und blutchemische Parameter vor (O) und nach (2 x BV) Autotransfusion und Harnfluß antilg $\bar{x}_{lgx}$ und antilg s_{lgx}

| | I (n = 3) | | II (n = 4) | | III (n = 4) | | IV (n = 4) | |
	O	2 x BV	O	2 x BV	O	2 x BV	O	2 x BV
Hb	15,1	10,7	13,0	8,7	13,2	9,5	14,2	6,6
g%	1,1	1,1	1,3	1,3	1,1	1,2	1,1	1,0
Hk	41,7	33,5	40,7	26,9	38,6	28,6	40,1	24,0
%	1,1	1,2	1,1	1,3	1,1	1,1	1,0	1,1
Leuko	7372	11546	4580	1921	9303	5149	9698	4509
/mm^3	1,2	1,1	1,1	1,8	1,6	1,7	1,4	1,3
fr.Hb	14,9	17,6	16,9	118,6	8,4	33,3	14,3	50,4
mg%	1,0	1,3	1,2	1,0	1,4	1,7	1,8	1,7
LDH	162,8	179,7	78,2	272,2	62,3	181,1	117,7	323,0
U/ml	1,8	1,1	2,4	1,1	1,5	1,7	1,7	1,4
CPK	42,9	26,6	22,3	255,2	16,5	80,8	81,1	110,5
U/ml	2,4	2,9	1,5	1,3	1,6	1,9	1,5	1,5
pH	7,20	7,24	7,22	7,08	7,19	7,13	7,20	7,14
	1,00	1,00	1,00	1,00	1,00	1,01	1,01	1,00
Stbic.	17,8	18,7	18,8	15,4	18,2	16,3	18,0	16,3
mval/l	1,03	1,06	1,06	1,02	1,04	1,03	1,11	1,05
Ges.EW.	5,8	4,0	5,4	4,0	6,0	4,6	5,5	3,4
g%	1,15	1,03	1,10	1,18	1,18	1,21	1,09	1,22
BV	7,43	9,56	9,95	8,87	8,70	6,86	9,90	8,24
% KG	1,13	1,10	1,07	1,14	1,09	1,26	1,12	1,12
Harn		6,97		2,71		5,77		8,12
ml/kg/		1,35		1,96		1,49		1,50
Std								

Zusammenfassung

Autotransfusion am Hundemodell (n = 15) führt zu Anämie, Thrombocytopenie, Hypofibrinogenämie, Hypalbuminämie, beschleunigter Elimination von [131]J-Albumin sowie zur metabolischen Acidose. Diese Veränderungen waren in den Gruppen, in denen das Blut vor der Autotransfusion Peritonealkontakt gehabt hatte, stärker. Zusätzlich fand sich in diesen Gruppen eine Hämolyse, die in der Gruppe ohne zusätzliche lokale, intraabdominelle Heparinisierung am stärksten und von einer Oligurie begleitet war.

Summary

Autotransfusion in a canine model (n = 15) causes anemia, thrombocytopenia, hypofibrinogenemia, hypalbuminemia, and metabolic acidosis and enhances elimination of intravenously injected ^{131}I albumin. Contact of the shed blood with the peritoneal sur-

face aggravates the pathologic findings; without simultaneous
intraperitoneal heparinization the highest rates of hemolysis
with concomitant oliguria were observed.

<u>Literatur</u>

1. BRENER, J.B., RAINES, J.K., DARLING, R.C.: Intraoperative
   autotransfusion in abdominal aortic resection. Arch. Surg.
   <u>107</u>, 78-84 (1973)
2. DUNCAN, S.E., KLEBANOFF, G., ROGERS, W.: A clinical experience
   with intraoperative autotransfusion. Ann. Surg. <u>180</u>, 296-304
   (1974)
3. DYER, R.H., jr.: Intraoperative autotransfusion. Amer. J. Surg.
   <u>112</u>, 874-878 (1966)
4. RAKOWER, St.R., WORTH, M.H.: Autotransfusion: perspective
   and critical problems. J. Trauma <u>13</u>, 573-574 (1973)

Dr. G. Kretschmer, Allgemeines Krankenhaus der Stadt Wien,
I. Chirurgische Universitätsklinik, Alserstraße 4, A-1097 Wien

14. Immunologische Eigenschaften, Aggregatgehalt und Halbwertszeit verschiedener i.v. Human-Gamma-Globulinpräparate

J. Ring, K. H. Duswald, J. Seifert und W. Brendel

Institut für Chirurgische Forschung (Leiter: Prof. Dr. Dr. h. c.
W. Brendel) an der Chirurgischen Universitätsklinik München
(Leiter: Prof. Dr. G. Heberer)

Die Infektionsprophylaxe bzw. -behandlung mit intravenösem Human-
Gamma-Globulin (HGG) hat ihren festen Platz in der klinischen Therapie gefunden, obwohl exakt kontrollierte Studien über die Wirksamkeit noch ausstehen. Neben möglichen Unverträglichkeitsreaktionen auf die Fremdeiweißzufuhr stellt die schlechte Standardisier-
barkeit des biologischen Produktes das Hauptproblem der HGG-Thera-
pie dar (1, 2, 6). Derzeit sind 4 verschiedene Modifikationen von
i.v. HGG im Handel: Pepsin-behandeltes HGG (Gammavenin[R], Behringwerke), ß-Propiolacton-behandeltes HGG (Intraglobin[R], Biotest),
Säure-pH_4-behandeltes HGG (i.v.Gammaglobulin SRK[R], Schweizer Rotes
Kreuz) und Plasmin-behandeltes HGG (Veinoglobin[R], Merieux).
Ziel der vorliegenden Studie war es, die für die klinische Therapie wichtigsten Parameter verschiedener HGG-Chargen zu untersuchen.

Material und Methoden

Insgesamt wurden 5 verschiedene HGG-Chargen dreier Hersteller untersucht (Schweizer Rotes Kreuz = A, Firma Biotest = B, Firma
Behringwerke = C). Die Lagerungsdauer bei 4° C betrug 6 Monate bis
7 Jahre.

Neben dem Trübungsgrad, der Präcipitatbildung und der Stabilität
(Gelierung oder Ausfällung nach Lagerung bei 37 bzw. 56° C) wurde
der Anteil hoch- und niedermolekularer Proteinfraktionen mit Hilfe
der Sedimentationsanalyse untersucht.

Nach der Methode von MANCINI wurden unter Verwendung von Quantiplate-Platten[R] (Firma Biotest, Frankfurt/Main) die Immunglobulinkonzentrationen gemessen. Zur Kontrolle der spezifischen Antikörperaktivität diente die Bestimmung antiviraler Antikörper gegen
Röteln-Virus.
In einem hämolytischen System, bestehend aus Hammelerythrocyten,
Amboceptor und Humankomplement der Aktivität 100 $C'H_{50}$, wurde die
antikomplementäre Aktivität der HGG-Chargen untersucht. Dabei wurde als antikomplementärer Titer (AC'-Titer) die Proteinverdünnung
bezeichnet, bei der 1 ml 5- bzw. 6-%iger Immunglobulinlösung nicht
mehr als 1 $C'H_{50}$ Einheit band.

Bei 17 Patienten mit postoperativer Sepsis sowie 6 gesunden Freiwilligen wurde die Elimination von Jod-125-markiertem HGG gemessen
und mit der von Jod-131-markiertem Humanalbumin verglichen. Am
2. Tag nach Applikation von HGG wurde die Fragmentbildung des Globulins im Plasma radiochromatographisch (Sephadex G 25) untersucht.

Ergebnisse

In den einzelnen HGG-Chargen fanden sich folgende Immunglobulinkonzentrationen: IgG 4700 mg%, IgA 300 mg%, IgM war nicht nachweisbar.

Die Sedimentationsanalyse zeigte ein je nach dem Herstellungsver-
fahren unterschiedliches Bild (Tabelle 1): In allen Präparaten
fanden sich jedoch Globulinaggregate in unterschiedlicher Menge
(5 - 18%). Mit zunehmender Lagerungsdauer nahmen die Aggregatbil-
dungen zu.

Tabelle 1. Sedimentationsanalyse von 3 HGG-Typen

	Fab_2 +Fc Fragmente (3-4S)	Fab_2 (5S)	IgG monomer (7S)	IgG dimer (9S)	Polymere (-40S)
HGG_A	−	2 %	80 %	15 %	3 %
HGG_B	−	−	95 %	5 %	−
HGG_C	10 %	80 %	5 %	5 %	−

Die spezifische Antikörperaktivität gegen Rötelnvirus bewegte sich
zwischen 1:128 und 1:2048 und nahm mit zunehmender Lagerungsdauer
ab. Einige sehr lang gelagerte HGG-Chargen (30 Monate und mehr)
zeigten Trübungen und Präcipitate (0,02 - 0,04 Volumen%).

Keine der im Handel befindlichen Chargen zeigte eine nennenswerte
antikomplementäre Aktivität. Bei Chargen mit positivem A'C-Titer
war dieser mit der Aggregatfraktion gekoppelt. Tabelle 2 zeigt die
Untersuchungsergebnisse einer 18 Monate gelagerten Charge von
HGG_A: nach Desaggregierung mittels Ultrazentrifugation bei 100.000 g
über 2 Std war keine antikomplementäre Aktivität mehr nachweisbar,
während der aggregathaltige Proteinanteil einen A'C-Titer von
1:32 aufwies.

Tabelle 2. Antikomplementäre Aktivität der Charge HGG_A (% Hemmung)

	Verdünnungsstufen							A'C Titer
	0	1:2	1:4	1:8	1:16	1:32	1:64	
HGG_A unbehandelt	40	46	57	68	59	70	78	1 : 4
HGG_A desaggre-giert	105	90	77	77	81	88	96	0
HGG_A-Aggregate	30	30	36	35	47	60	72	1 : 32

In der Elimination des zugeführten HGG konnte ein deutlicher Unterschied zwischen den Patienten mit postoperativer Sepsis und den gesunden Kontrollpersonen beobachtet werden (Tabelle 3).

Tabelle 3. Elimination von J-125-HGG und J-131-Albumin (% max. Konz. $\bar{X} \pm S\bar{X}$)

Jod-125-HGG:

Patienten (n=17)	67±6	46±4	34±4	10±2	5±3
	p 0,05	p 0,01	p 0,01	p 0,005	p 0,005
Kontrollen (n=6)	85±3	64±1	50±1	28±2	19±1

Jod-131-Albumin:

Patienten (n=17)	73±5	51±2	40±6	18±4	10±3
	n.s.	n.s.	n.s.	n.s.	n.s.
Kontrollen (n=6)	80±7	52±5	37±2	21±2	13±1

Patienten mit postoperativer Sepsis zeigten sowohl eine signifikant schnellere Verteilung (6 Std und 24 Std-Wert) als auch einen beschleunigten Abbau (5% verglichen mit 19% am 14. Tag). Diese beschleunigte Elimination war spezifisch für das Gammaglobulin; in der Elimination von Jod-131-Humanalbumin zeigte sich kein signifikanter Unterschied zwischen Patienten und Kontrollen. Die errechneten Halbwertszeiten betrugen 9,5 (HGG_A) und 9,7 (HGG_B) Tage bei den gesunden Freiwilligen, 4,4 (HGG_A) und 4,6 (HGG_B) bei den Patienten. Die bei einem Probanden gemessene Halbwertszeit von HGG_C lag bei 1,8 Tagen.

In der Radiochromatographie des Serums 2 Tage nach HGG-Zufuhr fand sich, daß 2 - 6% des applizierten Globulins als Fragment vorlagen (Tabelle 4). Da HGG_C ohnehin einen hohen Prozentsatz von Fragmenten aufweist, wurde hier auf diese Untersuchungsmethode verzichtet.

Tabelle 4. Fragmentbildung nach i.v. Applikation von HGG (Prozentualer Proteinanteil in der Serum-Radiochromatographie am 2. Tag)

Patient	HGG	Großmolekularer Anteil	Fragmente
1	A	96 %	4 %
2	A	94 %	6 %
3	B	98 %	2 %
4	B	97 %	3 %

Diskussion

Standard-Gamma-Globulin, wie es nach der Cohnschen Fraktionie-
rung aus Humanplasma gewonnen wird, kann wegen des Risikos schwe-
rer Unverträglichkeitsreaktionen (1) nur intramuskulär appliziert
werden. Für die intravenöse Verträglichkeit müssen verschiedene
Modifikationen vorgenommen werden. Dabei hat sich als In vitro-
Test zur Beurteilung der Verträglichkeit die Bestimmung der an-
tikomplementären Aktivität durchgesetzt (1, 6), die zum großen
Teil durch den Anteil an Globulinaggregaten beeinflußt wird (4).
Die mögliche Bedeutung von Proteinaggregaten für die klinische
Verträglichkeit wurde bereits für das Humanalbumin beschrieben
(5).

Bei der Beurteilung von Elimination und Halbwertszeit von HGG
ist sorgfältig zwischen Befunden an gesunden Personen und an
Patienten zu unterscheiden, was bereits für immundefiziente Patienten beschrieben wurde (2). Die beschleunigte Elimination von
HGG bei Patienten mit postoperativer Sepsis spricht für einen
erhöhten Gamma-Globulin-Verbrauch, was mit den erniedrigten
Immunglobulinkonzentrationen dieser Patientengruppe im postoperativen Verlauf übereinstimmt (3).

Zusammenfassung

Mit zunehmender Lagerungsdauer bilden sich in verschiedenen HGG-
Lösungen vermehrt Globulinaggregate, was zu einer erhöhten anti-
komplementären Aktivität führt. 17 Patienten mit postoperativer
Sepsis zeigten bei gleichlanger Halbwertszeit von radioaktivem
Humanalbumin eine signifikant schnellere Elimination von HGG
als 6 gesunde Kontrollpersonen.

Summary

Anticomplementary activity, aggregate content, and elimination
of i.v. human gamma globulin (HGG).

During storage of HGG globulin aggregate formation increases
leading to anticomplementary activity. Seventeen patients
suffering from postoperative sepsis showed significantly faster
elimination rates of HGG than 6 healthy controls, while there
was no difference in albumin elimination.

Für die hervorragende technische Assistenz sei Fräulein J.
KRUMBACH und Fräulein S. PFEFFER und Frau R. FREY herzlich gedankt.

Literatur

1. BARANDUN, S., KISTLER, P., JEUNET, F., ISLIKER, H.: Intravenous administration of human gamma-globulin. Vox Sang.
   (Basel) 7, 157 (1962)

2. BLÄKER, F., HELLWEGE, H.H., MAI, K.: Plasmaelimination intravenös verträglicher menschlicher Immunglobuline bei Patienten mit humoralen Immundefekten. Dtsch. med. Wschr. <u>97</u>, 1151 (1972)
3. DUSWALD, K.H., RING, J., SCHILDBERG, F.W.: Verhalten von IgG, IgA, IgM und Alpha-2-Makroglobulin bei aseptischen und septischen postoperativen Verläufen. Langenbecks Arch. Chir. Suppl. Chir. Forum, in press (1976)
4. FROMMHAGEN, L.H., FUDENBERG, H.: The role of aggregated γ-globulins in the anticomplementary activity of human and animal sera. J. Immunol. <u>89</u>, 336 (1962)
5. RING, J., SEIFERT, J., LOB, G., COULIN, K., BRENDEL, W.: Humanalbuminunverträglichkeit: Klinische und immunologische Untersuchungen. Klin. Wschr. <u>52</u>, 595 (1974)
6. STEPHAN, W.: Undegraded Human Immunglobulin for Intravenous Use. Vox Sang. (Basel) <u>28</u>, 422 (1975)

Dr. J. Ring, Institut für Chirurgische Forschung der Chirurgischen Universitätsklinik München, Nußbaumstraße 20, 8000 München 2

15. Verhalten von IgG, IgA und IgM bei aseptischen und septischen postoperativen Verläufen

K. H. Duswald, J. Ring, F. W. Schildberg und W. Brendel

Institut für Chirurgische Forschung (Leiter: Prof. Dr. Dr. h. c.
W. Brendel) an der Chirurgischen Universitätsklinik (Leiter:
Prof. Dr. G. Heberer) München

Die Sepsis ist als gefürchtete postoperative (p.op.) Komplikation
in den letzten Jahren trotz intensiver therapeutischer Bemühun-
gen nicht seltener geworden (5). Es werden größere und länger
dauernde Operationen (Op.) vorgenommen, der Anteil der älteren
Patienten (Pat.) über 60 Jahre nimmt zu. Patienten mit Begleit-
erkrankungen, wie Diabetes mellitus, Leberschäden, malignen Tu-
moren u.ä. werden heute häufiger operiert. Diese Faktoren führen
zu einer Schwächung der körpereigenen Abwehr und somit zu einer
verminderten Resistenz gegen bakterielle Infekte.

Man weiß, daß Patienten mit angeborener Schwäche des humoralen
Immunsystems oder solche, bei denen die Bildung von Antikörpern
durch Medikamente unterdrückt wurde, bedeutend infektanfälliger
sind als diejenigen mit intakter Antikörperbildung (3). Auch
nach Op. werden in den ersten Tagen verminderte Antikörperkon-
zentrationen gemessen (1, 2, 3). Will man durch therapeutische
Beeinflußung des Antikörperabfalls die Häufigkeit einer p.op.
Allgemeininfektion vermindern, so muß zunächst untersucht werden, wie sich eine p.op. Sepsis auf das Verhalten der Immunglobuline (IG) auswirkt und ob Unterschiede zum Verhalten bei aseptischen Verläufen festgestellt werden können. Ferner muß bei
therapeutischem Ersatz von IG die Dosis gefunden werden, die
über einen entsprechenden Zeitraum eine ausreichend wirksame
Serumkonzentration aufrechterhält.

Patienten und Methodik

Seren von insgesamt 98 Patienten wurden vor sowie am 1. und 10.
Tag nach Op. auf ihren Gehalt an IgG, IgA und IgM untersucht.
20 Patienten, bei denen eine Sepsis nachgewiesen war, wurden
8 Tage später nochmals getestet. Von ihnen blieben 13 ohne therapeutischen Ersatz von Gammaglobulin (GG), wogegen 7 Patienten
während der 8 Tage mit Human GG als Infusion behandelt wurden.
Wir verwendeten i.v. Gammaglobulin SRK^R (Schweizer Rotes Kreuz)
mit einem Gehalt von 470 mg/100 ml IgG, 300 mg/100 ml IgA, IgM
war nicht enthalten (7). Die Dosis von 2 x 10 g im Abstand von
2 Tagen errechneten wir aus dem gemessenen Verlust und dem geschätzten Plasmavolumen des Patienten.

Zur Diagnose Sepsis wurden folgende Kriterien herangezogen:

1. Bakteriennachweis in der Blutkultur (positiv in 14 von 20 Fällen, davon 12 mal Klebsiellen, 6 mal Proteus mirabilis, 6 mal
   E. coli, 4 mal Pseudomonas, 4 mal hämolys. Staphylokokken
   und 2 mal Serratia)
2. Temperaturanstieg über 39°C mit Schüttelfrost (bei 18 Patienten)
3. Leukocytose mit Thrombocytenabfall (bei 16 Patienten)

Bei den 78 Patienten, die weder vor, noch nach Op. Zeichen einer
Infektion hatten, wurden folgende Op. durchgeführt: Hemilaminek-
tomie (58 Patienten), Strumaresektion (8), Ablatio mammae (4),
selektiv proximale Vagotomie ohne Pyloroplastik (4) und Druckplattenosteosynthese (2).

Die 20 Patienten, die im p.op. Verlauf mindestens zwei der o.g.
Sepsiszeichen aufwiesen, hatten vorher folgende Op.: Rectum-
amputation (6), Pankreascysto-Jejunostomie (3), Sigmaresektion
(2), Dünndarmresektion (2), Magenresektion (2), transduodenale
Papillotomie (2), abdomino-thorakale Gastrektomie (1), Quer-
colonresektion (1), Pankreasteilresektion (1).

Die Bestimmung der IG-Konzentrationen erfolgte mit der Methode
der radialen Immundiffusion nach MANCINI unter Verwendung von
Quantiplate-Platten[R] (Fa. Biotest, Frankfurt/M.). Die statistische Auswertung erfolgte nach dem Student-t-Test.

Ergebnisse

Wie Tabelle 1 zeigt, fiel bei allen Patienten im Mittel die IgG-
Konzentration vom Ausgangswert 1420 mg/100 ml auf 1244 mg/100 ml.
Diese Verminderung innerhalb von 24 Std ist signifikant ($p < 0,05$)
gegenüber dem präoperativen Wert. Für IgA und IgM ist die ope-
rationsbedingte Abnahme nicht signifikant. Während des p.op. Ver-
laufs zeigten 20 Patienten Zeichen einer Sepsis. Sie hatten am
10. p.op. Tag signifikant ($p < 0,0005$) geringere Konzentrationen
aller bestimmten IG als diejenigen Patienten, bei denen keine
Infektion auftrat. Hier war die IgG-Konzentration wieder in
Höhe des Ausgangswertes, die IgA- bzw. IgM-Werte lagen sogar
höher.

Betrachtet man nun die Patienten, die eine Sepsis entwickelt
hatten, gesondert und verfolgt das Verhalten der IG weitere
8 Tage, so zeigt sich, daß die IgG- wie die IgA-Konzentration
nur geringfügig, aber nicht signifikant ansteigt (30% für IgG,
17% für IgA) (Tabelle 2). Der Anstieg von IgM um 59% ist dagegen
signifikant ($p < 0,025$). Ersetzt man während der 8 Tage 20 g Gammaglobulin i.v., so steigen die Konzentrationen aller IG signifikant über den Ausgangswert am 10. p.op. Tag an ($p < 0,025$). Dabei ist der Zuwachs von IgG mit 125%, entsprechend der Konzentration im verabreichten Gammaglobulin-Präparat, am größten.
Für IgA beträgt der Prozentsatz 87%, für IgM 111%.

Diskussion

Wir konnten zeigen, daß unmittelbar nach Operationen die Konzentrationen der IG IgG, IgA und IgM im Mittel geringfügig abfallen.

Tabelle 1. Konzentration von IgG, IgA und IgM vor und nach Operation ($\bar{x} \pm s\bar{x}$ mg/100 ml)

	Vor Op n = 98	1. Tag nach Op, n = 98	10. Tag nach Op ohne Sepsis n = 78	10. Tag nach Op mit Sepsis n = 20
IgG	1420,5 ± 65,8	1244,4 ± 78,8	1426,5 ± 87,3	739,3 ± 61,4
IgA	302,6 ± 21,9	299,7 ± 19,9	349,1 ± 24,7	196,0 ± 18,9
IgM	208,0 ± 18,4	193,4 ± 18,3	281,9 ± 32,8	116,6 ± 13,6

Tabelle 2. Konzentration von IgG, IgA und IgM bei Patienten mit septischem p.op. Verlauf ($\bar{x} \pm s\bar{x}$ mg/100 ml)

	p.Op. Ausgangs- wert n = 20	Ohne Ersatz 8 Tage später n = 7	Mit Gammaglobulin- Ersatz 8 Tage später n = 13
IgG	739,2 ± 61,4	964,0 ± 258,1	1757,1 ± 419,6
IgA	196,0 ± 18,9	229,6 ± 75,2	365,9 ± 156,3
IgM	116,6 ± 13,6	184,1 ± 106,1	243,6 ± 172,1

10 Tage nach Op. ist der Verlust für IgG ausgeglichen, IgA und IgM liegen sogar höher als vor Op. Bei allen 98 Patienten wurde das humorale Abwehrsystem durch die Op. nicht wesentlich geschwächt; allerdings gibt es hier Unterschiede in Abhängigkeit von der Dauer des operativen Eingriffs, der Narkoseart und der Art der parenteralen Ernährung (2, 3, 4).

Bei Auftreten einer Sepsis sind alle IG noch 8 Tage später erniedrigt (IgG und IgA signifikant, p<0,01). MANZ (6) beschreibt bei Sepsispatienten in der Intensivtherapie ebenfalls deutlich niedrigere IG-Spiegel. Die Ursache für diesen IG-Abfall ist noch nicht geklärt. Untersuchungen zur Kinetik von i.v. Gammaglobulin weisen jedoch darauf hin, daß bei septischen Verläufen sowohl die Verteilung als auch der Katabolismus von IgG beschleunigt ist (7).

Nach der bei Sepsispatienten gemessenen Verminderung von IgG auf durchschnittlich 740 mg/100 ml war unsere Dosierung von 20 g Gammaglobulin für die kurzfristige Ersatztherapie ausreichend. Im Gegensatz zu anderen Berichten, wo geringere Dosen gegeben wurden (6), war die IG-Konzentration über 8 Tage voll ausgeglichen.

Die Frage, ob durch ausreichenden Ersatz von IG der p.op. Verlauf dahingehend beeinflußt werden kann, daß septische Komplikationen weniger häufig auftreten, kann mit diesen Untersuchungen noch nicht beantwortet werden. Möglicherweise ist neben spezifischer Antikörperaktivität ein unspezifischer Synergismus mit der antibiotischen Therapie (8) für die therapeutische Wirkung entschei-

dend. Den klinischen Nachweis kann jedoch nur eine prospektive
Studie erbringen.

Zusammenfassung

Nach Op. mit aseptischem Verlauf sinkt die Konzentration der
Immunglobuline IgG, IgA und IgM geringfügig ab, 10 Tage später
sind die Ausgangswerte wieder erreicht. Bei septischem Verlauf
ist diese Erniedrigung signifikant stärker ausgeprägt. Durch
hohe Dosen von Gammaglobulin kann ein voller Ausgleich erreicht
werden.

Summary

After sterile surgical procedures, serum IgG, IgA and IgM concentrations again reach normal values at the 10th postop. day
after initial lowering. During septicaemia this decrease is
significantly more pronounced. By i.v. application of a high
dose of human gammaglobulin normal values can be reestablished.

Literatur

1. DITTRICH, A., DITTRICH, K.: Immunglobuline nach Operationen.
   Die gelben Hefte, Immun. Inf. 15, 118 (1975)
2. GIERHAKE, F.W., PLOCK-KÖMNIK, D., TORRAU, E., et al.: Postoperative Verminderung der Immunglobuline und des Komplements
   und ihre mögliche Bedeutung für infektiöse Komplikationen.
   Langenbecks Arch. Chir. Suppl. Chir. Forum 1973, 385
3. HOWARD, R.J., SIMMONS, R.L.: Acquired Immunologic Deficiencies
   after Trauma and Surgical Procedures. Surg. Gynec. Obstet.
   139, 771 (1974)
4. KULT, J., TREUTLEIN, E., DRAGOUN, G.P., HEIDLAND, A.: Bedeutung der postoperativen Ernährung - gemessen an nieder- und
   hochmolekularen Plasmaproteinen. Infusionstherapie 2, 313
   (1975)
5. LITTON, A.: Gram-negative Septicaemia in Surgical Practice.
   Brit. J. Surg. 62, 773 (1975)
6. MANZ, R.: Das Verhalten der Gammaglobuline bei septischen
   Patienten einer Intensivpflegestation. Anaesthesist 24, 322
   (1975)
7. RING, J., DUSWALD, K.H., SEIFERT, J., BRENDEL, W.: Immunologische Eigenschaften, Aggregatgehalt und Halbwertszeit verschiedener i.v. Human-Gammaglobulinpräparate. Langenbecks
   Arch. Chir. Suppl. Chir. Forum 1976, in press
8. ZAK, A.F.: Kombination von Antibiotika und Gammaglobulin bei
   Staphylokokkusinfektion in der Gewebekultur. Antibiotiki
   (Moskau) 14, 325 (1969)

Dr. K.H. Duswald, Chirurgische Klinik der Universität München,
Nußbaumstraße 20, 8000 München 2

16. Kontrolle der Intensivbehandlung durch Messung von Mikrozirkulation und O_2-Versorgung

K. Schönleben[1], B. A. Krumme[2], H. Bünte[1] und M. Kessler[2]

[1] Chirurgische Universitätsklinik Münster, Allgemeinchirurgie
[2] Max-Planck-Institut für Systemphysiologie, Dortmund

Der lokale Sauerstoffdruck im Gewebe ist ein empfindlicher Indikator zur Beurteilung der Mikrozirkulation. Pathologische Veränderungen des Volumenhaushaltes und der Atmung bewirken oft eine Dysregulation der Mikrozirkulation, die mit den üblichen hämodynamischen und laborchemischen Parametern nicht erfaßt werden kann. Die Platin-Mehrdraht-Oberflächenelektrode (MDO) nach KESSLER und LÜBBERS (1) zeigt über die Messung der lokalen O_2-Versorgung im Gewebe solche Störungen unmittelbar an. Diese, bis jetzt tierexperimentell gewonnenen Erkenntnisse, sind erstmals, auch im Hinblick auf die klinische Nutzbarkeit der Methode, am Patienten erprobt worden.

Methodik

Die MDO registriert polarographisch die intercapillären Sauerstoffdrucke des Gewebes an 8 verschiedenen Stellen gleichzeitig und unabhängig voneinander. Der halbkugelförmige Einzugsbereich der 15 µ starken Pt-Drähte hat einen Durchmesser von ca. 40 µ. SINAGOWITZ et al. (2) konnten nachweisen, daß sich Störungen des Kreislaufs besonders frühzeitig in der Skeletmuskulatur manifestieren. Deshalb wurde als Erfolgsorgan am Patienten der durch eine kleine Haut- und Fascienincision freigelegte M. quadriceps femoris gewählt.
Die Registrierung der 8 gleichzeitig abgegriffenen Meßstellen erfolgt
a) direkt über den Mehrkanalschreiber,
b) über ein digitales Magnetband.

Jeweils 100 verschiedene pO_2-Gewebewerte wurden dabei zu einer O_2-Druckverteilungskurve (pO_2-Histogramm) zusammengefaßt.

Ergebnisse

1. Früherkennung von Volumenmangelsituationen

Bei Volumenmangel wird durch die Zentralisation des Kreislaufs initial die Peripherie entspeichert. Blutdruck, zentralvenöser

Druck und Pulsfrequenz, die klassischen Kreislaufparameter, bleiben deshalb lange konstant und zeigen den Volumenmangel erst an, wenn die Kompensationsmechanismen zusammenbrechen, der Schock also manifest ist.
Die kontinuierliche Elektrodenmessung erfaßt die Minderversorgung des peripheren Gewebes und kann somit die drohende Gefahr frühzeitig signalisieren (Beispiel: Abb. 1).

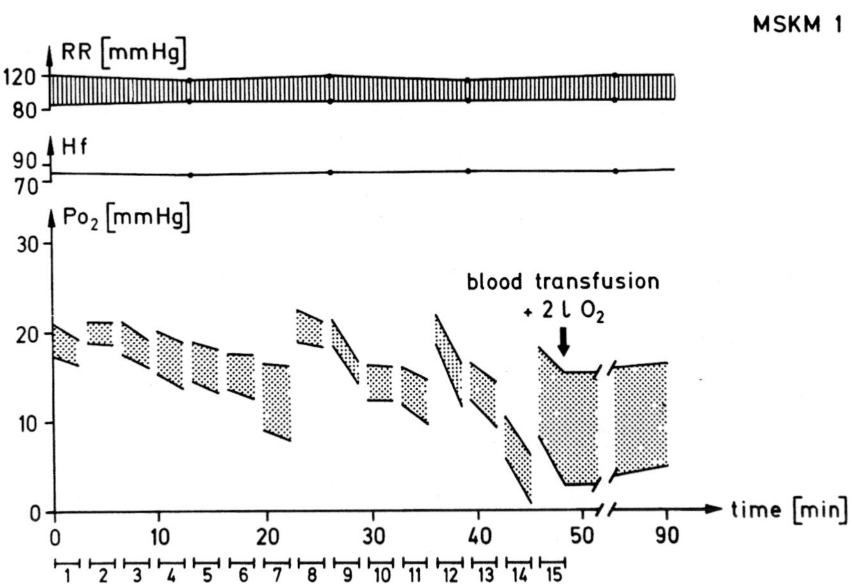

Abb.1. Direktregistrierung eines beginnenden hämorrhagischen Schocks. Aufzeichnung der jeweils höchsten und niedrigsten pO_2-Gewebewerte an jeder einzelnen Meßstelle

Bei einer rezidivierenden gastrointestinalen Blutung zeigte der kontinuierliche Abfall der Sauerstoffdrucke auf allen Meßstellen den beginnenden hämorrhagischen Schock an. Blutdruck, zentralvenöser Druck und Herzfrequenz blieben während der Meßperiode konstant. Nach schneller Transfusion einer Blutkonserve konnte der fallende Trend gestoppt werden. Klinisch manifest, und zwar durch Hämatemesis, wurde die Blutung erst 1 Std nach dieser Messung.

2. Kontrolle der Beatmungstherapie und der O_2-Zufuhr

Als Maß für die Notwendigkeit einer Beatmungstherapie und einer inspiratorischen O_2-Zufuhr dient üblicherweise die Blutgasanalyse. Sie kann über die O_2-Versorgung der Organe keine sichere Aussage machen. Ein niedriger arterieller pO_2 läßt sich durch Erhöhung der O_2-Zufuhr fast immer korrigieren. Die schädliche Wirkung zu hoher O_2-Konzentrationen, die durch Gegenregulationsmechanismen Störungen der Mikrozirkulation in lebenswichtigen Organen hervorrufen kann, bleibt aber verborgen. Erst durch die

Messung des lokalen Sauerstoffdruckes werden solche Störungen
offenkundig (Beispiel: Abb. 2).

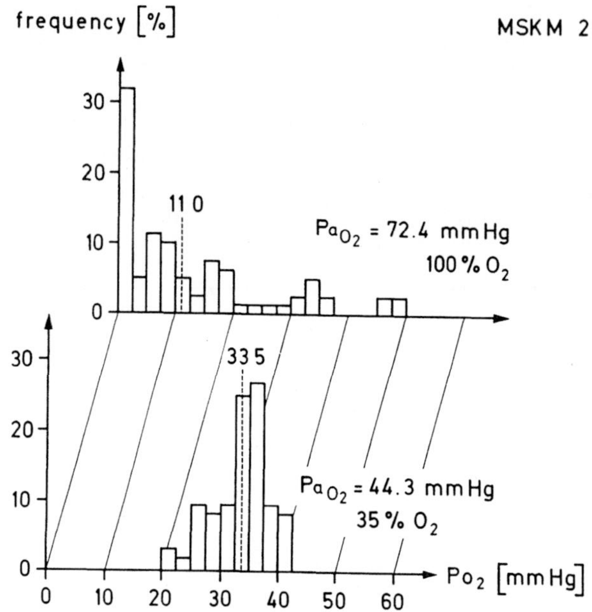

Abb. 2. *Oben: Sauerstoffdruckverteilung im Gewebe bei Beatmung mit
zu hohem Sauerstoffgehalt. Häufung anoxischer und hypoxienaher
Druckfelder, starke "Linksverschiebung" des pO_2-Histogramms.
Unten: Korrektur durch O_2-Reduzierung: Verbesserung der Sauerstoffversorgung, Eliminierung der niedrigen Druckfelder*

Wegen einer pathologischen Blutgasanalyse wurde ein ateminsuffi-
zienter, intubierter Patient mit reinem Sauerstoff beatmet. Die
Blutgasanalyse näherte sich daraufhin Normalwerten. Das Histogramm
aber zeigte zu einem hohen Prozentsatz hypoxische, ja anoxische Bezirke trotz der guten arteriellen pO_2-Sättigung. Eine Reduzierung
der inspiratorischen O_2-Zufuhr auf 35% brachte eine rasche Besserung der lokalen Sauerstoffdrucke. Die anoxischen und hypoxischen
Bezirke verschwanden, das Histogramm näherte sich einer physiologischen Konfiguration. Der nach der Sauerstoffreduzierung zunächst
niedrige arterielle pO_2 von 44,3 mm Hg stieg nach 3 Std ohne weiteres Zutun auf 68 mm Hg an.

Die klassische Messung der Blutgasanalyse ließ die Gefahr der hy-
peroxiebedingten Organschädigung in diesem Falle nicht erkennen.
Mit Hilfe der Elektrodenmessung aber war eine Optimierung der O_2-
Zufuhr möglich.

Ähnliche Diskrepanzen zwischen arteriellen Blutgasen und lokaler
Sauerstoffversorgung ließen sich bei 15 weiteren Patienten feststellen. In allen Fällen brachte die Orientierung nach der Gewebs-
messung einen günstigen therapeutischen Effekt.

Bei der beatmungstechnischen Einstellung zweier Patienten, die
wegen schwerer pulmonaler Diffusionsstörungen mit erhöhtem F_IO_2
und PEEP beatmet werden mußten, erwies es sich als besonders
aufschlußreich, Elektrodenmessung sowie arterielle und venöse
Blutgasanalyse zu kombinieren. Die Unsinnigkeit jeglicher O_2-
Zufuhr ließ sich bei 8 atemgesunden Probanden nachweisen. Bereits bei Zufuhr von 2 1 O_2/min ($\hat{=}$ 30% - 35% O_2-Gehalt je nach
Atemminutenvolumen) konnten wir aufgrund von unphysiologischen
O_2-Histogrammen Störungen der lokalen Sauerstoffversorgung ermitteln.

Zusammenfassung

Die pO_2-Mehrdrahtelektrode mißt den intercapillären Sauerstoffdruck. Das pO_2-Histogramm liefert als Ergebnis solcher Messungen
genaue Hinweise im Hinblick auf die Frage, ob Mikrozirkulations-
störungen vorhanden sind oder nicht. So können pathologische
Veränderungen der Atmung und des Volumenhaushaltes eher erfaßt
werden als mit der klassischen Meßmethode, die vorwiegend zentrale, über längere Zeit kompensierbare Größen registrieren.

Die lokale pO_2-Messung erlaubt es, eine Beatmungstherapie individuell zu dosieren und die therapeutische Breite der Sauerstoffzufuhr zu erkennen. Unter- und Überdosierung der Sauerstoffzufuhr lassen sich dadurch verhindern. Somit können wichtige
diagnostische und therapeutische Hinweise gegeben werden.

Summary

The pO_2-multiwire electrode measures the intercapillary oxygen
tension. The pO_2 histogram, which results from such measurements
gives precise information about the question as to whether microcirculation is disturbed or not. Thus, pathological changes in
respiration and volume can be recognized earlier than with
classical methods. The latter registers the mainly central
variables which are compensated for a longer period of time.

The local pO_2 measurement allows individual regulation of re-
spiratory therapy and monitors the response of oxygen therapy.
Using this method oxygen deficiency as well as overdosage of
oxygen supply can be averted. Thus, important diagnostic and
therapeutic indications can be identified.

Literatur

1. KESSLER, M., LÜBBERS, D.W.: Aufbau und Anwendungsmöglichkeiten
   verschiedener pO_2-Elektroden. Pflügers Arch. ges. Physiol. <u>291</u>,
   R 82 (1966)

2. SINAGOWITZ, E., RAHMER, H., RINK, R., KESSLER, M.: Die
   Sauerstoffversorgung von Leber, Pankreas, Duodenum, Niere
   und Muskel während des hämorrhagischen Schocks. Langenbecks
   Arch. Chir. Forum <u>1974</u>

Dr. K. Schönleben, Chirurgische Universitätsklinik, Jungeblodt-
platz 1, 4400 Münster

17. 25-OH-Vitamin D im Serum bei Patienten mit Schenkelhalsfrakturen*

H. Schmidt-Gayk, J. Gooßen, R. Wahl[1] und H. D. Röher[1]

Medizinische Klinik der Universität und [1]Chirurgische Klinik der Universität Heidelberg

Für die Entstehung der Schenkelhalsfraktur wird die Osteoporose verantwortlich gemacht. Zahlreiche Ursachen der Osteoporose sind heute bekannt,wie Inaktivität, Hyperthyreose, Lactose-Intoleranz mit ungenügender Calciumzufuhr, Hypercorticismus und Medikation von Nebennierenrinden-Steroiden bzw. deren Derivaten. Die Serumspiegel von Vitamin D oder dessen Metaboliten sind mangels Untersuchungsmethoden bei Osteoporose bisher nicht bekannt.

Durch die Entwicklung eines competitiven Protein-Bindungs-Tests für den von der Leber hydroxylierten Vitamin D-Metaboliten 25-OH-Vitamin D (25-OH-D) stellte sich uns die Frage, ob bei Patienten mit Schenkelhalsfrakturen die 25-OH-D-Spiegel erniedrigt sind.

Methodik

Bei 10 Frauen mit Schenkelhalsfrakturen, 10 etwa gleich alten (61-79 Jahre) Frauen ohne wesentliche Erkrankung und 10 Frauen mit Fraktur durch ein adäquates Trauma (vorwiegend Verkehrsunfälle) wurden im Januar und Juli folgende Parameter im Serum bestimmt: 25-OH-D mit dem kompetitiven Protein-Bindungs-Test nach EDELSTEIN (1974), ferner Calcium, Phosphat und alkalische Phosphatase mit einem Technicon Autoanalyzer (Tabelle 1).

Die 25-OH-D-Spiegel sind im Januar und im Juli bei den Patientinnen mit Schenkelhalsfraktur signifikant ($p < 0,05$) niedriger als bei der etwa altersentsprechenden Kontrollgruppe ohne Erkrankung und bei der Vergleichsgruppe mit andersartigen Frakturen.

---

* Mit Unterstützung der Deutschen Forschungsgemeinschaft

Tabelle 1. Alter und 25-OH-D-Spiegel bei je 10 Patientinnen mit Schenkelhalsfraktur, 10 Frauen ohne wesentliche Erkrankung und 10 Patientinnen mit Fraktur durch adäquates Trauma (vorwiegend Verkehrsunfälle)

	Januar			Juli	
	Schenkel-halsfraktur	Kontroll-gruppe	Vergleichs-Fraktur	Schenkel-halsfraktur	Vergleichs-Fraktur
Alter (J.)					
Bereich	73 - 94	61 - 79	16 - 90	54 - 92	22 - 68
Mittel	84	72	49	78	45
25-OH-D (nmol/l)					
Bereich	5 - 14	4 - 44	12 - 52	4 - 17	18 - 79
Mittel	9	32	26	19	45

Die Werte für Calcium, Phosphat, Calcium x Phosphat-Produkt und alkalische Phosphatase gehen aus Tabelle 2 hervor:

Tabelle 2. Calcium, Phosphat, Calcium x Phosphat-Produkt und alkalische Phosphatase bei je 10 Patientinnen mit Schenkelhals-fraktur, einer altersentsprechenden Kontrollgruppe und Patientin-nen mit andersartigen Frakturen durch adäquates Trauma

	Januar			Juli	
	Schenkel-halsfraktur	Kontroll-gruppe	Vergleichs-Fraktur	Schenkel-halsfraktur	Vergleichs-Fraktur
Calcium (mval/l)					
Bereich	4,2 - 4,8	3,2 - 5,2	4,3 - 5,1	3,9 - 5,1	4,0 - 5,0
Mittel	4,53	4,51	4,65	4,48	4,54
Phosphat (mg%)					
Bereich	1,3 - 3,1	3,4 - 4,4	2,4 - 4,4	1,6 - 3,9	2,3 - 5,9
Mittel	2,24	3,87	3,29	2,68	3,21
Ca x PO$_4$ (mg% x mg%)					
Bereich	10 - 27	21 - 46	23 - 42	14 - 40	19 - 55
Mittel	20,2	35,2	31,0	23,9	29,6
Alk. P'ase (mU/ml)					
Bereich	26 - 280	50 - 142	65 - 330	81 - 459	60 - 305
Mittel	136	85	145	167	150

Im Januar sind die Serumphosphatspiegel bei Patientinnen mit
Schenkelhalsfraktur signifikant niedriger (p<0,001) und die Werte für die alkalische Phosphatase signifikant (p<0,05) höher
gegenüber der Kontrollgruppe. Im Juli zeigen sich zwischen den
Gruppen keine signifikanten Unterschiede, jedoch liegen auch zu
diesem Zeitpunkt die Mittelwerte für Calcium und Phosphat in
der Schenkelhalsfraktur-Gruppe niedriger als in der Gruppe mit
traumatischer Fraktur. Das Calcium x Phosphat-Produkt ist in der
Gruppe mit Schenkelhalsfrakturen im Januar und im Juli pathologisch (unter 25), während es bei der Kontrollgruppe und der Gruppe mit andersartiger Fraktur normal ist.

Für die verminderten 25-OH-D-Spiegel bei der Gruppe mit Schenkelhalsfraktur ist wahrscheinlich eine verminderte Sonnenlichtexpo-
sition verantwortlich. Die chronisch niedrigen 25-OH-D-Spiegel
können eine verminderte Aufnahme von Calcium und Phosphat aus
dem Darm nach sich ziehen, in deren Folge ein reaktiver (= sekundärer) Hyperparathyreoidismus das Auftreten einer Osteoporose
begünstigen könnte. Ob die Parathormon-Spiegel bei Patientinnen
mit Osteoporose und Schenkelhalsfrakturen erhöht sind, bleibt
weiteren Untersuchungen vorbehalten.

Die Gabe von 1000 E Vitamin D täglich ist nach diesen Untersuchungen bei stationären Patienten mit Schenkelhalsfrakturen
und zur Prophylaxe bei Frauen nach der Menopause im Winterhalbjahr (von Oktober bis März) anzuraten.

Für die gewissenhafte Ausführung der 25-OH-Vitamin-D-Bestimmun-
gen sei Fräulein Petra Förster an dieser Stelle herzlich gedankt.

<u>Zusammenfassung</u>

Bei 10 Frauen mit Schenkelhalsfrakturen, 10 Frauen mit Frakturen
durch adäquates Trauma (vorwiegend Verkehrsunfälle) und 10 Frauen
ohne wesentliche Erkrankung wurden im Januar und Juli die 25-OH-
D-Spiegel mit einem kompetitiven Protein-Bindungs-Test bestimmt.
Wir fanden bei den Patientinnen mit Schenkelhalsfraktur signifikant (p<0,05) erniedrigte Werte, außerdem waren die Calcium x
Phosphat-Produkte im Serum pathologisch niedrig. Eine Vitamin
D-Prophylaxe mit 1000 E täglich bei Frauen nach der Menopause
ist im Winterhalbjahr (Oktober - März) anzuraten.

<u>Summary</u>

In 10 women with femoral neck fracture, 10 with fracture(s)
evolved from accidents (mainly traffic accidents) and 10 without
disease (controls) in January and July, the 25-OH-vitamin D
levels in serum were measured by a competitive protein binding
assay. Patients with femoral neck fractures exhibited significantly (p<0.05) lower 25-OH-vitamin D levels than the other
groups. Additionally, in patients with femoral neck fractures
calcium x phosphate product in serum was subnormal (below 25).
In Germany, prophylactic dietary supplementation of vitamin D
seems feasible.

<u>Literatur</u>

1. EDELSTEIN, S., CHARMAN, M., LAWSON, D.E.M., KODICEK, E.:
   Clin. Sci. Molec. Med. <u>46</u>, 231 (1974)

Dr. H. Schmidt-Gayk, Klin.-Chem.-Labor, Medizinische Universitätsklinik, Bergheimer Straße 58, 6900 Heidelberg

18. TSH-Sekretion und Stimulierbarkeit der Hypophyse nach Langzeitsuppressionsbehandlung bei euthyreoter Struma nodosa und Restschilddrüse nach subtotaler Strumaresektion*

R. Wahl, M. Grußendorf, M. Hüfner und H. D. Röher

Chirurgische Universitätsklinik (Direktor: Prof. Dr. F. Linder)
und Medizinische Poliklinik (Direktor: Prof. Dr. W. Hunstein)
der Universität Heidelberg

Ziel der Untersuchung war einerseits die Überprüfung der Suppressionstherapie blander Strumen und der Rezidivprophylaxe nach subtotaler Strumaresektion in üblichen Dosierungen im Hinblick auf eine ausreichende TSH-Suppression, andererseits die Überprüfung der Wiederaufnahme bzw. Normalisierung der thyreotropen Hypophysenfunktion nach Absetzen der Langzeitsuppressionsbehandlung und Ermittlung des Zeitraumes, den eine gesunde Hypophyse zur Wiederaufnahme der TSH-Sekretion benötigt.

Material und Methode

51 Patienten, davon 33 Träger blander Strumen und 18 rezidivfreie wegen blander Strumen subtotal Resecierte wurden untersucht. Die Dauer der Suppressionstherapie in gleichbleibender Dosierung betrug mindestens 1 Jahr. Das Alter der Patienten lag zwischen 20 und 50 Jahren. Patienten mit anderweitiger Hormonzufuhr wurden eliminiert. Unter der Suppressionstherapie wurden die Plasmakonzentrationen von Gesamt-Trijodthyronin (T_3) und Thyroxin (T_4) radioimmunologisch bestimmt und der TRH-Kurztest - also Bestimmung von Plasma-TSH vor und 30 min nach intravenöser Gabe von 200 µg TRF - durchgeführt. Dieselben Bestimmungen erfolgten dann 1, 2 und 4 Wochen nach Absetzen der Suppressionstherapie, welche anschließend gegebenenfalls in korrigierter Dosierung wieder fortgeführt wurde.

Die Bestimmung von TSH erfolgte nach den Angaben des National Institute of Health, Bethesda, mit einigen Modifikationen nach VON ZUR MÜHLEN. Empfindlichkeit: O,5 µU/ml; Normalbereich: O - 6 µU/ml.

T_4 wurde nach der Methode von MITSUMA und Mitarb. bestimmt. Normalbereich: 3,8 - 12,O µg%.

---

*Mit Unterstützung der Deutschen Forschungsgemeinschaft

T_3 wurde nach der von HÜFNER und HESCH angegebenen Methode gemessen. Normalbereich: 0,80 - 1,72 ng/ml.

Ergebnisse

Die Ergebnisse sind zum großen Teil in Tabelle 1 und Tabelle 2 zusammengefaßt. 77% der Patienten zeigten einen negativen TRH-Test (Tabelle 1) ($\triangle$ -TSH <3 µU/ml). Bei den übrigen 33% lag $\triangle$ TSH im unteren Normbereich zwischen 3 und 9 µU/ml.

Als strengeres Kriterium einer <u>vollständigen</u> TSH-Suppression kann eine Senkung des $\triangle$ -TSH unter 0,5 µU/ml gelten. Demnach waren 27 Patienten (53%) vollständig supprimiert, wobei der Anteil der so vollständig Supprimierten bei den Operierten mit 29% deutlich niedriger lag als bei den Strumaträgern. Nach Absetzen der Hormonzufuhr sank der Anteil der Patienten mit vollständiger TSH-Suppression innerhalb der ersten 2 Wochen steil ab, nach 4 Wochen war eine komplette Suppression nur noch bei 2 Patienten festzustellen (beide Strumaträger).

Beide boten keinerlei Anhalt für das Vorliegen eines autonomen Adenoms oder einer Hyperthyreose. Ein nach klinischen Kriterien negativer TRH-Test ($\triangle$ TSH <3 µU/ml) bestand nach 4 Wochen immerhin noch bei 18% der Strumaträger, jedoch bei keinem der operierten Patienten. Nach Absetzen der Therapie wurde ein stärkeres Ansteigen von $\triangle$ TSH bei den Operierten gegenüber den Strumaträgern offensichtlich. Es ist weiter bemerkenswert, daß $\triangle$ TSH nach 4 Wochen bei 4 von insgesamt 18 Operierten noch im unteren Normbereich lag und auch von der 2. bis zur 4. Woche keine ansteigende Tendenz mehr zeigte (Tabelle 2).

Die Schilddrüsenhormonkonzentrationen zeigten folgendes Verhalten (Tabelle 2): T_4 fiel innerhalb der ersten Woche im Gesamtkollektiv erwartungsgemäß signifikant ab, zeigte einen weiteren kleinen Abfall in der zweiten Woche und einen kleinen, aber signifikanten Wiederanstieg bis zum Ende der vierten Woche. T_3 fiel ebenfalls in der ersten Woche signifikant ab, zeigte schon nach 2 Wochen einen deutlichen Wiederanstieg und blieb weiter bis zum Ende der vierten Woche unverändert. Für die große Streuung, insbesondere der T_3-Ausgangswerte, ist sicher zum Teil die unterschiedliche vorgehende Hormondosierung verantwortlich zu machen. Ein Vergleich der subtotal Resecierten mit den Strumaträgern ist beim T_4 wenig aufschlußreich, T_3 lag bei den Operierten trotz höherer Ausgangswerte vom Ende der ersten Woche an niedriger, mit zur vierten Woche hin zunehmender Differenz. Bei einer Gegenüberstellung der unter Therapie vollständig Supprimierten und der Patienten mit unvollständiger TSH-Suppression zeigt sich signifikant ein überschießendes Absinken der Plasma-Hormonkonzentrationen bei den Patienten mit anfänglichem $\triangle$ TSH unter 0,5 µU/ml. Die niedrigsten Plasmakonzentrationen wurden beim T_4 - entsprechend dem langsameren Abbau - nach 2 Wochen, beim T_3 nach 1 Woche gemessen.

Wir <u>folgern</u> aus den Ergebnissen, daß
1. nach Langzeitsuppressionsbehandlung mit einer vom Ausmaß der Suppression abhängigen passageren thyreotropen Hypophysen-insuffizienz zu rechnen ist,

Tabelle 1. Anteil der Patienten mit $\triangle$ TSH <3,0 µU/ml und $\triangle$ TSH <0,5 µU/ml unter Suppressionstherapie in verschiedenen Dosierungen und nach deren Absetzen

| Suppression mit | Zahl | unter Therapie | | nach Absetzen | | | | | |
| | | | | 1 Woche | | 2 Wochen | | 4 Wochen | |
		$\triangle$ TSH µU/ml <3,0 (%)	$\triangle$ TSH µU/ml <0,5 (%)	$\triangle$ TSH µU/ml <3,0 (%)	<0,5 (%)	$\triangle$ TSH µU/ml <3,0 (%)	<0,5 (%)	$\triangle$ TSH µU/ml <3,0 (%)	<0,5 (%)
Struma-träger n = 33	0,1 mg T_4 — 8 ⎫ 25	64	45	44	32	20	4	20	4 (1 Patient)
	0,1 mg T_4 + 0,02 mg T_3 — 17 ⎭	76	59						
	> 0,1 mg T_4 + 0,02 mg T_3 — 8	100	100	63	50	50	25	13	13 (1 Patient)
Operierte n = 18	0,1 mg T_4 — 5 ⎫ 18	71	29	39	17	6	6	0	0
	0,1 mg T_4 + 0,02 mg T_3 — 13 ⎭								
Gesamt n = 51	51	77	53	45	29	20	8	12	4

Tabelle 2. Verlauf von T_4, T_3 und $\triangle$ TSH nach Absetzen einer Langzeitsuppressionsbehandlung

| | Patientengruppe | n_x | Wochen nach Absetzen der Suppressionstherapie | | | |
			0	1	2	4
T_4 µg%	gesamt	51	8,7 ±2,8	6,3 ±2,6	6,1 ±2,2	6,6 ±2,2
	vollst. TSH-Supp.	27	8,9 ±2,9	5,7 ±2,2	5,2 ±2,0 ↔	6,1 ±1,9
	unvollst. TSH-Supp.	24	7,8 ±2,1	6,3 ±1,8	6,3 ±1,9	7,0 ±2,3
T_3 ng/ml	vollst. TSH-Supp.	27	1,76±0,50	1,03±0,22 ↔	1,21±0,25	1,33±0,36
	unvollst. TSH-Supp.	24	1,52±0,25	1,24±0,31	1,35±0,28	1,32±0,37
	Strumaträger*	25	1,56±0,41	1,16±0,27	1,35±0,29	1,42±0,37
	Operierte	18	1,67±0,26	1,13±0,32	1,27±0,19	1,21±0,29
$\triangle$ TSH µU/ml	vollst. TSH-Supp.	27	0,1 ±0,1	2,4 ±3,0	6,9 ±6,5	9,8 ±7,8
	unvollst. TSH-Supp.	24	3,8 ±2,9	7,2 ±5,6	9,1 ±4,7	11,8 ±6,2
$\triangle$ TSH µU/ml	Strumaträger mit unvollst. TSH-Supp.	12	4,2 ±3,3	6,9 ±5,9	7,6 ±4,6	8,1 ±5,9
	Operierte mit unvollständ. TSH-Supp.	12	3,5 ±2,5	7,5 ±5,7	10,5 ±4,6	14,5 ±5,2

* = Patienten mit Suppressionsdosis >0,1 mg T_4 +0,02 mg T_3 ausgeschlossen.

↕ = Hinweis auf signifikante Differenz (t-Test, p<0,05 oder 0,01).

2. vor einem erneuten diagnostischen Einsatz des TRH-Tests nach
   Langzeitsuppression ein hormonfreies Intervall von mindestens
   4 Wochen bei subtotal Resecierten, 6 Wochen bei Strumaträgern
   liegen sollte,
3. für eine routinemäßig geübte Suppressionstherapie bei der
   blanden Struma die Dosierung bei mindestens O,15 mg T_4 liegen
   sollte, wenn nicht eine Kontrolle durch TRH-Test eine niedrige Einstellung erlaubt.

Zusammenfassung

Bei 51 Patienten, 33 mit blander Struma und 18 nach subtotaler
Strumaresektion, wurde eine Langzeitsuppressionstherapie mit
Schilddrüsenhormon abgesetzt und die Plasma-Konzentrationen von
T_4, T_3, TSH vor und nach Stimulation mit TRF kontrolliert.
Auch nach vollständiger TSH-Suppression (Δ TSH <O,5 µU/ml) konnte - mit 2 Ausnahmen - eine Wiederaufnahme der TSH-Sekretion
spätestens nach 4 Wochen beobachtet werden. Patienten nach subtotaler Strumaresektion (n = 18) zeigten im Verlauf einen stär-
keren TSH-Anstieg und etwas niedrigere Schilddrüsenhormonkonzentrationen. Ein vom Ausmaß der vorangegangenen TSH-Suppression
abhängiges überschießendes Absinken der Plasma-Hormon-Konzentra-
tionen von T_3 und T_4 in den beiden ersten Wochen kann als passa-
gere thyreotrope Insuffizienz nach Langzeitsuppression gedeutet
werden.

Summary

In 51 patients, 33 with euthyroid goiter and 18 after subtotal
thyroidectomy, plasma concentrations of T_4, T_3, and TSH before
and after stimulation with TRF were determined under long term
suppression with thyroid hormone and 1,2, and 4 weeks after
stopping it. Even after complete suppression (Δ TSH <O,5 µU/ml)
resumption of TSH secretion occurred within 4 weeks in all but
two. A significantly higher increase of TSH and somewhat lower
thyroid-hormone concentrations turned out in operated patients.
An excessive decrease of T_3 (and T_4) concentrations within the
1st (and 2nd) week after therapy, dependent on the degree of
previous TSH suppression, could be due to transitory thyrotro-
pic insufficiency.

Literatur

1. VON ZUR MÜHLEN, A., EMMRICH, D: Zur Methodik der radioimmuno-
   chemischen Bestimmung von menschlichem thyreotropem Hormon.
   Z. klin. Chem. <u>9</u>, 257 (1971)
2. MITSUMA, T., COLUCCI, J., SCHENKMAN, L., HOLLANDER, C.S.:
   Rapid simultaneous radioimmunoassay, for trijodothyronine
   and thyroxine in unextracted serums. Biochem. biophys. Res.
   Commun <u>46</u>, No. 6, 21O7 (1972)
3. HÜFNER, M., HESCH, R.D.: Radioimmunoassay for trijodothyronine in human serum. Acta endocr. (Kbh.) <u>72</u>, 464 (1973)

4. PICKARDT, C.R., EHRHARDT, F., HORN, K., LEHNERT, P., SCRIBA,
   P.C.: Therapeutische Suppression der TSH-Sekretion bei blan-
   der Struma, Rezidivstruma und zur Rezidivprophylaxe nach
   Strumaresektion. Verh. dtsch. Ges. inn. Med. <u>80</u>, 1352 (1974)

Dr. R. Wahl, Chirurgische Universitätsklinik, Im Neuenheimer
Feld 110, 6900 Heidelberg

19. Kriterien für die chirurgische Therapie beim hypothalamo-hypophysär bedingten Cushing-Syndrom

M. B. Özyol, K. H. Voigt, H. L. Fehm, K. Schmidt und Ch. Herfarth

Abteilung für Allgemeine Chirurgie (Leiter: Prof. Dr. Ch. Her-
farth), der Abteilung für Innere Medizin, Endokrinologie und
Stoffwechsel (Leiter: Prof. Dr. E. F. Pfeiffer) der Universität
Ulm und der Neurochirurgischen Abteilung des Nervenkrankenhauses
Günzburg (Chefarzt: Prof. Dr. K. Schmidt)

Über die Ätiologie und Pathogenese des hypothalamo-hypophysär
bedingten Cushing-Syndroms herrscht nach wie vor Unklarheit.
Die Therapie ist daher symptomatisch und strebt die Erniedrigung des Plasmacortisolspiegels zur Norm mit nachfolgendem Rück-
gang des klinischen Symptomenkomplexes an.

Zwei Operationsverfahren werden angewandt:
1. Ausschaltung der ACTH-Produktion in der Hypophyse durch
   ^{90}Yttrium- oder ^{192}Iridium-Einlage bzw. durch Kombination
   beider (Isotopenimplantation).
2. Einzeitige beidseitige totale Adrenalektomie.

Eigenes Krankengut

Aufgrund katamnestischer Erhebungen bei 14 Patienten, deren Operationen 1 - 6 Jahre zurückliegen, versuchen wir, Kriterien zur
Auswahl des jeweiligen chirurgischen Eingriffes aufzustellen.

Sechs Patienten (5 Frauen im Erwachsenenalter und ein Junge im
Wachstumsalter) wurden einer transnasalen, stereotaktischen Isotopenimplantation unterzogen, die für die Patienten nur wenig
belastend ist. Komplikationen, wie Rhinoliquorrhoe, die auch
wir bei einer Patientin beobachteten, werden in der Literatur
mit einer Rate von 5% angegeben (1). Bei unseren Patienten wurde die Krankheit durch differenzierte endokrinologische Diagnostik, welche die Bestimmung des Plasmacortisols und der täg-
lichen Ausscheidung seiner Metaboliten mit und ohne ACTH-Be-
lastung und die Bestimmung des Plasma-ACTH sowie die Durchführung eines Metopiron-, Dexamethason- und Lysin-Vasopressin-Te-
stes umfaßte, zu einem Zeitpunkt erkannt, bevor bedrohliche Komplikationen, wie kardiale Dekompensation und fortgeschrittene
Osteoporose, aufgetreten waren. Die Diagnostik überprüfte neben
der Nebennierenrinde auch die Funktionen von Hypophysenvorder-
lappen, Schilddrüse und des Kohlenhydratstoffwechsels. In der
Langzeitbeobachtung dieser Patientengruppe stellten wir fest,

daß die Sekretion des ACTH sowie der übrigen Hypophysenvorder-
lappenhormone durch den operativen Eingriff in unterschiedlichem
Ausmaß gehemmt wurde, während sich der klinische Symptomenkom-
plex immer eindeutig zurückbildete (s. Tabelle 1).

Acht Patienten, davon 4 Erwachsene und 4 Kinder, wurden einzei-
tig total adrenalektomiert, wobei die Operation transabdominal
erfolgte. Die bleibenden therapeutischen Resultate erwiesen sich
als eindeutig: Stammfettsucht und Körpergewicht nahmen ab. Bald
nach der Operation normalisierte sich der systolische Blutdruck,
während der diastolische leicht erhöht blieb. Eine röntgenolo-
gische Herzvergrößerung war nur bei jugendlichen Patienten rück-
bildungsfähig. Die Cortisolosteopathie, die bei allen Patienten
vorlag, besserte sich nur bei einer jugendlichen Patientin nicht.

Gegen die totale bilaterale Adrenalektomie spricht die beobachtete Bildung von reaktiven Hypophysenadenomen (Nelson-Syndrom)
(2). Diese Adenome wachsen in der Regel langsam und sind bei re-
gelmäßiger Kontrolle früh erfaßbar; nur die Hälfte ist behand-
lungsbedürftig (3). In unserem Patientengut trat ein Nelson-Syndrom in 2 Fällen auf. Einmal bei einem 15jährigen Mädchen im
Wachstumsalter 3 Jahre post operationem. Es handelt sich um einen
lokal nicht invasiv wachsenden Tumor, der ständig beobachtet werden muß und bis jetzt keine operative Intervention erforderlich
machte. Bei einer weiteren Patientin (Patient F.L., s. Tabelle 1)
entwickelte sich ein invasiv schnell wachsender Nelson-Tumor,
der 9 Jahre nach Adrenalektomie durch Isotopenimplantation behandelt werden mußte.

Diskussion

Aufgrund der Erfahrungen mit unserem Patientengut versuchten
wir, Kriterien für die chirurgische Therapie beim hypothalamo-
hypophysär bedingten Cushing-Syndrom aufzustellen. Kinder und
Jugendliche im Wachstumsalter erfordern dabei als spezielle Gruppe eine besonders sorgfältige Indikationsstellung für das jeweilige Operationsverfahren. Unsere Erfahrungen lehren, daß durch
die Isotopenimplantation auch die Sekretion von STH und von
Gonadotropinen gehemmt wird (s. Tabelle 1). Daher ist bei Jugendlichen grundsätzlich die beidseitige totale Adrenalektomie
vorzuziehen, um die Fertilität zu erhalten (4). Allerdings ist
eine strenge Nachkontrolle wegen des bei 1 - 10% der Fälle auf-
getretenen Nelson-Syndroms erforderlich (2). Bei präpubertären,
häufig kleinwüchsigen Kindern mit Cushing-Syndrom muß auch beachtet werden, daß es nach totaler Adrenalektomie zur reaktiven
Ausschüttung von Gonadotropinen mit vorzeitigem Epiphysenschluß
und daraus resultierendem manifesten Minderwuchs kommen kann.

Die optimale Therapie bestünde in der selektiven Ausschaltung
der ACTH-überproduzierenden Zellen, wie sie BURKE et al. (1)
in 52% der durchgeführten Isotopenimplantation bereits gelungen
ist. Eine kausale Therapie wäre nur möglich nach Aufklärung der
Pathogenese des Cushing-Syndroms. Neuere Untersuchungen lassen
vermuten, daß zentralnervöse Transmitter, vor allem Serotonin,
die ACTH-Sekretion regulieren (5). Damit tritt eine zentralnervöse Dysregulation als Ursache des Cushing-Syndroms in die Diskussion (6).

Tabelle 1. In dieser Tabelle sind der postoperative Funktionszustand des Hypophysenvorder-
lappens und des Kohlenhydratstoffwechsels von 6 Patienten, die mit Isotopenimplantationen
unterschiedlicher Dosierungen behandelt wurden, dargestellt. In einem Fall bildete sich als
postoperative Komplikation eine Liquorfistel aus

| Pa-tient | Ge-schl. | Alter in Jahren | Jahr d.Ope-ration | Implantations-dosis der Iso-topen | postoperative HVL-Funktion | | | | | postoperativer Kohlenhydrat-stoffwechsel | postoperative Komplikation |
					ACTH	TSH	STH	LH	FSH		
A.B.	♀	30	1974	8,0 mC ^{90}Y	er-höht	nor-mal	sub-normal[b]	subnor-male Ba-salwer-te, kein Anstieg nach LRH	sub-normal	manifester Diabetes mellitus	Liquorfistel
G.E.	♀	34	1971	5,88 mC ^{90}Y 0,232 mC ^{192}Ir	nor-mal.	norma-le Ba-salwer-te,kein Anstieg nach TRH	sub-normal[b]	subnor-male Ba-salwer-te,kein Anstieg nach LRH	sub-normal	latenter Diabetes mellitus	–
D.G.	♀	36	1969	0,47 mC ^{192}Ir	sub-normal	normal	normal	sub-normal	sub-normal	normal	–
A.F.	♀	45	1972	7,8 mC ^{90}Y	normal	sub-normal	sub-normal[b]	sub-normal	sub-normal	manifester Diabetes mellitus	–
F.L.[a]	♀	46	1973	1,0 mC ^{192}Ir	normal	normale Basal-werte, kein An-stieg nach TRH	sub-normal[b]	sub-normal	sub-normal	latenter Diabetes mellitus	–
B.J.	♂	23	1971	5,72 mC ^{90}Y 0,20 mC ^{192}Ir	sub-normal	sub-normal	sub-normal[b]	sub-normal	sub-normal	normal	–

[a] Operationsindikation wegen Nelson-Syndrom.
[b] keine Stimulierbarkeit durch Hypoglykämie und Argininbelastung.

Zusammenfassung

Anhand dieser Arbeit wird versucht, Kriterien für die chirurgische Therapie beim hypothalamo-hypophysär bedingten Cushing-Syndrom aufzustellen. Isotopenimplantation von Yttrium und/oder Iridium wurde bei Patienten (n = 6) durchgeführt, bei denen das Krankheitsbild nicht schwerwiegend war. Postoperativ wurde die ACTH-Überproduktion in befriedigendem Maße gehemmt, und die Cushing-Symptomatik bildete sich zurück. Als Folge der Operation mußten teilweise die übrigen Hypophysenhormone substituiert werden. Die Fertilität blieb nicht immer erhalten. Die Alternativ-Therapie der beidseitigen einzeitigen Adrenalektomie wurde von uns bei Erwachsenen (n = 4) mit bedrohlichem Krankheitsbild und bei Kindern (n = 4) in der Wachstumsperiode angewandt. Die Cushing-Symptomatik ging zurück. Wir beobachteten in 2 Fällen die Entwicklung eines Nelson-Tumors, von denen einer durch Isotopenimplantation behandelt wurde, während der andere bis jetzt nicht therapiebedürftig ist.

Summary

This article offers criteria for the surgical treatment of pituitary-dependent Cushing's syndrome. Patients (n = 6) who showed no secondary complications of Cushing's disease underwent an implantation of ^{90}Y and/or ^{192}Ir into the pituitary gland. After implantation the excessive secretion of ACTH was suppressed to normal values and the symptoms of Cushing's syndrome disappeared. Following operation several patients received substitute therapy with other pituitary hormones. Fertility was not always conserved.

Total adrenalectomy as alternative therapy was performed in adults with threatening symptoms of the disease (n = 4) and in children (n = 4). The symptoms of Cushing's syndrome disappeared. In two cases the development of a Nelson's tumor was observed. One was treated by implantation of ^{192}Ir into the pituitary gland; the second needs no therapy up to now.

Literatur

1. BURKE, C.W., DOYLE, F.H., JOPLIN, G.F., ARNOT, R.N., MACERLEAN, D.P., FRASER, T.R.: Quart. J. Med. <u>168</u>, 693-714 (1973)
2. NELSON, D.H., MEAKIN, J.W., THORN, G.W.: Ann. intern. Med. <u>52</u>, 560 (1960)
3. LABHART, A.: Dtsch. med. Wschr. <u>1</u>, 36-37 (1969)
4. COPINSCHI, G., NEVE, P., WOLTER, R., BASTENIE, P.A.: Acta endocr. (Kbh.) <u>60</u>, 446-450 (1969)
5. KRIEGER, D.T.: Mt Sinai J. Med. <u>40</u>, 302-314 (1973)
6. KRIEGER, D.T.: Mt Sinai J. Med. <u>39</u>, 416-428 (1972)

Dr. B. Özyol, Department Chirurgie, Steinhövelstraße 9, 7900 Ulm/Donau

20. Lichtbehandlung capillärer Hämangiome und Naevi flammei

W. Mühlbauer[1], G. Nath[2] und A. Kreitmair[3]

[1]Abteilung für Plastische und Wiederherstellungschirurgie, Klinikum rechts der Isar der Technischen Universität (Vorstand: Prof. Dr. U. Schmidt-Tintemann), München; [2]Max-Planck-Institut für Biochemie, Abteilung für Experimentelle Medizin, Martinsried bei München; [3]Institut für Ergonomie der Technischen Universtität, München

Die chirurgische Behandlung ausgedehnter Hämangiome der Körperoberfläche und des Naevus flammeus kann recht problematisch sein. Konservative Behandlungsverfahren, wie die Röntgenstrahlentherapie, Sklercsierung durch Injektion und Corticosteroidbehandlung, sind mit erheblichen Sekundärschäden belastet und im Erfolg unsicher. Hier soll über die Möglichkeit der Behandlung oberflächlicher Hämangiome mit Lichtenergie (Laser-Licht und Breitbandinfrarot-Licht) berichtet werden.

Material und Methode

Als theoretische Grundlage dieser Behandlungsmethode gilt die Tatsache, daß Licht bestimmter Wellenlängen wie das des Neodym-Yag(ND-YAG)-Lasers mit 1060,0 nm und Breitbandinfrarotlicht mit einem Maximum bei 950 nm die darüberliegende weiße Haut schadlos durchdringen kann, um sodann seine volle Lichtenergie vom Hämoglobin der blutgefüllten Gefäßräume absorbieren zu lassen, was zu intravasaler Thermokoagulation mit Verlötung der erweiterten Gefäßräume führt.

Im Gegensatz hierzu eignet sich der CO_2-Laser mit seiner Wellenlänge von 1060,0 nm, die im entfernten Infrarot liegt, mehr als blutstillendes Lichtskalpell zur Reduzierung des Blutverlustes bei der Resektion ausgedehnter Hämangiome.

Ergebnisse

In den letzten 2 Jahren haben wir an bis heute 26 Patienten Erfahrungen mit der Lichtbehandlung von Hämangiomen und Naevi flammei sammeln können. Bei allen Patienten konnte eine erhebliche Verbesserung im Sinne der Gefäßverödung und damit Aufhellung und Glättung unregelmäßiger Oberflächen erreicht werden. In vier Fällen gelang die komplette Ausbleichung capillärer Hämangiome und Naevi flammei. Die Behandlung geschah in mehreren

Sitzungen, zum Teil in örtlicher Betäubung und zum Teil in Kurz-
narkose. An Komplikationen traten einmal Rezidive auf, wenn die
einzelnen Behandlungsphasen über 3 Monate auseinanderlagen und
gelegentlich eine äußere Narbe bei Überdosierung.

Von den Coautoren wurde ein Gerät entwickelt, bestehend aus
einer 40-Watt-Infrarotquelle mit Blitzentladung und einem ge-
krümmten Quarzlichtleiter, das in seiner Leistung vergleichbar
ist mit einer 10fach teureren Laseranlage (Abb. 1 - 3).

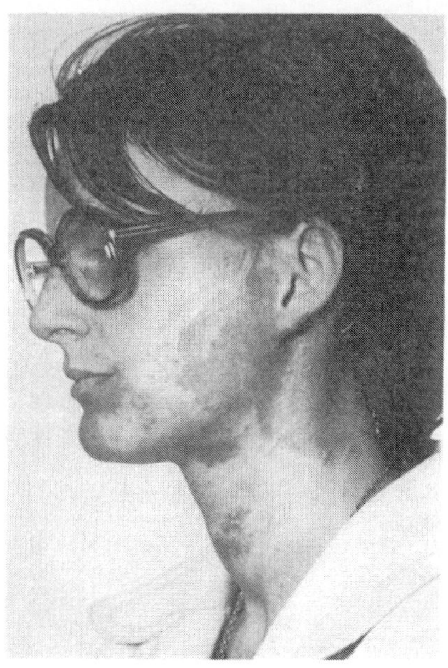

*Abb.1. Naevus flammeus der
linken Gesichtshälfte*

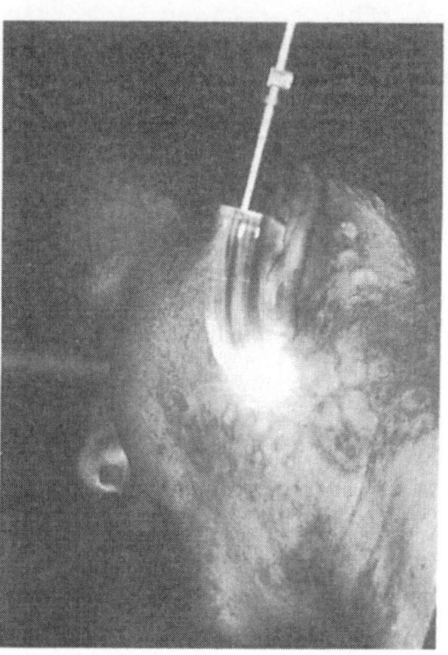

*Abb.2. Breitbandinfrarotlicht-
behandlung*

Diskussion

Um das Ideal der Ausbleichung von Hämangiomen der Haut und Naevi
flammei ohne sichtbare Schäden oder Narbenbildung an der darüber
liegenden Haut zu erzielen, ist es erforderlich, die zur Thermokoagulation notwendige Lichtenergie möglichst selektiv an den
Ort der gewünschten Wirkung, also an die blutgefüllten Gefäßräume,heranzubringen. Es wurde deshalb Licht von einer Wellenlänge verwendet, das genügend tief in menschliches Gewebe ein-
dringt und erst im Hämoglobin der roten Blutkörperchen seine
maximale Absorption aufweist. Danach hat sich die Blitzentladung
von O,5 - O,8 Zehntelsekunden bei maximaler Energie der längeren
Belichtungsdauer mit submaximal abgestufter Lichtintensität überlegen erwiesen. Die Oberhaut wird zusätzlich durch Abfiltern
schädigender Randstrahlen durch Wasser- oder Farbfilter oder
durch Vorkühlung (z.B. Chloräthylspray oder Eis) geschützt.

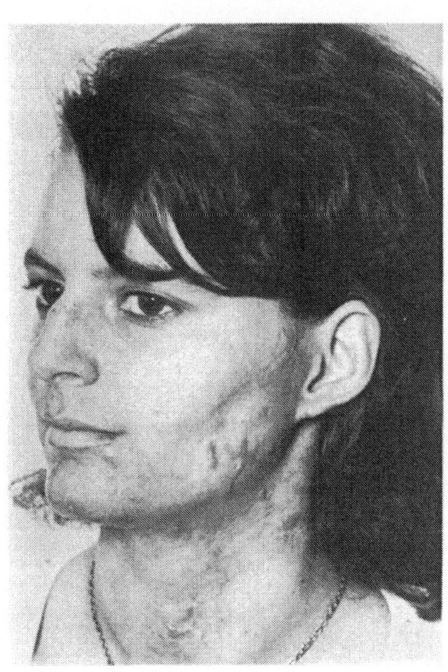

Abb.3. Resultat nach 4 Behandlungen. Weitgehende Ausbleichung.
Hypertrophe Narbe durch fehlerhafte Überdosierung

Tritt dennoch eine Schädigung auf, so ist diese einige Std nach
der Behandlung in Form von Rötung und Blasenbildung im Sinne
einer zweitgradigen Verbrennung zu erkennen. Nach Eintrocknung
der Blasen heilt der Bezirk in der Regel spontan ohne Hinter-
lassen von Narben ab.
Die Behandlung erfolgt in mehreren Schritten, um eine Überdosierung zu vermeiden.

Die Beimengung sichtbarer Infrarotwellenlängen erlaubt eine
bessere Kontrolle des Behandlungsvorgangs. Bei runder Optik des
Quarzlichtleiters entsteht anfänglich ein Rastermuster, das erst
durch wiederholte Belichtungen ausgebleicht werden kann. Versuche
mit quadratischer Optik sind im Gange.

Zusammenfassung

Es wird über die Möglichkeit berichtet, mit Lichtenergie (Laser-
licht und Breitbandinfrarotlicht) so auf capilläre Hämangiome
und Naevi flammei einzuwirken, daß es zur Thermokoagulation der
Gefäßräume mit Verödung und Ausbleichung ohne wesentliche Schädigung der darüberliegenden Haut kommt.

Summary

A report on the treatment of capillary hemangiomas and nevi
flammei using laser or broad-band infrared light to initiate
thermal coagulation in the blood-filled vascular spaces, leaving

intact the nonaffected overlying skin layers. Clinical experiences with 26 patients treated with equipment developed by the group are discussed.

<u>Literatur</u>

1. GOLDMAN, L., NATH, G., SCHINDLER, G., FIDLER, J., ROCKWELL: High Power Neodymium-Yag Laser Surgery. Acta derm.-venereol. (Stockh.) <u>53</u>, 45-49 (1973)
2. GOLDMAN, L.: Effects of New Laser Systems on the Skin. Arch. Derm. <u>108</u>, Sept. 1973
3. FANKHAUSER, F.: Der heutige Stand der Laserchirurgie. Schweiz. med. Wschr. <u>101</u>, 1425-1434 (1971)
4. KAPLAN, I., GER, R., SHARON, U.: The Carbon Dioxide Laser in Plastic Surgery. Brit. J. Plast. Surg. <u>26</u>, 359-362 (1973)
5. KAPLAN, I., GER, R.: Partial Mastectomy and Mammaplasty Performed with a CO_2 Surgical Laser. Brit. J. Plast. Surg. <u>26</u>, 363-364 (1973)

Priv.-Doz. Dr. W.D. Mühlbauer, Chirurgische Klinik und Poliklinik rechts der Isar der Technischen Universität München, Abteilung für Plastische und Wiederherstellungschirurgie, Ismaninger Straße 22, 8000 München 80

21. Neues therapeutisches Prinzip im Coma hepaticum: Parenterale Zufuhr neutraler Aminosäuren

J. Funovics, R. I. C. Wesdorp, J. Keane, J. H. James und J. E. Fischer

Surgical-Physiological Laboratories, Massachusetts General
Hospital and Harvard Medical School Boston, Mass./USA und
I. Chirurgische Universitätsklinik Wien (Vorstand: Prof. Dr.
P. Fuchsig)

Die durch Leberinsuffizienz verursachte Encephalopathie führt
bei allen untersuchten Tierspecies und beim Menschen zu einem
definierten Schädigungsmuster der Aminosäurenkonzentrationen
(AS) im Gehirn und Plasma (1, 2). Deren hervorstechendstes Kriterium ist die Anhäufung von Methionin und der aromatischen
AS Phenylalanin (PHE), Tyrosin (TYR) und im geringen Maß Tryp-
tophan (TRY) sowie gleichzeitig eine Abnahme der aliphatischen
AS Valin (VAL), Leucin (LEU) und Isoleucin (ILEU) (3). Weiterhin haben neue Untersuchungen bestätigt, daß die Zusammensetzung
der zentralen Neurotransmitter mit der Encephalopathie in kau-
salem Zusammenhang steht. Da nun einerseits die aromatischen
AS (PHE, TYR und TRY) Muttersubstanzen von physiologischen Trans-
mittern sind, andererseits zwischen den neutralen AS insgesamt
ein kompetitiver Mechanismus zum Passieren der Bluthirnschranke
nachgewiesen wurde (4), ist der Plasmaspiegel der neutralen AS
eine der bestimmenden Größen für die Zusammensetzung der Neurotransmitter.

<u>Material und Methodik</u>

19 Hunde wurden 4 - 6 Wochen nach einem porto-cavalen Shunt mit
verschiedenen Graden des Coma hepaticum 3 divergierenden Thera-
pieformen unterzogen, die auf ausschließlich kontrolliert-paren-
teralem Wege über einen Jugulariskatheter für eine geplante
Zeitdauer von 4 Wochen zugeführt wurden. Während dieser Zeit
wurden die Tiere ohne Bewegungseinschränkung in Stoffwechselkäfigen ohne orale Nahrungszufuhr nach der Methode nach DUDRICK
(5) gehalten, Trinkwasser ad libitum. Gruppe I (n = 7) erhielt
eine Standard-AS-Lösung (FREAMINE), Gruppe II (n = 7) eine "kor-
rigierte" AS-Lösung (LFS) (u.a. 1 g/l PHE, 0,75 g/l TRY, kein
TYR, 11,0 g/l LEU, 9,0 g/l ILEU, 8,4 g/l VAL) und Gruppe III
(n = 5) erhielt Grundlösung wie I und II, aber ohne AS. Letalität, Stadium des Coma hepaticum, N-Bilanz und Plasma-AS wurden
aufgezeichnet und berechnet.

<u>Ergebnisse</u>

1. Nur 2 der 7 Tiere der Gruppe I überlebten länger als zwei
Wochen, 5 verstarben am Coma hepaticum. In II überlebten alle
Tiere außer 1 die gewünschte Beobachtungsperiode. In Gruppe III
überlebten 3 der 5 Tiere, 2 verstarben im Coma hepaticum.
2. 6 Tiere der Gruppe I entwickelten Encephalopathie Stadium
III - IV, 1 Tier Stadium II. In Gruppe II besserte sich die Encephalopathie nach der Therapie bei 5 Tieren zu Stadium I und
bei 2 Tieren zu II. Gruppe III zeigte nach der Therapie keine
Änderung der Bewußtseinslage gegenüber dem Zustand vorher.
3. Die Stickstoffbilanz für die Zeit der Therapiedauer war bei
Einfuhr von 4 g Protein/kg/Tag in Gruppe I (+ 2,09 - 1,3 g) und
in Gruppe II (+ 1,89 - 1,09 g) positiv und bei Gruppe III (ohne
Proteinzufuhr) erwartungsgemäß negativ (- 2,01 g).
4. Die neutralen AS zeigten signifikante Unterschiede zwischen
den Gruppen:

Tabelle 1. Verhalten der aromatischen AS im Plasma unter verschiedenen Bedingungen (in µg/ml)

	Phenylalanin	Tyrosin	Tryptophan
Normal (19)	11,00 ± 0,56	11,28 ± 0,71	9,98 ± 1,10
Shunt (19)	23,76 ± 1,54[a]	20,96 ± 1,01[a]	16,67 ± 1,33[a]
I Post-Shunt + Freamine (7)	30,77 ± 0,54[a]	9,11 ± 1,84	22,04 ± 4,91[a]
II Post-Shunt (7) + LFS	16,54 ± 1,06[a]	9,62 ± 1,52	17,95 ± 2,04[a]
III Post-Shunt + 23% Dextrose (5)	18,15 ± 3,78[a]	17,90 ± 2,25[a]	10,80 ± 2,04

[a] = p < 0,01.

Tabelle 2. Konzentrationen des Liquor-Tryptophans bei Hunden
vor und nach dem Shunt und nach Therapiebeginn (in µg/ml)

Vor Shunt:	1,10 ± 0,05
Nach Shunt:	4,29 ± 0,25[a]
Nach Infusion:	
□ □ Gruppe I	6,90 ± 0,53[b]
□ □ Gruppe II	1,89 ± 0,07
□ □ Gruppe III	2,43 ± 0,14

[a] = p < 0,01.
[b] = p < 0,001.

Tabelle 3. Molares Verhältnis der aliphatischen Plasma-Aminosäuren zu den beiden aromatischen, Tyrosin und Phenylalanin[*]

$$(\frac{VAL + LEU + ILEU}{PHE + TYR})$$

	Plasma-AS			
	Normal	Encephalopathie	Freamine	FO 80
Mensch	3,46	1,29	1,25	-
Hund	3,03	1,05	1,13	3,74

[*] Die Normaldaten bezogen auf die Untersuchungen von FISCHER et al.: Amer. J. Surg. 127, 40 (1974).

Diskussion

Der Verlust der "monitoring-function" der geschädigten Leber verursacht somit nicht nur ein charakteristisches Plasmaaminogramm, sondern vielmehr auch eine nicht kalkulierbare Veränderung des Musters der intracerebralen Aminosäuren. So sind etwa die Liquorkonzentrationen des Tryptophans bei allen Gruppen höher als die entsprechenden Plasmakonzentrationen.

Das normale molare Verhältnis der aliphatischen gegenüber den aromatischen Plasma-AS bei den Tieren der Gruppe II ("bedarfsorientierte" Lösung) bei gleichzeitig unauffälligem neurologischen Befund läßt gegenüber allen anderen Gruppen den Schluß zu, daß die Korrektur des Aminogrammes einen eindeutigen therapeutischen Effekt auf das Coma hepaticum ausübt. Der Modus dieses Einflusses scheint über die Änderung der zentralen und peripheren Neurotransmitter wirksam zu sein: So wurden vor allem für die adrenergen Transmitter Dopamin und Noradrenalin deutliche Konzentrationsabnahmen vor allem in jenen Gehirnbereichen nachgewiesen, die für die Aufrechterhaltung des Bewußtseins von ausschlaggebender Bedeutung sind, nämlich die Großhirnrinde und die Formatio reticularis (6).

Daß die Zufuhr neutraler Aminosäuren nicht nur nutritiven, sondern vor allem therapeutischen Effekt hat, zeigten die Ergebnisse der "Kontrollgruppe" (III), bei denen die Substitution von Albumin und Calorien (klinisch häufig als Therapie angewandt) keine Änderung der Bewußtseinslage bewirkte.

Zusammenfassung

An Hunden mit hepataler Encephalopathie nach porto-cavalem Shunt wurde der Einfluß verschiedener Aminosäurelösungen auf das Schicksal des Coma hepaticum untersucht. Die Ergebnisse beweisen, daß a) eine eiweißfreie Ernährung bei Tieren im Coma hepaticum nicht imstande ist, eine Besserung des typischen Aminogrammes herbeizuführen, daß b) die mit Leberinsuffizienz einhergehende negative N-Bilanz und deren unerwünschte metabolische Folgen, wie die

Freisetzung weiterer N-labiler Verbindungen, vermieden werden kann, was c) durch eine gezielte Änderung der 6 neutralen Aminosäuren möglich ist. Der so geänderte Spiegel an neutralen Aminosäuren scheint seine Wirkung über die Beeinflussung der zentralen Neurotransmitter auszuüben.

Summary

The effect of two different amino acid solutions given i.v. was investigated in dogs with hepatic encephalopathy after portacaval shunt. The results suggest that (a) isocaloric protein-free nutrition has no impact on the characteristic plasma aminogram, (b) the infusion of modified concentrations of 6 neutral amino acids may reduce mortality and morbidity in dogs with hepatic coma, and (c) manipulation and normalization of plasma amino acids may be efficacious in providing adequate nutrition while minimizing hepatic encephalopathy.

Literatur

1. IOB, V., MATTSON, W.J., SLOANE, M., et al.: Alterationes in plasma-free amino acids in dogs with hepatic insufficiency. Surg. Gynec. Obstet. 130, 5, 794 (1970)
2. IBER, F.L., ROSEN, H., LEVENSON, S., CHALMERS, T.C.: The plasma amino acids in patients with liver failure. J. Lab. clin. Med. 50, 417 (1957)
3. DANIEL, P.M., LOVE, E.R., MOORHOUSE, S.R., PRATT, O.E.: Amino acids, Insulin and hepatic coma. Lancet July 26, 179 (1975)
4. FERNSTROM, J.D., WURTMAN, R.J.: Brain serotonin content: Physiological regulation by plasma neutral amino acids. Science 178, 414 (1972)
5. DUDRICK, S.J., STEIGER, E., WILMORE, D.W., VARS, H.M.: Continuous long-term intravenous infusion in unrestrained animals. Labor. Anim. Care 20, 3, 521 (1970)
6. FUNOVICS, J.: Die cerebrale Manifestation im Syndrom des Coma Hepaticum. Beilage zu Wien. Klin. Wschr. 87, 10 (1975)

Doz. Dr. J. Funovics, I. Chirurgische Universitätsklinik Wien, Alserstraße 4, A-1090 Wien

22. Die Behandlung des Coma hepaticum durch extracorporale Perfusion mit Pavian- und Humanlebern sowie mit Aktivkohle

T. S. Lie, A. Gütgemann, M. Siedeck, K. Rommelsheim, J. Müller, H. J. Dengler und W. K. Lelbach

Chirurgische Klinik (Direktor: Prof. Dr. Dr. h. c. A. Gütgemann),
Medizinische Klinik (Direktor: Prof. Dr. H. J. Dengler), Institut
für Anästhesiologie (Direktor: Prof. Dr. H. Stoeckel), Nervenkli-
nik (Kom. Direktor: Prof. Dr. H. Penin) der Universität Bonn

Die Verwendung der extracorporalen Hämoperfusion mit Vitallebern
zur Therapie des Leberkomas wurde zuerst von EISEMAN et al. (1)
vorgenommen und dann in verschiedenen Zentren praktiziert. Dabei verwandten die Autoren zunächst Schweine- bzw. Kälberlebern.
ABOUNA et al. (2) benutzten erstmalig erfolgreich eine Pavian-
leber, da diese wegen der geringeren Disparität zum Menschen
länger funktionsfähig bleibt. CHANG et al. (3) sowie GAZZARD
et al. (4) führten eine extracorporale Hämoperfusion mit Aktivkohle zur Behandlung des Coma hepaticum durch. Die Kohle sollte
Komasubstanzen absorbieren und so die Bewußtseinslage der Patienten verbessert werden.

Wir führten bei 6 Patienten mit Leberkoma 10 Perfusionen mit
8 Pavian- und 2 Humanlebern durch und bei 4 Patienten 11 Perfusionen mit Aktivkohle.

1. Patientengut: Es wurden 8 weibliche und 2 männliche Patienten im Alter von 21 - 42 Jahren perfundiert (Tabelle 1). Bei
   8 von ihnen war die Ursache des Coma hepaticum eine akute
   Virushepatitis, bei einer Patientin terminale Lebercirrhose
   und bei einer Patientin eine Halothanintoxikation. Bei der
   Aufnahme befanden sich 9 Patienten im Komastadium IV (Einleitung von ABOUNA et al. (5)) und eine Patientin in der
   Endphase des Stadiums III.

2. Entnahme der Leber: Es standen 10 - 30 kg schwere Paviane zur
   Verfügung. Die Narkose erfolgte in Form einer Neuroleptanal-
   gesie. Die Entnahme der Leber wurde wie bei der Humanleber-
   entnahme zur Transplantation durchgeführt, wie wir schon
   berichteten (6). Die Humanlebern stammten von hirntoten Spen-
   dern, eine wurde von Utrecht/Niederlande per Hubschrauber
   nach Bonn transportiert.

3. Hämoperfusion: a) Vitalleberperfusion (Pat. Nr. 1-6): Das
   Perfusionssystem wurde an die A. femoralis profunda und die
   V. saphena magna angeschlossen. Der portale Perfusionsdruck

Tabelle 1

Patient Nr.	Alter	Geschlecht	klinische Diagnose	Komadauer bis zur Perfusion	Komastadium bis zur Perfusion
1	25	weiblich	akute Virushepatitis (HBAg+)	3 Tage	IV
2	28	weiblich	terminale Lebercirrhose	3 Tage	IV
3	38	weiblich	akute Virushepatitis (HBAg+)	2 Tage	IV
4	23	weiblich	akute Virushepatitis (HBAg+)	3 Tage	IV
5	34	männlich	akute Virushepatitis (HBAgØ)	3 Tage	IV
6	42	männlich	akute Virushepatitis	1 Tag	IV-V
7	27	männlich	akute Virushepatitis (HBAg)	2 Tage	IV
8	20	weiblich	akute Virushepatitis (HBAg+)	3 Tage	IV
9	29	weiblich	akute Virushepatitis	3 Tage	IV-V
10	21	weiblich	Halothan-Intoxikation	1 Tag	III-IV

betrug 10 - 15 cm H_2O, der arterielle Druck 30 - 40 mm Hg, der Flow 0,7 ml/g/min Lebergewebe, die Perfusionsdauer 12 - 14 Std. Bei Fall 1 führten wir aus technischen Gründen die Perfusion nur über die Pfortader durch. Beim 1. bis 5. Patienten schalteten wir eine künstliche Niere ein. Durch Heparinisierung der Patienten und des Systems wurde eine Gerinnungszeit des arteriellen Blutes im System von 10 bis 20 min (Lee & White) aufrechterhalten. b) Perfusion mit Aktivkohle (Pat. Nr. 7-10): Wir verwendeten bei 3 Patienten (Nr. 7-9) die Kohlepatrone von Smith & Nephew (London) und bei einer Patientin eine von uns hergestellte Kohlepatrone. Das System wurde am linken Unterarm via Scripner-AV-Shunt angeschlossen. Der Flow: 200 ml/min, Perfusionsdauer: pro Patrone 4 Std bzw. 2 Std.

4. Klinischer Verlauf und Komplikationen wurden in Tabelle 2 dargestellt.

Von 6 Patienten, die mit der Vitalleberperfusion behandelt wurden, erwachten 4 nach der Perfusion. Eine Patientin konnten wir geheilt entlassen, eine andere mit terminaler Lebercirrhose starb 3 Tage nach der Perfusion an Gastrointestinalblutungen, eine Patientin

Tabelle 2

Patient Nr.	Leber-spender	Perf. Zahl	Effekt	Komplikationen
1	Pavian	1	erwacht	geheilt entlassen
2	Human	1	erwacht	GI-Blutungen
3	Pavian	2	kein Effekt	-
4	Pavian	3	nach der 2. Perfu-sion erwacht	Lungenblutungen
5	Pavian	2	nach der 1. Perfu-sion erwacht	Magenblutungen
6	Human	1	kein Effekt	-
7	Aktiv-kohle	1	kein Effekt	-
8	Aktiv-kohle	2	kein Effekt	-
9	Aktiv-kohle	5	nach der 4. Perfu-sion erwacht	Krämpfe
10	Aktiv-kohle	3	nach der 1. Perfu-sion erwacht	Peritonitis und Krämpfe

3 Tage nach der letzten Perfusion an Lungenblutungen und eine Patientin 7 Tage nach der ersten Perfusion an einer Magenulcus-
blutung. 2 von 4 Patienten, die mit Aktivkohle-Perfusionen behandelt wurden, erwachten nach vier- bzw. einmaliger Perfusion.
Bei diesen beiden Patienten traten jedoch cerebrale Krämpfe auf.
Die eine Patientin (Nr. 9) starb an den Folgen dieser Krämpfe.
Bei Nr. 10 trat 3 Tage nach einem Kaiserschnitt ein Ikterus mit
mehr als 30 mg Bilirubin/100 ml auf. Ein Verschlußikterus wurde
durch Laparotomie, eine Virus-Hepatitis durch histologische Befunde ausgeschlossen. Daher haben wir als Ursache eine Halothanintoxikation vermutet. Bei ihr entwickelte sich eine schwere
Peritonitis mit Fieberanstieg.

Obwohl die Vitalleberperfusion besseren Effekt auf das Erwachen
der Komapatienten hatte als Aktivkohle, bedeutet letztere doch
eine Therapiemöglichkeit.

Bei der entlassenen Patientin untersuchten wir wöchentlich einmal die Antikörper gegen Pavianproteine, jedoch konnten diese
nicht festgestellt werden. Dies deutet darauf hin, daß bei einer
Wiederholung der Perfusion mit Pavianlebern nicht mit einer
anaphylaktischen Reaktion zu rechnen ist. Die präformierten cy-
totoxischen Antikörper gegen Pavianlymphocyten sowie die präformierten Hämagglutinine gegen Pavianerythrocyten waren, wie
Tabelle 3 zeigt, nach der Perfusion stark angestiegen und blieben bis zur 4. Woche auf diesem Niveau; danach fielen sie allmählich ab. Der Anstieg des Lymphocytotoxins und des Hämagglu-
tinins lassen vermuten, daß bei einer Wiederholung der Perfusion
ein schnellerer Funktionsverlust der extracorporalen Leber durch
Abstoßung möglich ist.

Tabelle 3

	vor der Perfusion	Ende der Perfusion	1. - 4. Wo.	6. Wo.	8. Wo.
Lymphocytotoxin +	1 : 16	$\emptyset$	1 : 128	1 : 32	1 : 8
Hämagglutinin ++	1 : 4	$\emptyset$	1 : 256	1 : 32	1 :32

+ nach der Methode von MITTAL et al. (7)
++ nach der Methode von STIMPFLING (8)

Ziel der extracorporalen Hämoperfusion mit Vitallebern bzw. mit
Aktivkohle ist eine Besserung der Bewußtseinslage der Komapatienten. Unter diesem Aspekt betrachtet ist sie durchaus geeignet für die Behandlung des Leberkomas, wobei die Verwendung der
Vitallebern effektiver, aber aufwendiger als die der Aktivkohle
ist. Die Regenerationsfähigkeit der kranken Leber wird durch
diese Behandlung jedoch nicht beeinflußt.

Zusammenfassung

Es wurden an 6 Patienten mit Coma hepaticum (5 mit akuter Virus-
hepatitis, eine mit terminaler Lebercirrhose) extracorporale Hä-
moperfusionen mit 8 Pavian- und 2 Humanlebern durchgeführt. Je
Patient erfolgten bis zu 3 Perfusionen. 4 der 6 Patienten erwachten aus dem Koma, eine von ihnen konnte geheilt entlassen werden,
die restlichen starben an Komplikationen. Bei 4 Patienten mit
Coma hepaticum (3 mit akuter Virushepatitis, eine mit Halothanintoxikation) erfolgte die Hämoperfusion mit Aktivkohle. 2 von
ihnen erwachten aus dem Koma, jedoch traten bei diesen cerebrale Krämpfe auf; sie starben an Insuffizienz der Leber. Bei der
entlassenen Patientin wurden die präformierten Antikörper gegen
Pavian sowie Antikörper gegen Pavianprotein untersucht.

Summary

In the 6 patients with hepatic coma hemoperfusions with 8 ba-
boon and 2 human livers were carried out. Four awoke from the
coma, one women could be discharged, but the others died of
various complications and liver insufficiency. In the 4 patients
with hepatic coma, 11 hemoperfusions with activated charcoal
columns were performed. Two awoke from the coma, but they died
of liver insufficiency. We were able to detect the elevation of
preforming antibodies in a discharged patient.

<u>Literatur</u>

1. EISEMAN, B., et al.: Ann. Surg. <u>162</u>, 329 (1965)
2. ABOUNA, G.M., et al.: Brit. med. J. <u>1972</u>, 23
3. CHANG, T.M.S.: In: Artifical liver support (R. WILLIAMS,
   I.M. MURRAY-LYON, Eds.), p. 229 London: Pitman medical 1975
4. GAZZARD, B.G., et al.: Lancet <u>1974</u> I, 1301
5. ABOUNA, G.M., et al.: Surg. Gynec. Obst. <u>137</u>, 741 (1973)
6. LIE, T.S., et al.: Münch. med. Wschr. <u>116</u>, 1013 (1974)
7. MITTAL, K.K., et al.: Transplantation <u>6</u>, 913 (1968)
8. STIMPFLING, J.H., Transplant. Bull. <u>27</u>, 109 (1961)

Prof. Dr. T.S. Lie, Chirurgische Universitätsklinik,
5300 Bonn-Venusberg

23. Veränderungen des Harnsäurespiegels im Serum und Urin nach portocavaler Anastomose bei der Ratte

O. Zelder, B. Brümmer und K. H. Bichler

Chirurgische und Urologische Universitätsklinik Marburg/Lahn

Einleitung

Experimentelle Untersuchungen zum Harnsäurestoffwechsel sind er-
schwert, da bei Säugetieren mit Ausnahme der Primaten nur 10%
der Harnsäure im Urin ausgeschieden werden (3, 4). Zu etwa 90%
wird in der Leber die gebildete Harnsäure durch das Enzym Uricase zu Allantoin umgewandelt und normalerweise als leicht was-
serlöslicher Stoff über die Niere ausgeschieden. HERZ und Mitarb. (3, 4) beobachteten erstmals nach portocavaler Anastomose
(PCA) bei der Ratte erhöhte Harnsäurespiegel im Serum und gesteigerte Harnsäureausscheidung im Urin mit Harnsteinbildung.
Demnach erschien uns dieses Modell für Untersuchungen zur Hyperuricämie, Hyperuricosurie und Harnsäuresteinbildung interessant.

Material, Methodik

An männlichen Sprague-Dawley-Ratten (Körpergewicht 280–300 g)
wurden portocavale End-zu-Seit(ES)-Anastomosen (n = 6) angelegt.
Scheinoperierte (S) und nicht operierte (K) Tiere dienten unter
Paarfütterung als Kontrollen. Die Tiere wurden über 56 Tage in
Stoffwechselkäfigen gehalten. Prä- und postoperativ wurden in
regelmäßigen Abständen Serum und 24-Stunden-Sammelurin untersucht. Es wurden neben der Urinmenge die Serum- und Urinharn-
säurekonzentrationen nach FOLIN und DENIS, modifiziert nach
HAURY, bestimmt (1, 2). Das Urin-pH wurde mit der Glaselektrode
gemessen.

Ergebnisse

Nach PCA fand sich eine signifikant erhöhte Harnsäurekonzentration (p<0,05) im Serum (Abb. 1) und eine signifikante Steigerung
der Harnsäureausscheidung (p<0,05) im Urin (Abb. 2). Gleichzeitig nahm die Urinmenge bis über das 10-fache der präoperativen
Volumina und im Vergleich zu S und K signifikant zu (p<0,05).
Das Urin-pH stieg kontinuierlich bis auf 8,5 an. Körper- und
Lebergewicht nahmen ab. S und K zeigten unter Paarfütterung keine erhöhte Harnsäure im Serum bzw. keine gesteigerte Harnsäureausscheidung. Eine Urolithiasis wurde im o.g. Zeitraum nicht beobachtet.

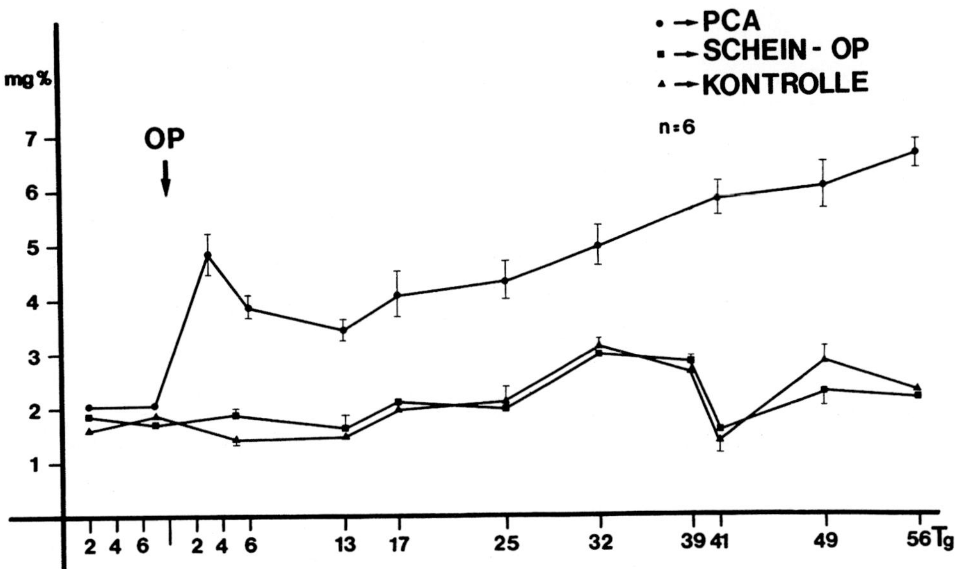

Abb.1. Harnsäure im Serum (Mittelwerte ± Standardabweichung) in mg% bei Ratten vor und nach portocavaler End-zu-Seit-Anastomose (PCA) im Vergleich zu scheinoperierten (S) und nicht operierten (K) Tieren unter Paarfütterung (je Gruppe: n = 6). Signifikanz: t-Test, p < 0,05, PCA : S, PCA : K

Diskussion

Die erhöhte Harnsäurekonzentration im Serum nach portocavaler End-zu-Seit-Anastomose dürfte Folge eines vermehrten endogenen Angebots an Harnsäure sein. Eine shunt-bedingte Nierenfunktions-einschränkung ist nicht anzunehmen, da neben erhöhten Harnsäure-spiegeln im Serum eine vermehrte Harnsäureausscheidung im Urin bei größeren Harnvolumina besteht. Als Ursache für die endogene Übersättigung an Harnsäure muß eine herabgesetzte Umwandlung der Harnsäure in Allantoin in der Leber bei eingeschränkter Leber-funktion diskutiert werden. Eine Verminderung der Uricase-Akti-vität wäre zu überprüfen, da wir in vorangegangenen Untersuchun-gen eine Adaptation von Enzymen verschiedener Stoffwechselwege an die verminderte Organdurchblutung und O_2-Versorgung pro Zeit-einheit und Leberzellvolumen beobachten konnten (5). Diätetische Einflüsse kommen nicht in Frage, da verminderte Futteraufnahme bei S und K unter Paarfütterung und Körpergewichtsabnahme keine erhöhten Harnsäurespiegel zeigten. Demnach ist dieses Modell für Untersuchungen zur Hyperuricämie, Hyperuricosurie und zur Patho-genese der Harnsäuresteinbildung geeignet.

Statistik

Mittelwerte + Standardabweichung.
Signifikanz: Student-t-Test für unabhängige Stichproben p < 0,05.

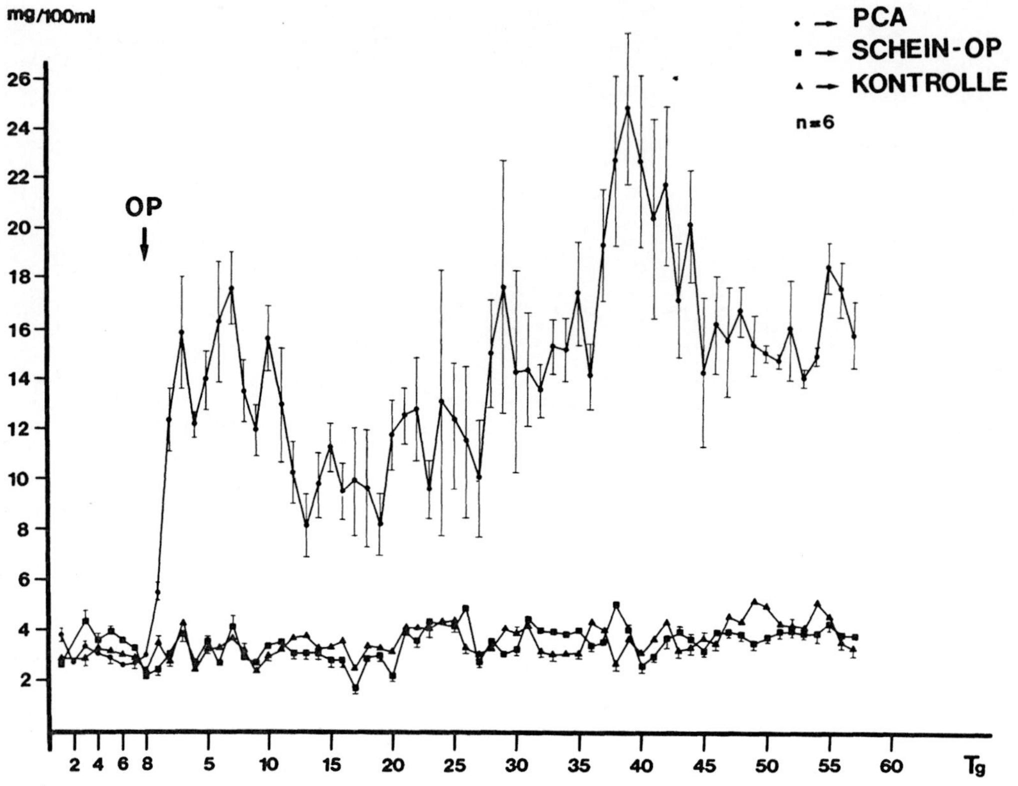

Abb.2. Harnsäure im Urin (Mittelwerte ± Standardabweichung) in mg/100 ml bei Ratten vor und nach portocavaler End-zu-Seit-Anastomose (PCA) im Vergleich zu scheinoperierten (S) und nicht operierten (K) Tieren unter Paarfütterung (je Gruppe n = 6). Signifikanz: t-Test, p <0,05, PCA : S, PCA : K

Zusammenfassung

Bei Ratten mit portocavaler Anastomose konnte eine signifikante Erhöhung der Harnsäurekonzentration im Serum und Urin bei erhöhter Harnsäuremenge und kontinuierlich steigendem Urin-pH im Vergleich zu den präoperativen Werten und scheinoperierten und nicht operierten Tieren beobachtet werden. Als Ursache wird ein erhöhtes endogenes Angebot an Harnsäure bei verminderter Umwandlung in Allantoin und verringerter Uricase-Aktivität in der Leber vermutet. Eine Adaptation von Enzymen anderer Stoffwechselwege in der Leber an die verminderte Organdurchblutung und Sauerstoffzufuhr wurden bereits in vorangegangenen Untersuchungen festgestellt und müßte auch hier überprüft werden. Das Modell ist für Untersuchungen zur Hyperuricämie, Hyperuricosurie und Harnsäuresteinbildung geeignet.

Summary

Significantly higher levels of uric acid in serum and urine together with increased urine volume and pH were observed in rats after portacaval end-to-side anastomosis in comparison to sham-operated and non-operated pair-fed controls. An increased supply of endogenous uric acid by reduced transformation of uric acid to allantoin and decreased uricase activity in the liver was assumend. Adaptation of enzyme activities of other metabolic pathways of the liver after PCA due to diminished blood and oxygen supply were described in previous experiments. This model seems suitable for other studies on hyperuricemia, hyperuricosuria and uric acid lithiasis.

Literatur

1. FOLIN, O., DENIS, W.: A New (Colorimetric) Method for the Determination of Uric Acid in Blood. J. biol. Chem. 13, 469-475 (1912)
2. HAURY, H.: Bestimmung von Harnsäure im Serum. Med. Klin. 61, 670-671 (1966)
3. HERZ, R., SAUTTER, V., LAUTERBURG, B., BIRCHER, B.: Urolithiasis, eine unvorhergesehene Folge der portocavalen Anastomose. Z. Gastroent. 11, 117-120 (1973)
4. HERZ, R., SAUTTER, V., BIRCHER, J.: Fortuitous Discovery of Urate Nephrolithiasis in Rats Subjected to Portocaval-Anastomose. Experientia (Basel) 28, 27-28 (1972)
5. ZELDER, O.: Zur Chirurgie im Bereich des Pfortadersystems und zur heterotopen auxiliären Lebertransplantation. Experimentelle Untersuchungen zur Frage der operativ veränderten Leberdurchblutung, ihrer Folgen auf das histologische Bild und die Enzymausstattung der Rattenleber. Habil. Schr., GÖRICH u. WEIERSHÄUSER, Marburg/L. 1974

Priv.-Doz. Dr. med. O. Zelder, Chirurgische Universitätsklinik, Robert-Koch-Straße 8, 3550 Marburg/Lahn

24. Lipid- und Phospholipidgehalt des Lebergewebes des Hundes nach portocavaler Anastomose mit und ohne zusätzliche Arterialisierung der intrahepatischen Pfortader

A. Zehle, W. Isselhard, H. Molzberger und D. H. Hinzen

Chirurgische Universitätsklinik (Direktor: Prof. Dr. Dr. H. Pichlmaier), Institut für Experimentelle Medizin der Universität (Direktor: Prof. Dr. W. Isselhard) und Institut für Normale und Pa·
thologische Physiologie (Direktor: Prof. Dr. F.W. Klußmann) Köln

Die nach experimenteller portocavaler Anastomose in der Hunde-
leber morphologisch erkennbare Verfettung findet gewebsanaly-
tisch ihren Ausdruck in einer Zunahme des Gesamtfettgehaltes
von rund 18% auf 33% pro g Trockensubstanz (1). Ziel der vorliegenden Untersuchungen war es, zu prüfen, welche Veränderungen im Phospholipidgehalt des Lebergewebes des Hundes im Verhältnis zum Gesamtlipidgehalt nach PCA auftreten. Denn einerseits
kommt der Leber im Phospholipidstoffwechsel eine zentrale Bedeutung zu und andererseits erfährt gerade das als Bildungsstät-
te der Phospholipide diskutierte endoplasmatische Reticulum nach
PCA eine Schädigung.

Zusätzlich sollte geprüft werden, ob diese Veränderungen in gleicher Weise nach einer zusätzlichen Arterialisierung (ART) der
extrahepatischen Pfortader auftreten, die die Minderdurchblutung
des Organs nach PCA quantitativ ausgleicht (1, 2, 3).

Methodik

Als Versuchstiere wurden Bastardhunde beiderlei Geschlechts von
25 - 30 kg Körpergewicht verwendet. Zur Durchführung vergleichen-
der Untersuchungen wurden 4 Gruppen gebildet. Normalwerte wurden
gewonnen durch Untersuchungen von Normtieren und nach Vornahme
von Scheinoperationen, die lediglich in einer Laparotomie, Freilegung und kurzzeitiger Abklemmung der Pfortader bestanden. Bei
einer 3. Gruppe wurde eine portocavale Seit-zu-Seit-Anastomose
angelegt, die in eine funktionelle End-zu-Seit-Anastomose umgewandelt wurde. Bei der 4. Gruppe wurde zusätzlich zur portocavalen Anastomose eine arterio-portale Interposition zwischen der
Aorta und dem zentralen Pfortaderstumpf mit Hilfe der V. jugularis in Form einer sog. "druckadaptierten" Arterialisierung (4)
vorgenommen. Die Überprüfung der hämodynamischen Regulation bei
diesem Verfahren erfolgte einerseits durch intraoperative Druckmessung und zusätzlich durch die Messung der lokalen Gewebs-
durchblutung der Leber vor und nach Arterialisierung.

Die Lebergewebsproben wurden bei den PCA-Tieren im Stadium der
porto-systemischen Encephalopathie entnommen, die sich nach ca.
4 - 6 Wochen ausbildete. Aus Gründen der Vergleichbarkeit erfolgt die Entnahme bei den scheinoperierten und den arteriali-
sierten Tieren, die diesen Zustand nicht ausbildeten, im gleichen Zeitintervall. Das intravital entnommene Lebergewebe wurde mittels der Gefrierstoppmethode tiefgefroren, von Kapselan-
teilen befreit und die Bestimmung der Phospholipide und Lipide
in der von HINZEN (5) angewandten Technik vorgenommen.

Für die Normgruppe errechnet sich ein Lipidgehalt von 35,3 +
3,6 mg/g Feuchtgewicht (FG) oder 134,3 + 13,7 mg/g Trockenge-
wicht (TG), also ein Lipidgehalt von 3,5% bzw. 13,4% der Frisch-
bzw. Trockensubstanz. Nach Scheinoperation tritt keine signifikante Änderung dieser Werte ein (Abb. 1).

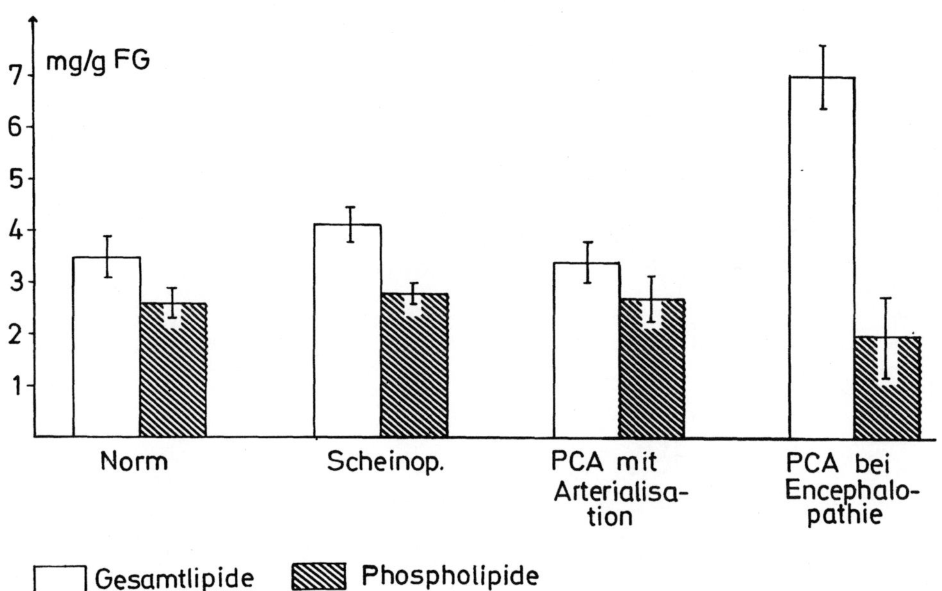

*Abb.1. Lipid- und Phospholipidgehalt des Lebergewebes (mg/g FG)
unter Kontrollbedingungen (Norm), nach Scheinoperation, nach portocavaler Anastomose mit zusätzlicher Arterialisierung und nach
alleiniger portocavaler Anastomose im Stadium der porto-systemischen Encephalopathie*

Die portocavale Anastomose ist gefolgt von einer Verfettung der
Leber mit einer Zunahme des Lipidgehaltes auf 71,2 + 6,9 mg/g FG
bzw. 241,1 + 23,4 mg/g TG, d. h. rund auf das Doppelte des Norm-
wertes oder 7% der Frisch- bzw. 24% der Trockensubstanz. Nach
zusätzlicher Arterialisierung fehlt dieser Lipidanstieg, und diese Tiere weisen zum Normwert sowie zur Gruppe der scheinoperierten Tiere keinen signifikant unterschiedlichen Lipidgehalt auf.

In der Normgruppe beträgt der Anteil der Phospholipide an den Gesamtlipiden 73,9% und absolut 26,1 mg/g FG bzw. 99,4 mg/g TG.
Nach Scheinoperation treten keine Änderungen dieser Ausgangswerte
ein. Nach portocavaler Anastomose tritt nun nicht entsprechend
der Zunahme der Gesamtlipide ein anteilmäßiger Anstieg der Phospholipide in Erscheinung, sondern es kommt zu einem Abfall auf
19,8 mg/g FG bzw. 68 mg/g TG. Der Anteil der Phospholipide an
den Gesamtlipiden geht hierbei von 73,9 auf 27,8% zurück. Nach
zusätzlicher Arterialisierung ergeben sich wie beim Verhalten
der Gesamtlipide keine Unterschiede zur Normgruppe und der Gruppe
der scheinoperierten Tiere.

Die nach portocavaler Anastomose resultierende Abnahme des Phospholipidgehaltes des Lebergewebes ist als Ausdruck der erheblichen p.op. Funktionsstörung dieses Organs zu werten. Die Größenordnung dieser Abnahme um 32,5% wird verdeutlicht, wenn man berücksichtigt, daß es sich bei den Phospholipiden um Bestandteile
der Membranstrukturen handelt, während die übrigen Zellelemente
weitgehend phospholipidfrei sind. Umgerechnet auf die membranösen
Anteile wäre somit die Abnahme noch bedeutungsvoller. Im Einklang
mit der Zunahme der Aktivität glykolytischer Enzyme nach PCA könnte hypothetisch die Phospholipidabnahme über eine Zunahme der
Aktivität intrahepatischer Hydrolasen erklärt werden.

Nach Arterialisierung ist der Phospholipidgehalt des Lebergewebes normal, so daß die Phospholipidabnahme als Folge der nach
PCA eingetretenen Minderdurchblutung anzusehen ist.

Wiederholt wurde nachgewiesen, daß die Fettmobilisation aus der
Leber zur Ablagerung oder Mobilisierung in anderen Organen die
Neusynthese von Phospholipiden, insbesondere von Lecithin, erfordert.

Ob sich deshalb die Lipidzunahme nach PCA ursächlich auf eine
Störung des Phospholipidstoffwechsels zurückführen läßt, muß
durch weitere experimentelle Untersuchungen abgeklärt werden.

Zusammenfassung

An Bastardhunden wurde der Gehalt des Lebergewebes an Lipiden
und Phospholipiden nach experimenteller portocavaler Anastomose
(PCA) untersucht. Es resultiert eine Zunahme des Gesamtlipidgehaltes von 33,5 $\pm$ 3,6 auf 71,2 $\pm$ 6,9 mg/g Feuchtgewicht (FG) bei
gleichzeitiger Abnahme des Phospholipidgehaltes von 26,1 $\pm$ 3,1
auf 19,8 $\pm$ 7,8 mg/g FG. Diese Veränderungen bleiben aus, wenn
zusätzlich zur PCA eine druckadaptierte Arterialisation des intrahepatischen Pfortaderanteiles vorgenommen wird und sind demnach Folge der nach PCA resultierenden Minderdurchblutung der
Leber.

Summary

The concentration of phospholipids and total lipids was determined 4 weeks after a portocaval shunt (PCS) in liver tissue of
adult mongrel dogs. The concentration of total lipids increased

from 33.5 + 3.6 to 71.2 + 6.9 mg/g ww, whereas the concentration
of phospholipids declined from 26.1 + 3.1 to 19.8 + 7.8 mg/g ww.
These changes are not observed when, in addition to the PCS, a
pressure-adapted arterialization of the liver is established.
They are therefore caused by the decreased blood supply to the
liver after PCS alone.

<u>Literatur</u>

1. MATZANDER, U.: Verbesserung der Leberdurchblutung nach portokavaler Anastomose. Ann. Univ. Sar., Vol. XII, Fasc. 4 (1965)
2. ZWIRNER, R.: Die druckadaptierte Arterialisierung des intrahepatischen Pfortadersystems nach portokavaler Anastomose.
   Habilitationsschrift, Würzburg 1972
3. FUNOVICS, J., GANGL , A., HORAK, W., GRABNER, G., KOHN, P.,
   ZAUNBAUER, F., FRITSCH, A.: Die kontrollierte Arterialisation
   der Leber. I. Experimentelle Untersuchungen. Langenbecks Arch.
   Chir. <u>335</u>, 339 (1974)
4. MATZANDER, U.: Die druckadaptierte Leberarterialisierung mit
   portokavaler Anastomose zur Behandlung des Pfortaderhochdrucks
   bei Leberzirrhose. Bull. Soc. Int. Chir. <u>5/6</u>, 483 (1971)
5. HINZEN, D.H., ISSELHARD, W., FOSGEN, I., MÜLLER, U.: Phospholipidstoffwechsel und Funktion des Säugergehirns in vivo.
   Pflügers Arch. ges. Physiol. <u>318</u>, 117 (1970)

OA Priv.-Doz. Dr. A. Zehle, Chirurgische Universitätsklinik,
Joseph-Stelzmann-Straße 9, 5000 Köln 41

25. Zur immunpathologischen Genese von Pankreatitiden

M. Neher, E.-M. Lemmel und U. Botzenhardt

Chirurgische Universitätsklinik Mainz (Direktor: Prof. Dr. F.
Kümmerle), Institut für Medizinische Mikrobiologie der Universität Mainz (Direktor: Prof. Dr. P. Klein)

Bei etwa 2/3 der Patienten mit einer akuten oder chronischen Pankreatitis ist die Ursache klar (Gallenwegserkrankungen, Alkohol-
abusus u.a.). Beim restlichen Drittel ist jedoch die Ätiologie
unklar. Die Möglichkeit eines Autoimmunprozesses wurde schon in
Erwägung gezogen (1).

Im Anschluß an unsere Untersuchungen über das Auftreten von Ge-
websantikörpern, besonders auch von antinucleären Faktoren, im
Serum von Patienten, die ein Polytrauma erlitten hatten (4),
gingen wir der Frage nach, ob es auch bei Patienten nach großen
Abdominaloperationen zum Auftreten von solchen Antikörpern kommt.
Zur Beobachtung schienen uns u.a. Patienten als besonders geeignet, die wegen akuter Pankreatitis zur Operation kamen. Das Ergebnis war überraschend, denn es zeigte sich, daß bei einigen Patienten mit akuter Pankreatitis schon in den ersten Tagen antinucleäre Faktoren im Serum nachzuweisen waren, diese Antikörper
also nicht Folge der Gewebszerstörung sein konnten. Das Ziel der
hier vorliegenden Untersuchung galt deshalb der Frage, ob ein
Zusammenhang zwischen dem Auftreten der ANF und der Zugehörigkeit
der jeweiligen Pankreatitis zu ätiologischen Gruppierungen besteht.

Patienten und Methodik

Die Untersuchungen auf ANF wurden an 87 Patienten mit der Diagnose Pankreatitis durchgeführt, davon hatten 37 eine akute und
50 eine chronische Verlaufsform. 75 dieser 87 Patienten wurden
operativ behandelt, hier war die Diagnose klar. Bei den 12 kon-
servativ behandelten Patienten stützte sich die Diagnose auf das
klinische Bild und entsprechende Laboratoriumsbefunde.

Serum wurde von den Patienten einmal oder wiederholt gewonnen
und bei -20° C gelagert.

Aus früheren Mitteilungen (3) über die Frage eines Antikörper-
nachweises bei Pankreatitis geht hervor, daß bei Untersuchungen,
in denen Pankreasgewebe als Antigen verwendet wurde, wegen der
enzymatischen Aktivität dieses Materials keine verwertbaren Resultate gewonnen werden konnten. Es erschien daher sinnvoll, auf

die Verwendung von Pankreasgewebe zu verzichten und mittels der
konventionellen indirekten Immunfluorescenz-Technik in Patienten-
seren nach antinucleären Faktoren (ANF) mit Bindungsaffinität
zu heterologem Zellkernmaterial zu suchen. Dies geschah in übli-
cher Weise auf frischen Gefrierschnitten von Mäuseleber (nähere
Angaben zur Methodik: (4).

Ergebnisse

Wie aus Tabelle 1 zu ersehen ist, konnten bei 4 der 5 Patienten
mit einer akuten Pankreatitis unklarer Ätiologie ANF in hohen
Titern nachgewiesen werden. Die Titerhöhe betrug bis 1:2500.
Unter den übrigen 32 Patienten mit einer akuten Pankreatitis aus
bekannter Ursache fand sich in 3 Fällen ein fraglich positiver,
in 4 weiteren Fällen ein positiver Nachweis von ANF in niedrigen Titern (Serumverdünnung bis 1:40). Ein Patient mit einer
biliären Pankreatitis wies einen hohen ANF-Titer von 1:600 im
Serum auf.

Tabelle 1. Akute Pankreatitis. Beziehung zwischen Ätiologie und
dem Auftreten antinucleärer Faktoren (ANF)

Ätiologie	Anzahl	niedrige Titer Serumverdünnung bis 1:40	ANF positiv hohe Titer über 1:40
biliär	11	2	1
Alkohol	20	1 + 3 fraglich (bis 1:20)	
postopera-tiv	1	1	
unklar	5		4
Gesamt	37	4 + 3 fraglich (bis 1:20)	5

Aus Tabelle 2 ist zu ersehen, daß von 16 Patienten mit einer
chronischen Pankreatitis unklarer Ätiologie 10 ANF in hohen Titern (bis 1:600) und 4 ANF in niedrigen Titern (bis 1:40) im Serum hatten. Bei den übrigen 34 Patienten mit einer chronischen
Pankreatitis bekannter Ursache lagen bei 2 ANF in niedriger Titerhöhe (1:40) im Serum vor.

Diskussion

Zum Nachweis von ANF hat sich die indirekte Immunfluorescenz-
Methode bewährt. Ein positiver Befund ist grundsätzlich krank-
heitsunspezifisch. Unter 221 untersuchten gesunden Personen fanden SELIGMANN und Mitarb. (5) ANF bei 8% der Frauen und bei 5%
der Männer, die Titerhöhen waren gering. Für einige der soge-

Tabelle 2. Chronische Pankreatitis. Beziehung zwischen Ätiologie und dem Auftreten von antinucleären Faktoren (ANF)

		niedrige Titer	ANF positiv hohe Titer
Ätiologie	Anzahl	Serumverdünnung bis 1:40	über 1:40
biliär	12	1	
Alkohol	20	1	
trauma-tisch	2		
unklar	16	4	10
Gesamt	50	6	10

nannten Autoimmunerkrankungen wird der Nachweis von ANF in hohen Titern gefordert. So werden hohe Titer im Serum fast aller Patienten mit Lupus erythematodes gefunden. Entsprechende Erkrankungen lagen bei unseren Patienten nicht vor.

Die autodigestiv-tryptische Pankreatitis geht mit Gewebszerstörungen einher: Sind diese Gewebszerstörungen Ursache für das Auftreten der ANF? Dagegen spricht, daß bei unseren Patienten mit akuter Pankreatitis schon zu Beginn der Erkrankung der Nachweis dieser Antikörper möglich war und daß die autodigestiv-tryptische Form in allen ätiologischen Gruppierungen vorkommt, besonders aber bei der alkohol-toxisch bedingten akuten Pankreatitis. Gerade in dieser Gruppe waren aber nur bei wenigen Patienten ANF im Serum nachweisbar, hier außerdem ausschließlich in niedriger Titerhöhe.

Immunologische Phänomene wurden bei Patienten mit Pankreatitis schon wiederholt beschrieben. Pankreasspezifische Isoantikörper wurden bei Patienten mit chronischer Pankreatitis und Pankreas-Carcinom mit der Hämagglutinationstechnik und der Agar-Gel-Diffusionstechnik gefunden. Die Bedeutung dieser Isoantikörper ist jedoch nicht geklärt. Andererseits konnten mit Hilfe der Komplementfixationsmethode bei Patienten mit chronischer Pankreatitis keine Autoantikörper nachgewiesen werden. Einzelbeobachtungen zeigen, daß ein allgemeines allergisches Geschehen auch mit einer Pankreatitis verbunden sein kann. Eine allergisch bedingte Pankreatitis konnte zudem tierexperimentell erzeugt werden (2).

Unseres Erachtens stützt der häufige Nachweis von ANF bei Patienten mit einer Pankreatitis bisher unklarer Ätiologie die Annahme, daß autoimmun-pathologische Prozesse bei einem Teil dieser Patienten für die Entstehung dieses Krankheitsbildes verantwortlich gemacht werden können.

Zusammenfassung

Bei 37 Patienten mit akuter und 50 mit chronischer Pankreatitis wurden antinucleäre Faktoren (ANF) im Serum bestimmt. Von den

5 Patienten mit einer akuten Pankreatitis unklarer Ätiologie
hatten 4 ANF in hohen Titern, von den 16 Patienten mit einer
chronischen Pankreatitis unklarer Ätiologie hatten 10 ANF in hohen Titern und 4 in niedrigen Titern im Serum.

Summary

Antinuclear factors in serum were determined in 37 patients with
acute and 50 with chronic pancreatitis. Of the 5 with acute pancreatitis of unknown etiology, 4 had serum antinuclear factors
in high titers; of the 16 with chronic pancreatitis of unknown
etiology, 10 had serum antinuclear factors in high titers and
4 in low titers.

Literatur

1. DREILING, D.A.: Chronisch rezidivierende Pankreatitis.
   Panel-Diskussion, II. Weltkongreß für Gastroenterologie,
   München 1962, Bd. IV (1963), S. 3-60
2. FREYTAG, G., KLÖPPEL, G.: Experimentelle Insulitis und Pankreatitis nach Immunseren gegen Pankreasextrakte verschiedener Reinheitsgrade. Beitr. path. Anat. 139, 138 (1969)
3. MACKAY, I.R., GAJDUSEK, D.C.: An "autoimmune" reaction against
   human tissue antigens in certain acute and chronic diseases.
   II. Clinical correlations. Arch. intern. Med. 101, 30 (1958)
4. NEHER, M., LEMMEL, E.M.: Über das Auftreten von Gewebsanti-
   körpern bei Patienten mit Polytraumen. Langenbecks Arch. Chir.
   Suppl. Chir. Forum 1974, 229
5. SELIGMANN, M., GANNAT, A., HAMARD, M.: Studies on antinuclear
   antibodies. Ann. N. Y. Acad. Sci. 124, 816 (1965)

Dr. M. Neher, Chirurgische Universitätsklinik Mainz, Langenbeckstraße 1, 6500 Mainz

26. Zur Entstehung gutartiger Papillenstenosen

M. Umlauft, O. Boeckl, F. Chmelizek, M. Laszcz, C. Menzel und
G. Zimmermann

Ludwig-Boltzmann-Institut für Experimentelle Chirurgie (Leiter:
Doz. Dr. O. Boeckl) und I. Chirurgische Abteilung (Vorstand: Prof.
Dr. H. Steiner) der Landeskrankenanstalten Salzburg

Einleitung

Für die Entstehung gutartiger Papillenstenosen konnten bisher
keine eindeutigen Ursachen nachgewiesen werden. Es ist bekannt,
daß im Rahmen einer Cholelithiasis ohne Steingeschehen in den
tiefen Gallenwegen vermehrt Papillenstenosen auftreten. Der kausale Zusammenhang ist nicht geklärt, diskutiert wird jedoch eine
gewisse Rolle der gastrointestinalen Hormone. In der vorliegenden
experimentellen Arbeit wird untersucht, inwieweit vorangegangene
Eingriffe an den Gallenwegen sowie die Gabe gastrointestinaler
Hormone (Cholecystokinin-Pankreozymin (Czk-Pz), Secretin (Skt)
morphologische Veränderungen an der Papilla Vateri bewirken
können.

Material und Methode

Verwendet wurden 29 Hausschweine mit einem Gewicht von 18-25 kg.
Nach Pentothal-Intubationsnarkose wurden die Tiere laparotomiert
und zur Druckmessung in den Gallenwegen der Meßkatheter über den
Ductus cysticus bzw. Ductus choledochus eingeführt und nach er-
folgter Manometrie die Incisionsstelle mit 6-0 atraumatischem
Catgut einreihig genäht. Die Technik der Elektromanometrie wurde
früher (1) bereits beschrieben.

Die Tiere wurden in folgende Gruppen eingeteilt (Tabelle 1):
A. 1. Versuchsgruppe (n = 7(: Vor der Manometrie und Papillenbiopsie erhielten die Tiere gastrointestinale Hormone (Czk-Pz
und Skt je 2 Crick/Harper/Raper Units pro kg Körpergewicht jeden 2. Tag durch insgesamt 16 Tage). Die Applikation erfolgte
über die kanülierte rechte Vena jugularis externa.
B. 2. Versuchsgruppe (n = 7): Vor der Manometrie und Biopsie
wurde cholecystektomiert. Keine Hormongabe.
C. Kontrollgruppe (n = 10): Manometrie und Biopsie aus der Papille ohne weitere Maßnahmen.
D. Placebogruppe (n = 5): Vor der Manometrie und Biopsie wurde
den Tieren über die rechte Vena jugularis externa physiologische
Kochsalzlösung appliziert (10 ml 0,9 % NaCl-Lösung jeden 2. Tag
durch insgesamt 16 Tage).

Tabelle 1. Versuchsanordnung. n = Zahl der Versuche, CHR-Units = Crick-Harper-Raper-Units, BZ = Beobachtungszeit. In allen Gruppen wurde manometriert und eine Papillenbiopsie durchgeführt

Gruppe	12	durchschnittliche Gesamt-dosen in CHR-Units Skt	Czk-Pz	Chole-cystektomie	BZ (Tage)
A. 1.Versuchs-gruppe	7	303,12	303,12	–	15-154
B. 2.Versuchs-gruppe	7	–	–	+	5-139
C. Kontroll-gruppe	10	–	–	–	–
D. Placebo-gruppe	5	80 ml 0,9% NaCl		–	24- 74

(Die histologischen Untersuchungen wurden von Professor Thurner (Vorstand des Pathologisch-Anatomischen Instituts der Landes-krankenanstalten Salzburg), dem wir für die Überlassung der Befunde herzlich danken, durchgeführt).

Ergebnisse

Die Manometriewerte zeigen, daß es in der 1. Versuchsgruppe (A) zu einer Verlängerung der Normalisierungszeit kommt, die allerdings statistisch nicht signifikant ist. In der 2. Versuchsgruppe (B) fällt eine Erhöhung des Residualdruckes auf, wobei auch diese keine Signifikanz aufweist (Tabelle 2).

Tabelle 2. Choledochusdruckwerte (RD = Ruhedruck, DA = Druckanstieg nach Injektion von 10 ml 0,9% NaCl-Lösung, NZ = Normalisierungszeit)

Manometrieresultate

Gruppe	N	RD (mm Hg)	DA (mm Hg)	NZ (sec)	BZ (Tage)
Kontrolle	29	3,96	10,55	1,50	–
A. 1. Versuchs-gruppe	4	4,50	7,75	8,50	22-154
B. 2. Versuchs-gruppe	4	6,00	11,50	1,75	98-105

Die histologischen Untersuchungen ergaben, daß es nach Applikation von gatrointestinalen Hormonen in der 1. und 2. Versuchsgruppe zu mehr oder minder starken Epitheltransformationen kam, gekennzeichnet durch Auftreten von Becherzellen anstelle von hochprismatischen Zylinderzellen, vermehrter Schleimsekretion und Bildung von Schleimpfropfen. Diese histologischen Veränderungen waren in der Kontroll- bzw. Placebogruppe deutlich weniger ausgeprägt (Tabelle 3).

Tabelle 3. Histologische Veränderungen im Bereich der Papille (+ bis +++ : Grade der Epitheltransformation)

Gruppe	N	Epitheltransformation	BZ (Tage)
A. 1. Versuchs- gruppe	6	+++	22-154
B. 2. Versuchs- gruppe	3	++	5-139
D. Placebo- gruppe	4	+	24- 74

Diskussion

Die vorliegende Untersuchung ergab, daß es nach Gabe von gastrointestinalen Hormonen bzw. nach Cholecystektomie zu den beschriebenen Epitheltransformationen, verbunden mit inkonstanten Druckveränderungen in den tiefen Gallenwegen kam. Es fiel bei unseren Versuchen auf, daß bei Tieren mit den längsten Beobachtungszeiten die histologischen Veränderungen am meisten ausgeprägt waren. Scheinbar spielt der Zeitfaktor eine nicht unbedeutende Rolle.

Unsere Resultate verstehen sich als Hinweis darauf, daß gastrointestinale Hormone einen pathogenetischen Faktor bei der Entstehung gutartiger Papillenerkrankungen darstellen. Zur Erhärtung dieser Annahme wären noch weitere Versuche mit längeren Beobachtungszeiten und geänderten Hormondosen durchzuführen.

Zusammenfassung

Beim Hausschwein treten sowohl nach wiederholten Gaben von gastrointestinalen Hormonen (Cholecystokinin-Pankreozymin, Secretin) als auch nach Cholecystektomie histologisch nachweisbare, mehr minder ausgeprägte Epitheltransformationen an der Papilla Vateri und inkonstante Druckveränderungen im Choledochus auf.

Summary

In domestic pigs repeated applications of gastrointestinal hormones (pancreozymin, secretin) as well as cholecystectomy lead to histologic transformation of the epithelium in the area of

the papilla of Vater and to inconstant pressure changes in the
common duct.

Literatur

1. BOECKl, O., HELL, E.: Intraoperative Gallenwegsdiagnostik
   mit Radio-Elektro-Manometrie. Dtsch. med. Wschr. $\underline{92}$, 1708
   (1967)

Dr. M. Umlauft, I. Chirurgische Abteilung, Landeskrankenhaus
Salzburg, A-5020 Salzburg

27. Myokardiale Durchblutung und Sauerstoffverbrauch beim flimmernden und leerschlagenden Herzen

F. Marxen, P. Reich und M. Turina

Chirurgische Universitätsklinik A, Kantonsspital, Zürich

Bei den Operationen mit Herz-Lungen-Maschine bietet das spontane oder elektrisch induzierte Kammerflimmern (K.F.) den Vorteil des stillgelegten Herzens ohne Luftemboliegefahr. Neuere Untersuchungen von BUCKBERG und Mitarb. (1) haben gezeigt, daß der O_2-Verbrauch während des K.F. gegenüber dem leerschlagenden Herzen jedoch zunimmt. Diese Befunde, welche im Widerspruch zu den älteren Arbeiten stehen (2), wurden jetzt mit einer anderen experimentellen Methode nachgeprüft.

<u>Methodik</u>

Bei 21 Hunden (18 - 36 kg) wurde der coronare Durchfluß durch direkte Kanülierung des Sinus coronarius und Ableiten des Blutes in einen elektromagnetischen Flowmeter gemessen. Der myokardiale O_2-Verbrauch wurde nach dem Fickschen Prinzip berechnet. Die Messungen erfolgten bei einem aortalen Mitteldruck von 80 mm Hg, einem Hämatokrit von 28 - 33%, einer Temperatur von $37^{\circ}C$ und einer arteriellen O_2-Sättigung über 98%. Die Resultate wurden in ml/min/100 g der Muskelmasse des linken Ventrikels (LV) ausgedrückt ($\bar{x} \pm SE$). Nach Kanülieren des Herzens wurde der Kreislauf des Hundes langsam mit dem Füllvolumen der Herz-Lungen-Maschine durchmischt. In der ersten experimentellen Serie (12 Hunde) wurde der coronare Durchfluß und O_2-Verbrauch beim auswerfenden Herzen, im Rechtsherzbypass und im totalen Bypass (zusätzliche Drainage des linken Ventrikels) gemessen. Anschließend wurde der coronare Durchfluß und O_2-Verbrauch bei einem aortalen Druck von 120, 100, 80 und 60 mm Hg, jeweils bei Ausgangshämatokrit von 28 - 33% und bei starker Hämodilution (Hct = 17 - 19%) wiederholt.

In der zweiten experimentellen Serie (9 Hunde) wurden die Messungen beim auswerfenden Herzen, in totalem Bypass, in elektrisch induziertem, spontan fortgesetztem K.F., in totalem Bypass nach Defibrillieren sowie beim auswerfenden Herzen nach K.F. durchgeführt. Die Aorta ascendens wurde anschließend für 10 min abgeklemmt und der Durchfluß und O_2-Verbrauch vor und nach dem anoxischen Herzstillstand verglichen.

Resultate

Der coronare Durchfluß des auswerfenden Herzens liegt bei 59 $\pm$ 6 ml/min/100 g LV; der myokardiale O_2-Verbrauch beträgt 5,9 $\pm$ 0,7 ml O_2/min/100 g LV. Im Rechtsherzbypass fällt der Durchfluß auf 80% und der O_2-Verbrauch auf 69% des Vorwertes ab (Abb. 1).

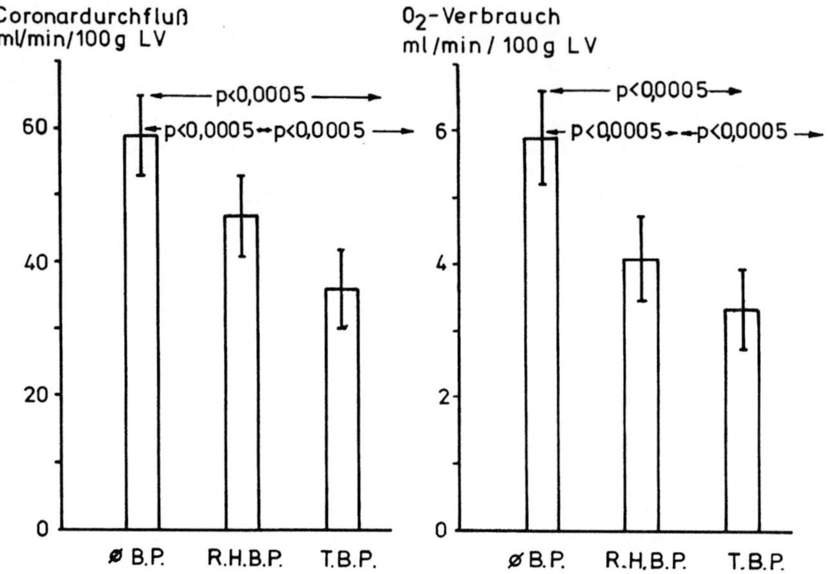

Abb. 1. Coronardurchfluß und O_2-Verbrauch beim auswerfenden Herzen (∅ B.P.), im Rechtsherz-Bypass (R.H.B.P.) und im totalen Bypass (T.B.P.)

Bei der zusätzlichen Dekompression des linken Ventrikels (totaler Bypass) nimmt der Durchfluß noch weiter auf 61% und der O_2-Verbrauch auf 57% des Initialwertes ab. In totalem Bypass ist der coronare Durchfluß eine lineare Funktion des aortalen Druckes (Abb. 2). Der O_2-Verbrauch zeigt die gleiche Abhängigkeit, wobei die Neigung der Kurve jedoch geringer ist (y = 0,02 x + 1,05 bei r = 0,43). Bei der Hämodilution liegt die coronare Durchblutung bei den Druckwerten von 120 und 100 mm Hg höher als bei normalem Hämatokrit, die Kurve fällt jedoch wesentlich steiler ab.

Wenn im totalen Bypass das K.F. elektrisch erzeugt wird, steigt die Durchblutung von 63 auf 80% des Vorwertes und der O_2-Verbrauch von 60 auf 74% an (Abb. 3). Nach dem Defibrillieren bleibt der Durchfluß in totalem Bypass gegenüber dem Wert vor dem Flimmern signifikant erhöht, obwohl der O_2-Verbrauch abnimmt. Das auswerfende Herz hat nach einer 10minütigen Periode des K.F. ebenfalls einen signifikant erhöhten Coronardurchfluß bei gleichbleibendem O_2-Verbrauch. Der Ausgangswert des Durchflusses wird beim auswerfenden Herzen erst nach 15 min erreicht.

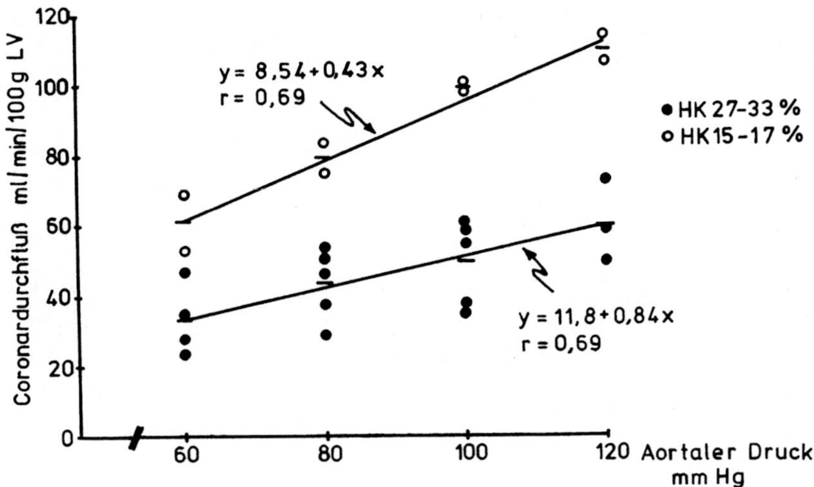

*Abb.2. Coronardurchfluß in Abhängigkeit des aortalen Mittel-
druckes während des totalen Bypasses. Der Durchfluß ist wesentlich höher bei der Hämodilution, die Kurve fällt jedoch steiler
ab*

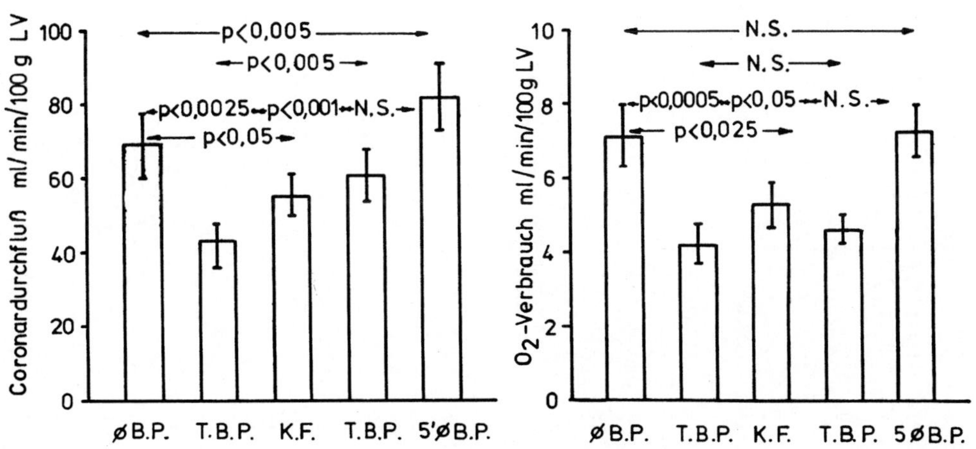

*Abb.3. Coronardurchfluß und O₂-Verbrauch beim auswerfenden Her-
zen (Ø B.P.), in totalem Bypass (T.B.P.) vor und nach Kammerflimmern (K.F.) sowie kurz nach dem Bypassende (5' Ø B.P.).
Konsekutive Bestimmungen. Obschon der O₂-Verbrauch nach K.F.
auf Initialwerte zurückfällt, bleibt der coronare Durchfluß erhöht*

Wenn die Aorta ascendens für die Dauer von 10 min abgeklemmt wird, steigt der Coronardurchfluß nach Freigabe der coronaren Durchblutung von 58 ± 8 ml/min/100 g LV auf 84 ± 5 an (56% Zunahme gegenüber dem Vorwert), wobei der myokardiale O_2-Verbrauch mit 5,1 bzw. 4,8 O_2/min/100 g LV praktisch unverändert bleibt.

Diskussion

Unsere Resultate bekräftigen die bereits bekannte energetische Entlastung des Herzens im kardiopulmonalen Bypass: Schon im Rechtsherzbypass und noch mehr im totalen Bypass fällt der myokardiale O_2-Verbrauch und der Coronardurchfluß ab, so daß ein leerschlagendes Herz lediglich 60% der ursprünglichen O_2-Menge verbraucht. Die Messungen während des K.F. bestätigen die vorher erwähnten Befunde von BUCKBERG (1): Der myokardiale O_2-Verbrauch ist in totalem Bypass beim flimmernden Herzen tatsächlich etwas höher als beim leerschlagenden Herzen. Eine gewisse Minderdurchblutung des Ventrikels während des K.F. muß angenommen werden, weil der coronare Durchfluß nach der Beendigung des Kammerflimmerns stark ansteigt und erst nach 15 min den Vorwert wieder erreicht, obschon der O_2-Verbrauch unverändert bleibt. Das Verhalten der coronaren Durchblutung ist nahezu gleich nach 10minütigem Kammerflimmern und nach 10minütigem Aortenabklemmen: In beiden Fällen steigt der Coronardurchfluß stark an, ohne daß dabei der myokardiale O_2-Verbrauch verändert wird.

Zusammenfassung

Der kardiopulmonale Bypass bewirkt eine Abnahme der myokardialen Durchblutung und des O_2-Verbrauches. Beim Kammerflimmern steigt sowohl der Durchfluß wie auch der O_2-Verbrauch gegenüber dem leerschlagenden Herzen an; nach dem Flimmern bleibt die Durchblutung erhöht, obschon der O_2-Verbrauch abnimmt. Der aortale Druck ist vor allem bei der Hämodilution die wesentliche Determinante des coronaren Durchflusses.

Summary

Myocardial flow and oxygen consumption are reduced during cardiopulmonary bypass. In ventricular fibrillation both flow and O_2 consumption are higher than in the empty beating heart; after the fibrillation flow remains elevated although O_2 consumption decreases. Aortic pressure is the major determinant of the myocardial flow rate, especially in hemodilution.

Literatur

1. BUCKBERG, G.D., HOTTENROTT, C.E.: Ventricular fibrillation. Its effect on myocardial flow, distribution and performance. Ann. thorac. Surg. 20, 76-85 (1975)

2. CLOWES, G.H.A., jr.: The physiologic basis of cardiac surgery.
   In: Cardiac Surgery 2nd Ed. (J.C.NORMAN, Ed.), p. 49-50. New
   York: Appleton Century Crofts 1972

PD Dr. M. Turina, Kantonsspital Zürich, Chirurgische Universitätsklinik A, Rämistraße 100, CH-8091 Zürich

28. Untersuchungen über die lokale Motilität und die Durchblutung des Herzmuskels während und nach längerfristiger Coronardrosselung*

G. Walterbusch, Th. Reuter[1], R. Hetzer und H. G. Borst

Klinik für Thorax-, Herz- und Gefäßchirurgie und
[1]Institut für Nuclearmedizin und spezielle Biophysik, Medizinische Hochschule Hannover

Zielsetzung

Hypokinesien im Versorgungsgebiet stenosierter Coronararterien können durch revascularisierende Eingriffe bei einem Teil von Patienten beseitigt werden (1). Voraussagen über die Erholungsfähigkeit eines in seiner kinetischen Funktion beeinträchtigten Herzmuskelbezirks sind präoperativ nicht zu treffen, wären für die Operationsindikation aber von Bedeutung.

Unter der Annahme, daß eine Funktionswiederaufnahme des Myokards wesentlich vom Ausmaß und der Dauer der vorangegangenen Minderperfusion abhängt, prüften wir in einem chronischen Tiermodell die Veränderung des Kontraktionsverhaltens während und nach längerdauernder Coronardrosselung. Die nur im Tierexperiment mit der elektromagnetischen Flußmessung kontrollierbare Restdurchblutung verglichen wir mit der Mikrosphärenperfusionsszintigraphie, die zur Darstellung der Durchblutungsverhältnisse auch am menschlichen Herzen Verwendung finden kann.

Methodik

Drei Tage nach der in Abb. 1 dargestellten Präparation wurde an 10 sedierten Schweinen der R. interventr. ant. an seinem Abgang mit Hilfe einer graduell einstellbaren pneumatischen Drossel constringiert (2). Der Fluß in der gedrosselten Coronararterie wurde elektromagnetisch kontrolliert. LVP, LV dp/dt, LVEDP wurden über ein Mikrotipmanometer gemessen. In das Myokard des Versorgungsgebiets wurden Metallmarker implantiert und deren Bewegungen röntgenkinematographisch aufgezeichnet (60 Bilder/sec). Aus den Abstandsänderungen der Marker wurde das Kontraktionsverhalten errechnet (3). Zu verschiedenen Drosselungsstufen wurden markierte Mikrosphären über einen implantierten Mikrokatheter (Ø 0,2 mm) in die linke Coronararterie injiziert (4). Die erhal-

* Mit Unterstützung der Deutschen Forschungsgemeinschaft

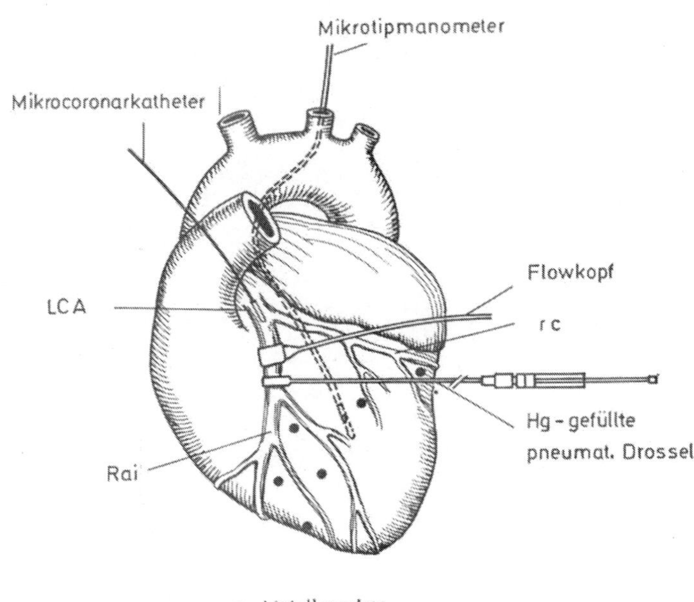

Abb. 1.
Versuchsanordnung

tenen Szintigramme wurden nach Normierung vom Ausgangszinti-
gramm subtrahiert und die regionale Perfusionsminderung anhand
der Impulsdichtenabnahme im gedrosselten Gebiet errechnet (5).

Ergebnisse

Zu Beginn der Untersuchung war eine hochgradige Lumeneinengung
notwendig, bevor der Coronarfluß abfiel. Die Coronararterie wurde anschließend über einen Zeitraum von 6 Std schrittweise wei-
tergedrosselt. Schon bei geringgradiger Flußreduktion zeigten
sich erste Einschränkungen der lokalen Motilität, die der weiteren Drosselung proportional folgten. Bei einer Flußeinschrän-
kung auf etwa die Hälfte, war eine kritische Situation erreicht,
bei der eine weitere Drosselung ein linksventriculäres Versagen
bewirkt hätte. Zu diesem Zeitpunkt beobachteten wir eine hochgradige Hypokinesie, in einigen Fällen auch eine Akinesie. Das
Kontraktionsverhalten im Kontrollgebiet blieb unverändert. Unter
der Drosselung blieb LVP konstant, während LVEDP einen geringen
aber signifikanten Anstieg von 13 ± 3 mm Hg auf $17,5 \pm 3$ mm Hg
und dp/dt_{max} einen signifikanten Abfall von 2075 ± 400 mm Hg
sec^{-1} auf 1575 ± 300 mm Hg sec^{-1} zeigte. Bei keinem Tier konnte
der Fluß für längere Zeit unter 45 % gedrosselt werden, ohne daß
es zu einem Herzversagen gekommen wäre. Dem Freigeben der Drossel folgte eine mehr als das Doppelte des Ausgangsflusses errei-
chende Hyperämie, die über den ganzen Zeitraum der weiteren akuten Beobachtung von 2 1/2 Std anhielt. Bis dahin besserte sich
das Kontraktionsverhalten auf $60 \pm 23\%$ des Ausgangswertes. Drei

Tiere konnten 24 Std später nachkontrolliert werden, wobei Coronarfluß und lokales Kontraktionsverhalten die Ausgangswerte erreicht hatten (Abb. 2).

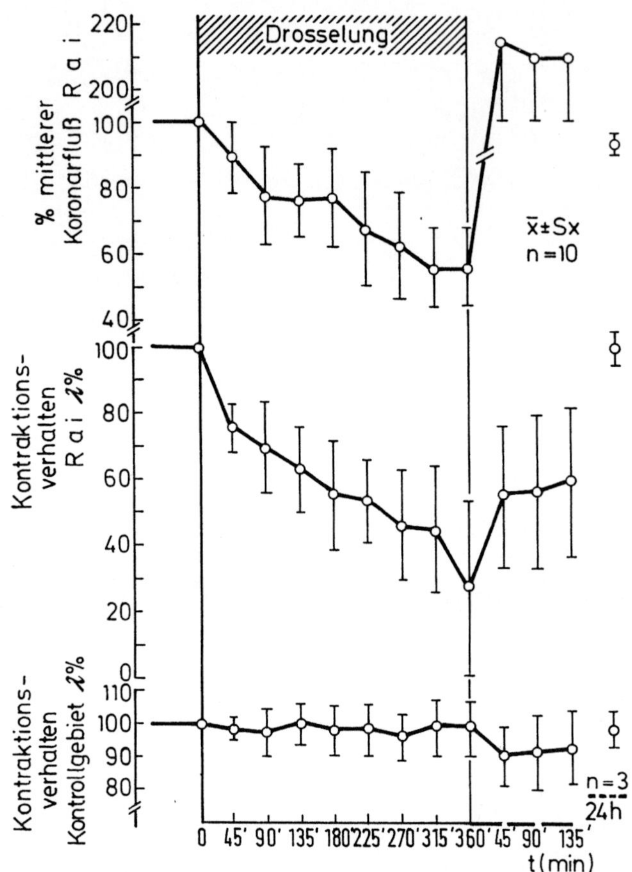

Abb.2. Coronarfluß und Kontraktionsverhalten im gedrosselten und im Kontrollareal während und nach schrittweiser Drosselung

Elektromagnetisch gemessene Drosselungsstufen (x) korrelierten gut zu der max. Perfusionsminderung im digital verarbeiteten Mikrosphärenperfusionsszintigramm (y). (Y = 0,724 x + 10,5. r = 0,96).

Schlußfolgerungen

Bei einer Tierspecies, die für ihre geringe Spontancollateralenbildung bekannt ist (6), bedingt eine myokardiale Minderperfusion Störungen der lokalen Motilität, die den Grad der Mangeldurchblutung wiederspiegelt. Eine Restdurchblutung von weniger als der Hälfte führt im Versorgungsgebiet einer großen Coronararte-

rie zum linksventriculären Versagen. Der hochgradige Verlust an
Kontraktionsfähigkeit durch eine solche marginale Restdurchblutung ist noch nach 6 Std reversibel. Klinische Berichte, nach
denen noch nach mehreren Std oder sogar Tagen akute ischämische
Motilitätsstörungen durch Revascularisation mit Erfolg behoben
werden konnten, scheinen uns bei hochgradig eingeschränkter,
aber noch vitalitätserhaltender Restdurchblutung erklärlich (7).

Mit der angegebenen Mikrosphärenperfusionsszintigraphie läßt
sich der Grad der Minderdurchblutung hinreichend genau bestimmen.
Wir glauben, daß sie Hinweise über die Wiederbelebbarkeit eines
dyskinetischen Myokardareals auch beim Menschen geben könnte.

Zusammenfassung

Bei 10 jungen Schweinen wurde unter elektromagnetischer Flußkon-
trolle eine längerfristige kritische Coronarstenose erzeugt. Unter schrittweiser Drosselung konnte der Coronarfluß bei nur geringer Beeinflußung der linksventriculären Dynamik bis auf 55%
des Ausgangsflusses vermindert werden. Die relative Segmentverkürzung des Herzmuskels ging dabei bis auf etwa 30% des Ausgangswertes zurück. Die Hypokinesie war innerhalb der ersten 135 min
nach Reperfusion teilweise behoben und war nach 24 Std nicht
mehr zu beobachten. Mit Hilfe der digital verarbeiteten Mikrosphärenperfusionsszintigraphie konnte der Grad der Minderperfusion zufriedenstellend genau wiedergespiegelt werden.

Summary

In ten young pigs a severe prolonged and critical stenosis of
a major coronary artery was produced under control of an electromagnetic flowmeter. With stepwise constriction flow could be reduced to 55% of control with only minor hemodynamic changes.
Local myocardial segment shortening was depressed to approxima-
tely 30% of control values. Hypokinesis was partially reversible
within the first 135 min after reperfusion and had disappeared
24 h later. Computerized perfusion scintigraphy with radioactive
microspheres gives a reliable approximation of the degree of
myocardial blood flow reduction.

Literatur

1. BOURASSA, G.M.: Left ventricular performance following direct
   myocardial revascularization. Circulation 48, 915 (1973)
2. KHOURI, E., GREGG, D.E.: An inflatable cuff for zero determination in blood flow studies. J. appl. Physiol. 23, 395 (1967)
3. HETZER, R., ATUAHENE, K., BALTEN, U., SIPPEL, R., HUNDESHAGEN,
   H., WALTER, P., BORST, H.G.: Röntgenkinematografische Studien
   über das Kontraktionsverhalten temporär ischämischer Myocardareale des Schweins. Thoraxchirurgie 21, 301 (1973)
4. HERD, J.A., BARGER, A.C.: Simplified technique for chronic
   catheterization of blood vessels. J. appl. Physiol. 19, 791
   (1964)

130

5. REUTER, Th., WALTERBUSCH, G.: Digitale szintigraphische Darstellung definierter Flußminderung im Versorgungsgebiet der
   linken Koronararterie. 56. Tagung Deutsche Röntgengesellschaft,
   Berlin, 1. - 3.5.1975
6. LUMB, D.G., HARDY, L.B.: Collateral circulation and survival
   related to gradual occlusion of the right coronary artery in
   the pig. Circulation 27, 717 (1963)
7. GUERMONPREZ, J.L., GUÉRET, P., SELLIER, P., SANDEMONT, J.P.,
   GERBEAUX, A., MAURICE, P.: Angiographie du ventricule gauche
   après pontage urgent en cas d'infarctus menacant. Symp. d.
   Europäischen Gesellschaft für Kardiologie,Hannover, 19. -
   23.3.1975

Dr. G. Walterbusch, Klinik für Thorax-, Herz- und Gefäßchirurgie,
Medizinische Hochschule Hannover, Karl-Wiechert-Allee 9,
3000 Hannover 61

29. Röntgenkinematografische Studien der lokalen Ventrikeldynamik nach aorto-coronarem Bypass

R. Hetzer, K. Heim, I. Amende und H. G. Borst

Klinik für Thorax-, Herz- und Gefäßchirurgie, Department für
Innere Medizin, Abteilung Klinische Kardiologie, Medizinische
Hochschule Hannover

Störungen der Ventrikelmotilität bei hochgradigen Coronarstenosen können bei einem Teil der Patienten durch direkte Revascularisation behoben werden, wie neuere Berichte zeigen, die sich
an Veränderungen der linksventriculären Hämodynamik und des Ven-
triculogramms orientieren (1, 2, 3).

In der vorliegenden Studie soll das betroffene Herzmuskelsegment
selbst vor und langfristig nach Operation beobachtet werden.

Die Studie umfaßt zwölf Patienten mit aorto-coronarem Venenbypass zur Überbrückung einer Stenose des Ramus interventricularis
anterior.

In das Versorgungsgebiet des Bypass wurden intraoperativ Goldmarker von 1,2 mm Durchmesser mit einem atraumatischen Injektor in
die Ringfaserschicht des linken Ventrikels so implantiert, daß
ihre Verbindungslinie senkrecht zur Ventrikelachse steht (Abb. 1).

Während der ersten postoperativen Woche und alle folgenden 2 Monate wurden die Bewegungen der Goldmarker unter eine Cineröntg-
genkamera mit 150 Bildern/sec gefilmt.

Durch Ausmessung der Markerabstände Bild für Bild erhält man
eine Kurve, die die cyclischen Dimensionsänderungen des einge-
schlossenen Herzmuskelsegments wiederspiegelt und Störungen des
Bewegungsablaufs erkennen läßt (4, 5, 6).

Errechnet wurde die relative segmentale Verkürzung λ (Diastolische Länge - systolische Länge/diastolische Länge x 100) (6).
Als präoperativer Vergleichswert wurden, dem Vorschlag KONGS
(7) folgend, die Bewegungen von Coronarbifurkationspunkten im
Coronarangiogramm des gleichen Areals ausgemessen (Abb. 1). Die
Zuverlässigkeit dieser Kurven wurde durch Aufzeichnung der si-
multanen Bewegungen von Bifurkationen und Markern geprüft. In
der Gegenüberstellung der relativen Verkürzung der Coronarfix-
punkte (λ Angio) und der Marker (λ Marker) ergibt sich eine gute Korrelation für die einzelnen Individuen (r = 0,97 - 0,99),
eine ausreichende für das ganze Kollektiv (r = 0,91). Es wurden
zwei Gruppen gebildet, Gruppe A (9 Patienten), deren Angina pec-

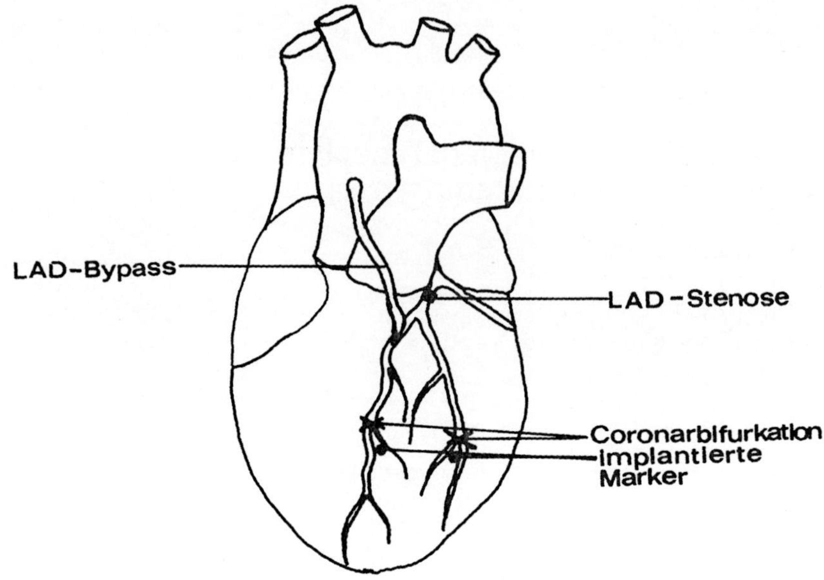

Abb.1. Markerimplantation zur Bestimmung der lokalen Motilität

toris postoperativ beseitigt war, und Gruppe B (3 Patienten),
deren Beschwerden unverändert blieben oder noch zunahmen.

Ergebnisse

In Gruppe A kam es während der ersten postoperativen Tage zu
einer deutlichen Zunahme der regionalen relativen Segmentverkür-
zung (Abb. 2) ($\bar{x}$ (präop) = 1,12 $\pm$ 21,9 SD, $\bar{y}$ (postop) = 18,8 $\pm$
9,7 SD, p< 0,05) (Abb. 1).

Eine präoperative paradoxe Bewegung (negative Werte) verschwand
in 4 Fällen. Zwei Patienten zeigten eine geringfügige Abnahme
von λ .

Bei den späteren Kontrollen konnten wir keine signifikante weitere Verbesserung der Verkürzung beobachten.

Eine Asynchronie besserte sich in jedem Fall; bei in Ruhe norma-
lisiertem Kontraktionsablauf kam es unter Belastung bei 4 Patienten zu einer reversiblen, diskreten Motilitätsstörung ("early
relaxation") (8).

Die angiografischen Kontrollen zeigten einen offenen Bypass in
allen Patienten der Gruppe A.

Bei den 3 Patienten der Gruppe B war die segmentale Verkürzung
postoperativ unverändert oder geringfügig vermindert. Unter diesen Patienten wurde bei einem eine Anastomosenstenose des Bypass,
bei einem anderen ein Bypassverschluß nachgewiesen.

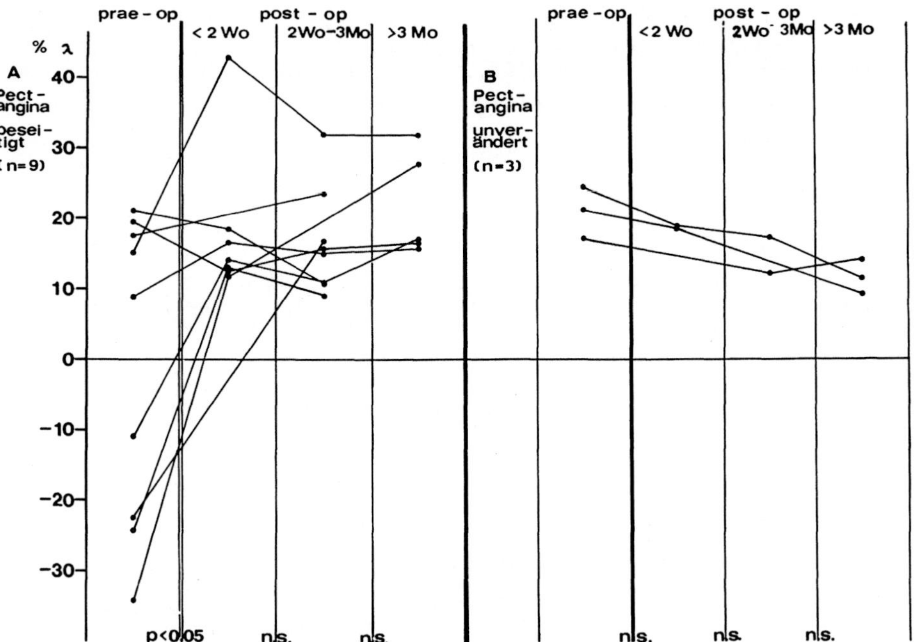

*Abb.2. Lokale Motilität vor und nach aorto-coronarem Bypass
λ (%) = relative segmentale Verkürzung (diastolische Länge
- systolische Länge/diastolische Länge × 100) negative Werte
indizieren paradoxe Pulsationen*

Diskussion

Die Aussagen dieser Studie sind mit dem Vorbehalt einer noch
relativ kleinen Zahl behaftet. Immerhin zeigen sie, daß bei
einem Teil der Patienten eine lokale Motilitätseinschränkung
distal einer hochgradigen Coronarstenose durch einen aorto-coro-
naren Venenbypass gebessert werden kann. In anderen Fällen ist
kein solcher Einfluß nachweisbar. Dieses Ergebnis bestätigt die
Resultate anderer Autoren (1, 2, 3). Die Erholung der Motilität
findet während der frühen postoperativen Phase statt und zeigt
dann keine weitere Besserung.

Die Veränderungen der lokalen Motilität gehen mit denen des Be-
schwerdebildes weitgehend konform. Wir halten die geschilderte
Methode für geeignet, den Erfolg einer Revascularisation auf
wenig belastende Weise zu kontrollieren und auch diskrete Phänomene der lokalen Motilität zu erfassen.

Zusammenfassung

Bei zwölf Patienten mit hochgradigen Coronarstenosen wurde die
lokale Motilität vor und nach aorto-coronarem Venenbypass durch
röntgenkinematografische Beobachtung von Coronarbifurkationen
und myokardial implantierten Metallmarkern aufgezeichnet. Eine
Gruppe von Patienten, die beschwerdefrei wurden, zeigte einen

signifikanten Anstieg der lokalen Segmentverkürzung während der ersten Tage. In den folgenden Monaten war keine weitere Veränderung zu finden. Bei 3 Patienten, deren Angina pectoris persistierte, war keine Motilitätsbesserung nachzuweisen.

Summary

In 12 patients with high-grade coronary stenosis local motility before and after aortocoronary vein bypass was estimated by cineradiography of coronary bifurcations and surgically implanted myocardial metal markers. A group of patients with relief of angina showed significant increase of local segment shortening within the first postoperative days. During the following months no further alteration occurred. In three patients with persisting angina no improvement of local motility could be found.

Literatur

1. BOURASSA, M.G., LESPERANCE, J., CAMPEAU, L., SALTIEL, J.: Fate of left ventricular contractions following aortocoronary venous grafts. Circulation 46, 724 (1972)
2. CHATTERJEE, K., SWAN, H.J.C., PARMLEY, W.W., SUSTAITA, H., MARCUS, H.S., MATLOFF, J.: Influence of direct myocardial revascularization on left ventricular asynergy and function in patients with coronary heart disease. Circulation 47, 276 (1973)
3. SCHÖNBECK, M., NIEDERMANN, H., SENNING, A., MEIER, W., ROTHLIN, M., RUTISHAUSER, W., LICHTLEN, P., WELLAUER, J.: Die systolische Myocardbewegung vor und nach chirurgischer Koronartherapie. Schweiz. med. Wschr. 104, 1648 (1974)
4. HARRISON, D.C., GOLDBLATT, A., BRAUNWALD, E.: Studies on cardiac dimensions in intact unanesthetized man. Circulat. Res. 13, 448 (1963)
5. INGLES, N.B., DAUGHTERS, G.D., STINSON, E.B., ALDERMAN, E.L.: Measurement of Midwall Myocardial Dynamics in Intact Man by radiography of surgically implanted markers. Circulation 52, 859 (1975)
6. HETZER, R., ATUAHENE, K., BALTEN, U., SIPPEL, R., HUNDESHAGEN, H., WALTER, P., BORST, H.G.: Röntgenkinematografische Studien über das Kontraktionsverhalten temporär ischämischer Myocardareale des Schweins. Thoraxchirurgie 21, 301 (1973)
7. KONG, Y., MORRIS, J.J., McINTOSH, H.D.: Assessment of regional myocardial performance from biplane coronary cineangiograms. Amer. J. Cardiol. 27, 529 (1971)
8. ALTIERI, P.I., WITT, S.M., LEIGHTON, R.F.: Left ventricular wall motion during the isovolemic relaxation period. Circulation 48, 499 (1973)

Dr. R. Hetzer, Klinik für Thorax-, Herz- und Gefäßchirurgie, Medizinische Hochschule Hannover, Karl-Wiechert-Allee 9, 3000 Hannover 61

30. Coronary and Contractile Reserve in the Dog Heart with Chronic Multiple Coronary Occlusions Before and After Aortocoronary Bypass

W. Flameng, F. Schwarz, P. Walter, and F. W. Hehrlein

Kardiovaskuläre Abteilung am Zentrum für Chirurgie der Justus-
Liebig-Universität Giessen

The relation of coronary collaterals to cardiac function is still
a matter of dispute. It was shown by Schaper and coworkers that
the development of a collateral circulation after multiple chronic coronary artery occlusions in dogs protects the myocardium
against infarction.

However, hemodynamic changes can produce ischemia in these
hearts in the early stage of collateralization. Therefore, we
were interested in the functional capacity of the collateralized
heart. In this study, we evaluated the contractile reserve of
the dog heart 2 weeks after chronic coronary artery occlusion
without infarction before and after aortocoronary bypass.

<u>Methods</u>

Three groups of dogs were studied:

a) a control group of 15 normal dogs;
b) a group of 19 dogs 4 weeks after implantation of an ameroid
   constrictor on the circumflex branch of the left coronary
   artery and on the right coronary artery;
c) in 13 dogs of group B, the occluded circumflex branch was
   cannulated and connected to the aorta (aortocoronary bypass).

All animals were anesthetized with piritramide 5 mg/kg s.c.,
sodium pentobarbital 10 mg/kg i.v., and 80%/ 20% nitrous oxide/
oxygen. Aortic pressure, left ventricular pressure, dp/dt_{max}.,
left atrial pressure, and EKG lead II were recorded. Peri-
pheral coronary pressure was measured in the circumflex coronary
artery.
The ascending aorta and the main stem of the left coronary
artery were equipped with tourniquets. Regional myocardial blood
flow was measured with Tracer microspheres (I - 125, Ce - 141,
Cr - 51, Sr - 85, Nb - 95), the T.M. data were calibrated by
the reference sample method. The compound spectrum of the six
radio nuclides was analyzed by a N.D. 812 process computer.

In control conditions, T.M. were injected with open and closed
aortocoronary bypass. Thereafter, the aorta was crossclamped
for registration of isovolumic contractions. Then norepinephrine
2 µg/min/kg was infused after cutting both nervi vagi and the
next T.M. injection was made with open and closed bypass. Isovolumetric pressures were registered after aortic cross clamping.
Under ongoing norepinephrine infusion, coronary dilatory reserve
was documented by T.M. at peak reactive hyperemia after 20 sec
occlusion of the left coronary artery. Finally, a coronary angio-
graphy was made to ascertain complete closure of the constrictors.

Results

a) <u>Contractility and contractile reserve</u>: Left ventricular function curves (see Fig. 1 upper panel) did not differ between normal dogs and dogs with chronic coronary artery occlusions under
control conditions and after norepinephrine. Also after aortocoronary bypass there was no significant difference from normal
dogs. Dp/dt_{max} during cross clamping before and after norepinephrine (see Fig. 1 lower panel) was also nearly identical in
normal dogs and dogs with coronary occlusions before and after
aortocoronary bypass.

b) <u>Regional myocardial blood flow</u>: Under control conditions (see
Fig. 2 upper panel), regional myocardial flow was homogeneously
distributed in every group. The endo/epi ratio was not different
from unity in all groups (p >0.05). The ratio of diastolic pe-
ripheral coronary pressure and aortic pressure in group B was
0.32. With open bypass (group B), this ratio increased to 0.98.
During norepinephrine infusion (middle panel), myocardial blood
flow rose homogeneously in both the LAD and LC area in normal
dogs. The endo/epi ratio was 1.43. In dogs with chronic coronary
occlusions, the blood flow to the subendocardium supplied by
the LAD was significantly higher than the respective value in
normal dogs (p< 0.05). The subendocardium supplied by collaterals
received significantly less blood than the corresponding area in
normal dogs (p< 0.05). After aortocoronary bypass the normal
blood flow distribution was restored. During norepinephrine and
reactive hyperemia (see Fig. 2 lower panel), the coronary dilatory reserve was not significantly different for the subepi- and
subendocardium (p> 0.05) in normal dogs.

In dogs with coronary occlusions the LAD area showed a normal
coronary reserve, while the collateral dependent area had a significantly reduced flow capacity. The endo/epi ratio was 0.63.
In normal dogs, blood flow to the different compartments during
norepinephrine plus reactive hyperemia is significantly higher
(p< 0.05) than during norepinephrine alone. In dogs with chronic
occlusions, however, the blood flow distribution is not significantly different between both conditions (p> 0.05).

Discussion

Our results show that contractility and contractile reserve in
dogs with two chronically occluded arteries but without infarc-

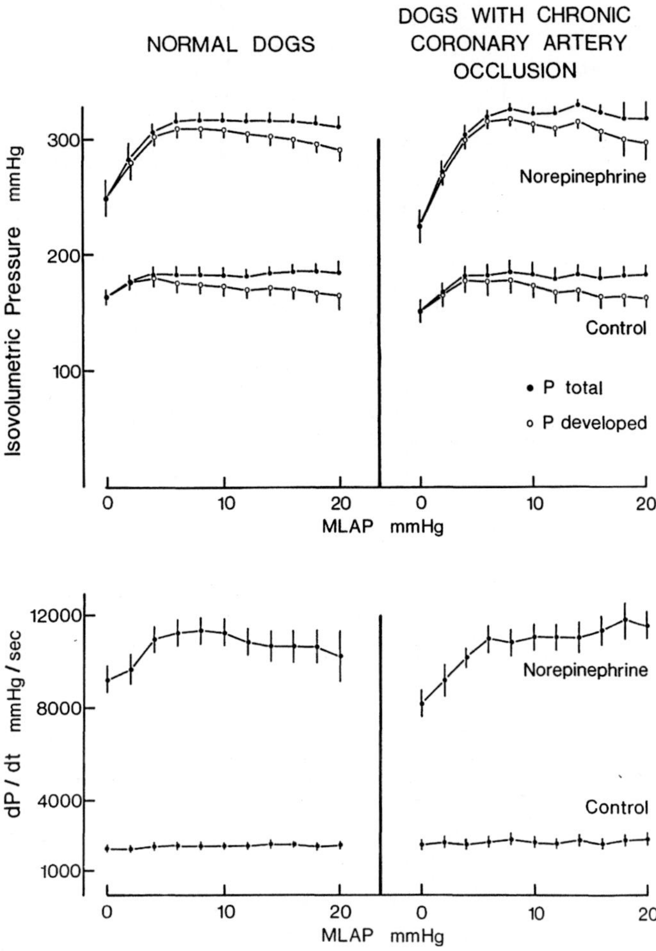

Fig.1. Mean values of peak left ventricular systolic pressure and peak left ventricular dp/dt$_{max}$ after cross clamping of the aorta for normal dogs and for dogs with chronic coronary artery occlusions

tion is in the normal range. In normal dogs, norepinephrine infusion did not result in maximal coronary flow, but only 57% thereof. Dogs with chronic coronary occlusions, however, required the entire coronary reserve in areas that were supplied by a normal coronary artery, whereas areas supplied by collaterals became ischemic. Opening of an aortocoronary bypass restored normal flow to the previously ischemic areas and reduced flow to areas supplied by a normal artery. These findings suggest that because of the relative ischemia in the collateralized area during stress, local contractile force decreases. To compensate for this decrease in regional myocardial function, contractile behavior in the normal area increases, reflected by an increased myocardial flow above the normal level.

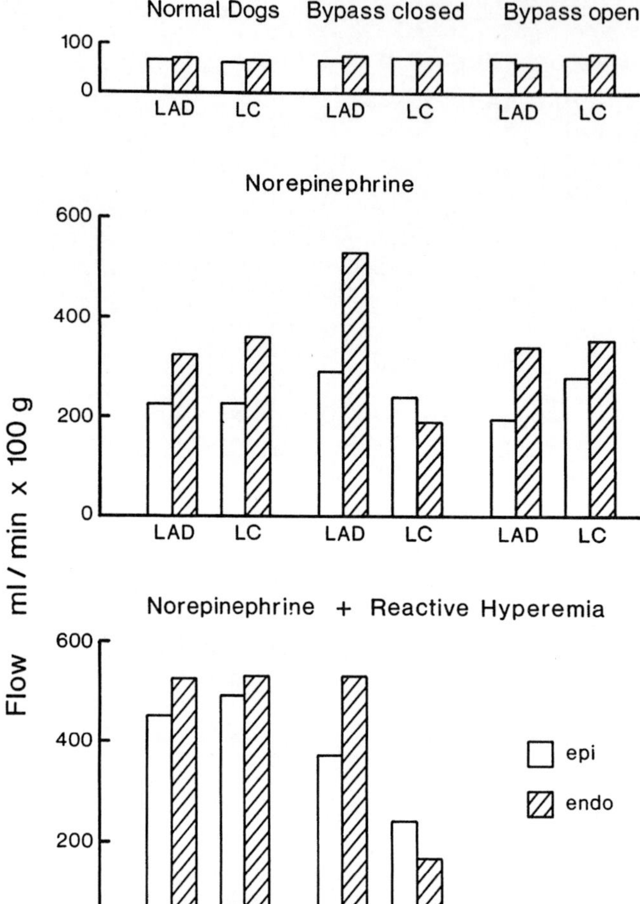

Fig.2. Myocardial blood flow distribution of the left ventricle under control conditions (upper panel), during norepinephrine infusion and during norepinephrine infusion plus reactive hyperemia. LAD = area supplied by left anterior descending branch; LC = area supplied by left circumflex branch; epi = subepicardial layer; endo = subendocardial layer; CCO = chronic coronary occlusions

Summary

Peak isovolumetric left ventricular pressure and dp/dt_{max} before and after norepinephrine (N.E.) infusion and cross-clamping of the aorta was identical in normal dogs and in dogs with chronic coronary artery occlusion (C.C.O.) before and after aortocoronary bypass. In normal dogs, coronary reserve was 7.9 and 7.4 times control for the subendocardium and the subepicardium. After C.C.O.,

coronary reserve was 7.O and 5.7 times control in the normal
area and 2.4 and 3.5 times control in the collateral dependent
area (endo vs. epi). After N.E. myocardial blood flow increased
to 57% of the coronary reserve in normal dogs, and to 100% in
dogs with C.C.O. After bypass, myocardial blood flow normalized.
In dogs with C.C.O., N.E. stimulated the contractile reserve
maximally and the coronary reserve is completely expended.

Zusammenfassung

Der isovolumetrische linksventrikuläre Spitzendruck und dp/dt_{max}
vor und nach Norepinephrin-Infusion (N.E.) und Crossclamping der
Aorta als Maß für die Kontraktilitätsreserve war gleich bei normalen Hunden und bei Hunden mit chronischem Coronarverschluß
(C.V.) vor und nach aortocoronarem Bypass. Bei normalen Hunden
war die Coronarreserve 7,9-fach und 7,4-fach höher als in Kontrolle für das Subendokard und das Subepikard. Bei C.V. war die
Coronarreserve 7,O-fach und 5,7-fach höher als in Kontrolle im
Normalgebiet und 2,4-fach sowie 3,5-fach höher im kollateralab-
hängigen Gebiet (endo bzw. epi). Unter N.E. stieg der myokardiale
Blutfluß auf 57% der Coronarreserve bei Normaltieren, bei Hunden
mit C.V. auf 100%. Nach Bypass war der myokardiale Fluß identisch
wie bei normalen Hunden. Bei Hunden mit C.V. stimuliert N.E. die
Kontraktilitätsreserve maximal, so daß die gesamte Coronarreserve gebraucht wird.

Dr. W. Flameng, Kardiovaskuläre Abteilung am Zentrum für Chirurgie der Justus-Liebig-Universität Giessen, Klinikstraße,
6300 Giessen

31. Myokarddurchblutung und Ventrikelfunktion in Abhängigkeit von der Infarktgröße*

R. H. Wirth, R. Finke, U. Mittmann, J. H. Müller, D. Opherk und J. Schmier

Abteilung für Experimentelle Chirurgie (Direktor: Prof. Dr. J. Schmier) der Chirurgischen Universitätsklinik und der Abteilung Innere Medizin III (Kardiologie) des Zentrums für Innere Medizin, Universität Heidelberg (Direktor: Prof. Dr. W. Kübler)

Vor coronarchirurgischen Eingriffen gewinnt die Messung der Myokarddurchblutung und Ventrikelfunktion zunehmende Bedeutung. Die mit der Argonfremdgasmethode (1) gemessene Myokarddurchblutung und die vom linken Kammerdruck abgeleitete Ventrikelfunktion beziehen sich auf das gesamte linksventriculäre Myokard. Nach Coronarverschluß kann eine kompensatorische Funktionssteigerung des nicht betroffenen Myokards die tatsächliche Größe des ischämischen Bereichs verschleiern. In den vorliegenden Versuchen wird die Infarktgröße bestimmt, die zu einer Veränderung der Gesamtdurchblutung und der Funktion des linken Ventrikels führt.

Methodik

Bei 8 Hunden werden in N_2O/O_2-Narkose durch drei aufeinanderfolgende akute Ligaturen von Seitenästen des R. descendens der linken Coronararterie Infarkte von 5 ± 1,5%, 13 ± 1,7% und 17 ± 5,3% Größe des linken Ventrikels erzeugt. Es werden die Coronardurchblutung am R. descendens und R. circumflexus (elektromagnetisch, CF_{LAD}, CF_{CCA}), die Gesamtmyokarddurchblutung des linken Ventrikels (Argon, MBF_{Ar}) und gleichzeitig die regionale Myokarddurchblutung im Ischämiebereich (Xenon-133-Clearance, MBF_{Xe}) nach intracoronarieller Injektion von 500 µCi ^{133}Xe in 1 ml 0,9% NaCl gemessen. Da nach Coronarverschluß die dilatatorische Reserve des Coronarbettes früher als die Ruhedurchblutung beeinträchtigt ist, werden die Durchblutungswerte unter maximaler Coronardilatation durch Dipyridamol (0,4 mg·kg^{-1}) bestimmt (Abb. 1).

Als Parameter der Kammerfunktion werden der linke Ventrikeldruck (LVP), der enddiastolische Ventrikeldruck (LVEDP) und die maximale Druckanstiegsgeschwindigkeit (dp/dt_{max}) mit einem Mikro-Tip-Manometer ermittelt. Die maximale Verkürzungsgeschwindigkeit der kontraktilen Elemente (V_{max}) wird bestimmt. Das EKG wird fortlau-

* Mit Unterstützung der Deutschen Forschungsgemeinschaft, Sonderforschungsbereich 90, Heidelberg

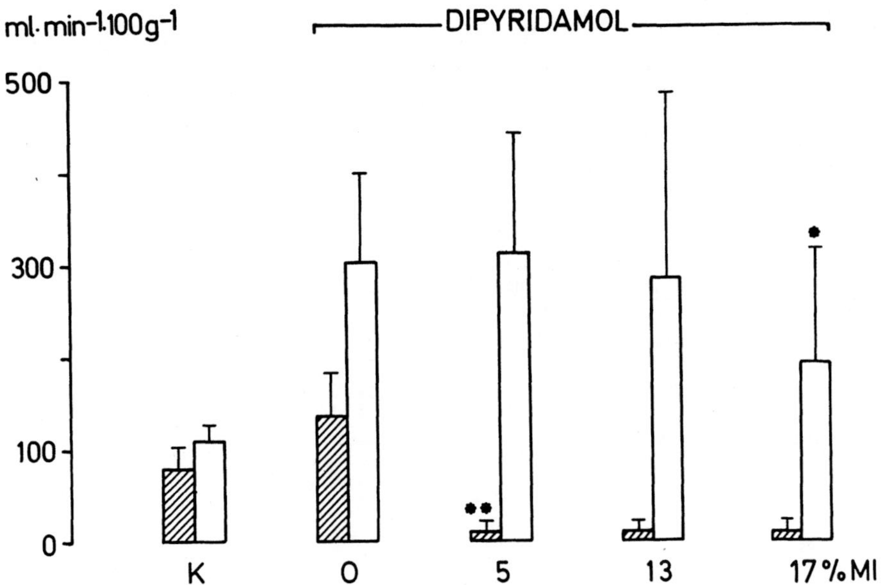

Abb.1. Mittelwerte von 8 Hunden der regionalen Myokarddurchblutung (MBF$_{Xe}$) und der Gesamtdurchblutung des linken Ventrikels (MBF$_{Ar}$) in Ruhe (K) und bei 0, 5, 13 und 17% Myokardinfarkt (MI) unter maximaler Vasodilatation durch Dipyridamol (0,4 mg·kg⁻¹). MBF$_{Xe}$ ist bei 5% MI (p< 0,001) und MBF$_{Ar}$ bei 17% MI vermindert (p< 0,02). □ MBF$_{Ar}$, ▨ MBF$_{Xe}$, Signifikanz beim gepaarten T-Test, $^+$p< 0,02, $^{++}$p< 0,001 gegenüber 0% MI

fend abgeleitet und der arterielle Druck (AP) kontinuierlich gemessen. Um eine Beeinträchtigung der Ergebnisse durch die beim Hundemyokard häufig hohe Collateraldurchblutung zu vermeiden, werden nur Herzen mit einer Collateraldurchblutung von weniger als 15 ml·100 g⁻¹·min⁻¹ ausgewertet. Das Volumen des linken Ventrikels und des Infarktgebietes wird postmortal aus Coronarkorrosionspräparaten ermittelt (3). Dem linken Ventrikel wird ein Halbellipsoid zugrunde gelegt, das infarcierte Gebiet wird als Kegelstumpf betrachtet.

Ergebnisse

Nach Dipyridamol steigt die MBF$_{Xe}$ auf 160% und die MBF$_{Ar}$ auf 280% an (Abb. 1). Erst nach 17% Infarcierung des linken Ventrikels fällt die MBF$_{Ar}$ von 302 ± 98 ml·100 g⁻¹·min⁻¹ auf 195 ± 126 ml·100 g⁻¹·min⁻¹ (p< 0,02) ab. Die MBF$_{Xe}$ ist bereits bei 5% Myokardausfall mit 10 ml·100 g⁻¹·min⁻¹ signifikant vermindert (p< 0,001). Der LVEDP steigt nach 13% Myokardinfarkt von 7,6 ± 2,8 mm Hg auf 10,2 ± 3,4 mm Hg an (Tabelle 1). V$_{max}$ nimmt nach 13% Myokardausfall von 3,19 ± 0,61 ML·sec⁻¹ auf 2,38 ± 0,36 ML·sec⁻¹ ab (p< 0,05). Dp/dt$_{max}$ fällt bei gleich großem Infarkt von 3371 ± 453 mm Hg·sec⁻¹ auf 2750 ± 625 mm Hg·sec⁻¹ (p< 0,05) ab. Bei 13% Infarkt beträgt die Abnahme der Gesamtcoronardurchblutung

Tabelle 1. Mittelwerte (n = 8) des LVP, LVEDP, V_{max}, dp/dt_{max} und CF_{LAD} in Ruhe und bei O, 5, 13 und 17% Myokardinfarkt unter Dipyridamoleinfluß (O,4 mg·kg^{-1}). V_{max} und dp/dt_{max} sind bei 13% MI (p< O,05) und CF_{LAD} bei 17% MI (p< O,O5) vermindert. LVP ändert sich nicht, LVEDP nimmt deutlich zu. Signifikanz beim gepaarten T-Test gegenüber O% MI, [+]p< O,05, [++]p< O,02, [+++]p< O,01. ± s Standardabweichung

		LVP mm Hg	LVEDP mm Hg	dp/dt_{max} mm Hg·sec^{-1}	V_{max} ML·sec^{-1}	CF_{LAD} ml·min^{-1}
Kontrolle	m	111	5,4	2900	3,05	41
	± s	9,3	3,4	490	O,48	20
				DIPYRIDAMOL		
O% MI	m	118	7,6	3371	3,19	141
	± s	18	2,8	453	O,61	69
5% MI	m	120	8,3	3066	2,96	146
	± s	12	3,3	468	O,81	69
13% MI	m	122	10,2	2750	2,38	126
	± s	9	3,4	625	O,36	69
17% MI	m	117	9,9	2390	2,32	58
	± s	14	5,1	575	O,38	22

(CF_{LAD} und CF_{CCA}) 18% (p<O,O5) und bei 17% Infarkt 47% (p< O,O2). Die Herzfrequenz bleibt im Normbereich.

Diskussion

Der methodische Fehler der Argonfremdgasmethode wird für kleine Durchblutungen und punktförmige Analysen mit ± 3% angegeben. Bei maximaler Coronardilatation kann er ± 15% betragen (4).

Ein Myokardinfarkt, der die Gesamtdurchblutung des linken Ventrikels um weniger als 15% einschränkt, kann daher durch diese Methode nicht nachgewiesen werden. Regionale Durchblutungsminderungen durch Myokardausfälle von 5% des linken Ventrikels werden durch die Auswaschmethode mit Xenon erfaßt. Bei hohen Flüssen versagt diese Methode aufgrund des nicht ausreichend schnellen Gasaustausches zwischen Blut und Myokard (2). 13% Myokardausfall des linken Ventrikels führen zu einer deutlichen Verminderung der Gesamtcoronardurchblutung. Diese bewirkt eine Verschlechterung der Kammerfunktion, die in der Abnahme von V_{max} und dp/dt_{max} zum Ausdruck kommt.

Zusammenfassung

Bei 8 Hunden werden nacheinander 3 Seitenäste des R. descendens der linken Coronararterie ligiert. Es wird jeweils die Coronarreserve nach Injektion von Dipyridamol (O,4 mg·kg^{-1}) bestimmt. Nach Ausfall bis zu 13% Myokard des linken Ventrikels nimmt die

Gesamtventrikelfunktion, beurteilt an V_{max} und dp/dt_{max}, signifikant ab ($p < 0,05$). Regionale Flußmessungen mit der Xenonauswaschmethode erfassen bereits Infarkte von 5% des linken Ventrikels. Dagegen ist die Gesamtdurchblutung des Herzens, gemessen mit der Argonfremdgasmethode, erst bei 17% Myokardausfall des linken Ventrikels signifikant vermindert.

Summary

In eight dogs three branches of the left anterior descending coronary artery were occluded by successive ligations. Each time coronary flow reserve was measured by injecting dipyridamole ($0.4 \ mg \cdot kg^{-1}$). After an infarction of 13% of the left ventricle there was a significant decrease of V_{max} and dp/dt_{max} ($p < 0.05$). Measurements of regional myocardial blood flow detected an infarction of 5% of the left ventricle, whereas the total myocardial blood flow was reduced significantly when 17% of the left ventricle was infarcted.

Literatur

1. BRETSCHNEIDER, H.J., COTT, L., HILGERT, G., PROBST, R., RAU, G.: Gaschromatographische Trennung und Analyse von Argon als Basis einer neuen Fremdgasmethode zur Durchblutungsmessung von Organen. Verh. dtsch. Ges. Kreisl.-Forsch. 32, 267 (1966)
2. HIRZEL, H.O., KRAYENBÜHL, H.P.: Validity of the 133 Xenon method for measuring coronary blood flow. Comparison with coronary sinus outflow determined by an electromagnetic flowprobe. Pflügers Arch. ges. Physiol. 349, 159 (1974)
3. KRAYENBÜHL, H.P.: Die Dynamik und Kontraktilität des linken Ventrikels. Bibl. cardiol. (Basel) 23 (1969)
4. RAU, G.: Messung der Koronardurchblutung mit der Argonfremdgasmethode. Arch. Kreisl.-Forsch. 58, 322 (1968)

Dr. R.H. Wirth, Abteilung für Experimentelle Chirurgie, Chirurgische Universitätsklinik Heidelberg, Im Neuenheimer Feld 347, 6900 Heidelberg

32. Tierexperimentelle Erfahrungen mit einer neuen intrakardialen Pacemaker-Elektrode

I. Babotai, W. E. Meier und E. Schölzel

Forschungsabteilung der Chirurgischen Universitätsklinik A,
Kantonsspital Zürich (Direktor: Prof. Dr. Å. Senning)

Die frühpostoperative Dislokation stellt immer noch die häufig-
ste Komplikation bei Anwendung der intrakardialen Schrittmacher-
elektroden dar. Es wurden verschiedene Versuche unternommen, diese oft folgenschwere Komplikation durch geeignete Konstruktion
der Elektrode zu verhindern. Bei allen bisherigen Versuchen erfolgte die Fixation der Elektrode durch myokard-verletzende
Stahlwiderhaken (1, 2) oder Kunststoffborsten (3).

Im Experimentallabor unserer Klinik wurde eine neue spiralförmige intrakardiale Elektrode[1] entwickelt, die durch Drehung im
Ventrikel zwischen die Trabekel geschraubt werden kann, ohne
dabei das Myokard zu verletzen.

Die Elektrode

Der Kopf der neuen intrakardialen Elektrode ist eine vorne ge-
schlossene Doppelspirale aus 0,5 mm dickem Platin-Iridum-Draht.
Die Spirale besteht aus 1 1/2 Windungen mit einem Außendurch-
messer von 3 mm. Der Abstand zwischen den Windungen beträgt
ca. 1,5 mm und die Gesamtfläche ist ca. 30 mm². Die Elektrodenzuleitung ist wie üblich, eine mit Silikongummi überzogene Elgi-
loy-Spirale. Der spiralförmige Elektrodenkopf entspricht einem
Rechtsgewinde. Bei der Implantation wird der Elektrodenkopf mit
2 - 3 Rechtsdrehungen an der Elektrodenzuleitung zwischen die
Trabekel des rechten Ventrikels geschraubt. Soll die Position
der Elektrode verändert werden, kann man sie durch Linksdrehung
wieder befreien. Außer einem auch bei anderen Elektroden üblichen Führungsmandrin wird bei der Implantation nichts weiter benötigt (Abb. 1).

Methodik

An 7 Bastardhunden verschiedenen Geschlechts mit einem Gewicht
von 20 - 35 kg wurde in Allgemeinanaesthesie die rechte Vena

---

[1]Typ MO75: VITATRON MEDICAL, Dieren/Holland

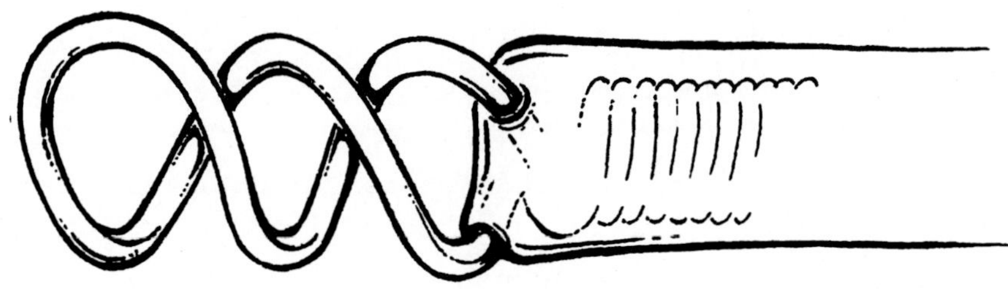

Abb.1. Schematische Darstellung der neuen intrakardialen Spiral-elektrode

jugularis freigelegt. Durch eine Incision wurde die Elektrode
in die Vene eingeführt und mit Hilfe des Führungsmandrins unter
Röntgenkontrolle in den rechten Ventrikel vorgeschoben. Hier
wurde sie im Bereich der Ventrikelspitze mit 2 - 3 Rechtsdrehungen zwischen die Trabekel geschraubt. Nach Entfernung des Mandrins
wurde der gute Sitz der Elektrode durch Zug geprüft, wobei im
Röntgenbild eine deutliche Einstülpung des rechten Ventrikels
zu beobachten war. Danach wurde die Reizschwelle mit einem ex-
ternen Pacemaker bei 1 ms Impulsdauer bestimmt und anschließend
die Elektrode mit einem um die Vena jugularis geschlungenen Cat-
gut-Faden fixiert. Das periphere Elektrodenende wurde subcutan
am Rücken des Tieres zwischen den Schulterblättern versorgt
(Tabelle 1).

Tabelle 1. Reizschwellenverlauf der neuen intrakardialen Spiral-
elektrode (7 Hunde)

Hund Nr.	Intraop.	postop. Tage		
		14.	21.	80.
443	0,6 mA	2 mA	2 mA	2 mA
457	0,8 "	2 "	1,7 "	1,8 "
307	1,4 "	4 "	5 "	3,8 "
825	0,9 "	1 "	1,4 "	1,7 "
137	0,7 "	2,3 "	2,3 "	1,5 "
243	0,6 "	2,5 "	2,2 "	1,6 "
553	0,5 "	2,5 "	2,3 "	2 "

Am 14., 21. und 80. postoperativen Tag legten wir die Elektrode
zwecks erneuter Reizschwellenmessung frei, wobei jeweils auch
die Elektrodenlage röntgenologisch kontrolliert wurde. Am 80.
postoperativen Tag wurden 6 der 7 Tiere getötet und das Herz
mit der Elektrode für histologische Untersuchungen entnommen.
Eins der Tiere steht uns für weitere Beobachtung zur Verfügung.

Resultate

Nach 80 Tagen Implantationsdauer waren alle Elektroden gut einge-
wachsen und mechanisch gut fixiert. Es konnte weder eine Elektro-
dendislokation noch eine Myokardperforation beobachtet werden.
Die von Zeit zu Zeit durchgeführte Röntgenkontrolle zeigte keinerlei Anhaltspunkte für eine Veränderung der Elektrodenlage.
Der postoperative Verlauf der Reizschwelle ist in der Tabelle 1
dargestellt. Mit einer Ausnahme (Nr. 307) lag die Reizschwelle
intraoperativ bei allen Hunden unter 1 mA, im Mittel bei 0,8 mA.
Am 14. postoperativen Tag betrug die Reizschwelle im Mittel
2,3 mA, und bis zum 80. postoperativen Tag ist sie im Mittel
auf 2 mA gesunken.

Die Untersuchung der nach Tötung der Versuchstiere freipräpa-
rierten Herzen ergab folgendes Bild: Sämtliche Elektroden sind
fest im Myokard der rechten Ventrikelspitze verankert und können
nicht ohne Zerstörung der Muskulatur entfernt werden. Die Windungen des Elektrodenkopfes sind z.T. subendokardial oder sub-
epikardial sichtbar und zusammen mit der im Bereich der Trabekel-
muskulatur gelegenen Elektrodenzuleitung fibrös eingescheidet.
Im Myokard sind die Muskelfasern durch die Windungen der Elektrode auseinandergedrängt und zirkulär um diese angeordnet.
Muskelverletzungen sind nicht sichtbar. Der Innenraum der Spirale ist fibrosiert. Gegen das Myokard hin besteht dagegen nur
eine dünne, aufgelockerte Fibrosezone, welche im Mittel 60 µm
beträgt. Der Minimalabstand zwischen Elektrodendraht und Muskelfasern lag bei 5 Hunden zwischen 31 µm und 93 µm (Hund Nr. 307).

Diskussion

Die von uns entwickelte neuartige intrakardiale Schraubelektrode
läßt sich durch einfache Drehung ohne Verletzung des Myokards
zwischen den Trabekeln fixieren. Die Trabekel legen sich bei
Einschrauben der Elektrode in die Zwischenräume der Spirale und
sorgen somit nicht nur für eine gute mechanische Fixation, sondern auch für einen guten elektrischen Kontakt zwischen Reiz-
elektrode und reizbarem Gewebe. Durch die weitgehende Ruhigstellung des Elektrodenkopfes wird die Reibung zwischen Muskelfasern und Elektrodendraht niedrig gehalten und damit die proli-
ferative Bindegewebsbildung auf ein Minimum reduziert. Die schma-
le Fibrosezone zwischen Muskulatur und Elektrodendraht mit einem
Minimalabstand von durchschnittlich 63 µm bewirkt nur eine geringe Reizschwellenerhöhung. Die intraoperativen Reizschwellen-
werte könnten durch Reduktion der Elektrodenoberfläche weiter
gesenkt werden, was durch Isolierung einer Spiralhälfte erreicht
werden kann. Diesbezügliche Untersuchungen werden durchgeführt.

Zusammenfassung

Zur Reduktion der Dislokationsrate intrakardialer Schrittmacher-
elektroden wurde eine neue Elektrode entwickelt. Der Kopf der
neuen Elektrode ist spiralförmig ausgebildet und läßt sich im
rechten Ventrikel durch Einschrauben zwischen die Trabekel einfach fixieren. Da der Elektrodenkopf keine scharfen Haken aufweist, wird das Myokard bei der Verankerung der Elektrode nicht
verletzt.

Summary

In order to reduce the rate of dislocation of intracardiac pacemaker electrodes, a new electrode was developed. The tip of this
new electrode is helical and can be fixed between the trabecles
of the right ventricle by clockwise rotation. Since the tip of
this new electrode has no sharp hooks the myocard cannot be
damaged by fixation.

Literatur

1. WENDE, U., SCHALDACH, M.: Neue intrakardiale Schrittmacher-
   elektrode zur Vermeidung von Dislokationen bei stark dila-
   tiertem Ventrikel. Dtsch. med. Wschr. 95, 2026 (1970)
2. IRNICH, W., BLEIFELD, W., EFFERT, S.: Permanente transve-
   nöse Elektrostimulation des Herzens mit einer myokardial-
   fixierten Elektrode. Thoraxchirurgie 20, 440 (1972)
3. SCHMITT, G., HAUSS, W.H.: Tierexperimente mit einem neu
   entwickelten transvenösen Herzkatheter. Wiederbelebung Organ-
   ersatz u. Intensivmedizin Suppl. 2, 11 (1971)

Dr. I. Babotai, Kantonsspital Zürich, Chirurgische Universitätsklinik A, Rämistraße 100, CH-8091 Zürich

33. Frequenzoptimierung bei chronischer Herzschrittmachertherapie

F. M. Grögler[1], H. Klein[2], P. Rathsack[2] und H. G. Borst[1]

[1]Klinik für Thorax-, Herz- und Gefäßchirurgie und
[2]Abteilung Kardiologie, Department Innere Medizin, Medizinische Hochschule Hannover

Die Anpassung des Herz-Zeit-Volumens an den jeweiligen Bedarf kann bei Schrittmacherpatienten mit permanenten bradykarden Herzrhythmusstörungen nur durch Veränderung des Schlagvolumens erfolgen. Die Schlagvolumenvariabilität ist jedoch bei myokardialer Insuffizienz erheblich eingeschränkt (3, 6, 8, 10): Mit den daraus resultierenden negativen hämodynamischen Folgen ist bei 30 bis 55% aller Schrittmacherpatienten zu rechnen (2, 7, 9). Bei dieser Patientengruppe erscheinen daher hämodynamische Untersuchungen und die Implantation von frequenzvariablen Generatoren sinnvoll. Als einfache und noninvasive HZV-Meßmethode wurde dabei die Aussagekraft der Impedanz-Kardiographie überprüft (4).

Material und Methodik

Bei 15 Patienten zwischen 56 und 82 Jahren (mittleres Alter 70 Jahre) mit bradykarden Rhythmusstörungen und unterschiedlichen Graden myokardialer Insuffizienz wurden vor Schrittmacherimplantation unter temporärer externer Herzstimulierung die Pumpleistung des Herzens im Frequenzbereich von Eigenrhythmus bis 140/min in Ruhe und während Belastung auf dem Fahrradergometer (30 bis 50 Watt) ermittelt. 3 Patienten konnten nicht belastet werden: 1 Patientin wegen mangelnder Mobilität bei beidseitiger Coxarthrose, 2 Patienten wegen Herzinsuffizienz Grad IV (NYHA). Die HZV-Messung erfolgte simultan mit Thermodilution (Edwards Cardiac Output Computer Mod. 5910) und durch Impedanz-Kardiographie (IFM-Minnesota Impedance Cardiograph Mod. 304 A). Gleichzeitig wurden die Drucke in der Pulmonalarterie und der Arteria radialis direkt gemessen und die arteriellen und venösen O_2-Sättigungen jeweils bei einer Frequenz von 60, 100 und 140/min bestimmt. Die so erhobenen Daten wurden durch einen Rechner (HP 9100 mit Plotter) ausgewertet. Nach Implantation von frequenzprogrammierbaren Herzschrittmachern (Cordis Omni-Stanicor) wurden die Generatoren entsprechend der errechneten Optimalfrequenzen eingestellt.

Ergebnisse

1. Bei allen Patienten konnten individuelle Optimal-Frequenzen
   (OF) ermittelt werden. Die OF in Ruhe lagen zwischen 62 und
   120/min, bei Belastung zwischen 64 und 140/min. Die optimalen
   Frequenzbereiche waren umso enger und die OF lagen umso höher,
   je ausgeprägter der Grad der myokardialen Insuffizienz war
   (s. Abb. 1 und 2).

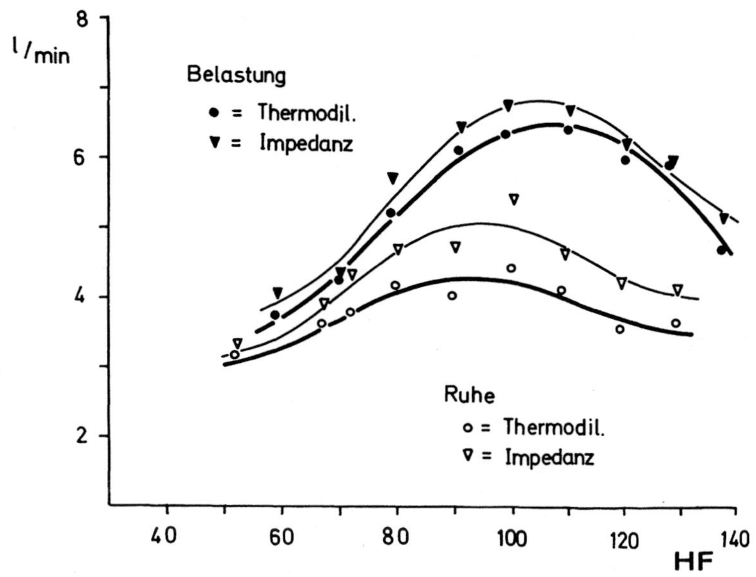

Abb.1. Frequenzabhängigkeit des HMV bei einem 71jährigen Patienten mit Bradyarrhythmie und Herzinsuffizienz III° in Ruhe und bei Belastung (30 Watt)

2. Die ermittelten HMV-Werte in Ruhe und Belastung bei einer
   Frequenz von 70/min und OF sind in Abb. 2 graphisch und in
   Tabelle 1 statistisch wiedergegeben. Die wesentlichsten HMV-
   Differenzen zwischen einer Frequenz von 70/min und OF sowohl
   in Ruhe als auch bei Belastung traten wiederum bei Patienten
   mit ausgeprägter Herzinsuffizienz auf.

3. Korrelationsberechnungen zwischen den HZV-Meßmethoden Thermodilution und Impedanz-Kardiographie zeigten beim Vergleich
   der HMV-Einzelwerte (n = 201) eine gute Übereinstimmung mit
   r = 0,93, m = 0,96 und b = 0,90.
   Auch der Vergleich der aus den maschinell errechneten HZV-Dia-
   grammen entnommenen OF zwischen den beiden Meßmethoden ergab
   gute Übereinstimmung: r = 0,98, m = 0,89, b = 9,32.

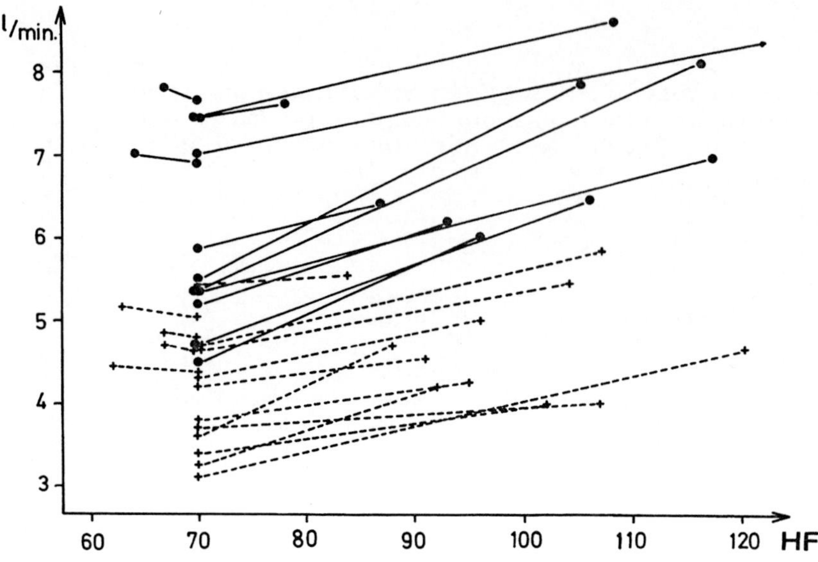

Abb.2. HMV-Veränderung (Thermodilution) von Frequenz 70/min auf Optimal-Frequenz bei 15 Patienten in Ruhe (gestrichelte Linien) und bei 12 Patienten unter Belastung (durchgezogene Linien)

Tabelle 1. HMV-Veränderung (Thermodilution)

	HMV l/min F 70/min Ruhe	HMV l/min OF Ruhe	HMV l/min F 70/min Belastung	HMV l/min OF Belastung
n	15	15	12	12
x_{min}	3,12	4,0	4,5	6,0
x_{max}	5,4	5,85	7,65	8,8
$\bar{x}$	4,19	4,74	6,15	7,41
$s_{\bar{x}}$	0,19	0,15	0,35	0,28

Diskussion

Im Gegensatz zu den Bedingungen bei suffizientem Myokard erweisen sich Veränderungen des HMV bei Herzinsuffizienz als in erster Linie frequenzabhängig. Diese schon durch klinische Untersuchungen bei Schrittmacherpatienten von McGREGOR, SOWTON und GERHARD et al. sowie durch tierexperimentelle Studien von MITSUI et al. erhobenen Befunde konnten durch die vorliegende Arbeit bestätigt werden.

Die höchsten ermittelten HMV-Werte ergeben sich besonders bei Patienten mit ausgeprägter Herzinsuffizienz im hochfrequenten Bereich bei 90 bis 120/min. Da der myokardiale O_2-Verbrauch bei

steigender Herzfrequenz ebenfalls ansteigt (1, 5), müssen bei
hohen OF hinsichtlich der therapeutischen Konsequenzen Kompro-
misse eingegangen werden. Dies gilt besonders bei Patienten, bei
denen eine Coronarinsuffizienz vorliegt.

Bei tierexperimentellen Studien konnte unter normovolämischen
Kreislaufbedingungen eine gute Korrelation der Impedanz-Kardiographie gegenüber der elektromagnetischen Flußmessung festgestellt werden (4). Diese Befunde wurden nunmehr klinisch bestätigt. Die Impedanz-Kardiographie erscheint daher zur HMV-
Messung bei Schrittmacherpatienten als einfache und noninvasive
Methode gut geeignet.

Zusammenfassung

Bei 15 Schrittmacherpatienten wurden hämodynamische Untersuchungen in Ruhe und unter Belastung mittels Thermodilution und Impedanz-Kardiographie durchgeführt. Besonders bei ausgeprägter Herzinsuffizienz wurden individuelle Optimal-Frequenzen ermittelt,
die im Bereich zwischen 90 und 120/min lagen. Die mittlere HMV-
Zunahme betrug dabei 1,3 l/min gegenüber einer Stimulationsfre-
quenz von 70/min. Die Impedanz-Kardiographie erscheint als HMV-
Meßmethodik bei Schrittmacherpatienten gut geeignet.

Summary

Hemodynamic studies were performed in 15 pacemaker patients at
rest and during exercise by thermodilution technique and impedance cardiography. Particularly in myocardial failure, individual
optimal heart rates were observed, ranging from 90 to 120/min.
Mean increase of cardiac output at optimal pacing rate was 1.3
l/min against stimulation at 70/min. Impedance cardiography
showed high correlation to thermodilution technique.

Literatur

1. BERGLUND, E., et al.: Acta phys. scand. 42, 185 (1958)
2. DOLDER, A., et al.: Dtsch. med. Wschr. 41, 2070 (1975)
3. GERHARD, W., et al.: Dtsch. med. Wschr. 92, 1488 (1967)
4. GRÖGLER, F.M.: Thoraxchir. Vasc. Chir., im Druck
5. LAURENT, D., et al.: Amer. J. Physiol. 185, 355 (1956)
6. McGREGOR, M., et al.: Circulat. Res., Suppl. II, 14, 215 (1964)
7. McLAUGHLIN, J.S., et al.: J. thorac. cardiovasc. Surg. 66,
   771 (1973)
8. MITSUI, T., et al.: Jap. Circulat. J. 38, 143 (1974)
9. SEREMETIS, M.G., et al.: Amer. Heart J. 85, 739 (1973)
10. SOWTON, E.: Brit. Heart J. 26, 737 (1964)

Dr. F.M. Grögler, Klinik für Thorax-, Herz- und Gefäßchirurgie,
Medizinische Hochschule, Karl-Wiechert-Allee 9, 3000 Hannover 62

34. Kriterien zur Auswahl eines Membran-Oxygenators für die Langzeitoxygenierung

D. Birnbaum, R. Eisele und R. Thom

Chirurgische Klinik, Klinikum Charlottenburg der Freien Universität Berlin (Direktor: Prof. Dr. E.S. Bücherl)

Der Membran-Oxygenator wird nicht nur bei der Herzchirurgie zunehmend eingesetzt, sondern auch zur Behandlung der Lungeninsuffizienz. Hohe Gasaustauschraten bei kleiner Kontaktfläche und kurzer Kontaktzeit sowie physiologische Rheologie sind Forderungen, die an einen solchen Oxygenator gestellt werden. Zur Zeit stehen mindestens 7 Modelle zur Verfügung. Die Leistungsfähigkeit läßt sich schwer beurteilen, da vergleichende Untersuchungen besonders unter Berücksichtigung der unerwünschten Nebenwirkungen fehlen. Wir haben 5 Oxygenator-Typen (Tabelle 1), die je mit verschieden großen Oberflächen bei gleichem Konstruktionsprinzip zu erhalten sind, im Tierexperiment untersucht und anhand gewonnener Daten verglichen. Selbstverständlich ist die Untersuchung von Oxygenatoren im Rezirkulationsversuch möglich. Der Vorteil des Tierexperimentes liegt in der einfachen und zuverlässigen Desoxygenierung und Einhaltung physiologischer Säure- und Basenverhältnisse. Zum weiteren ist die Wechselwirkung des Kontaktmediums mit dem Organismus für die Beurteilung von Traumatisierungen von Bedeutung. In unserer Versuchsanordnung sind weitgehend vergleichbare Bedingungen geschaffen worden.

Tabelle 1

Membran-Oxygenator	Zahl der Experimente	Oberfläche Testmodel m^2	Füllvolumen ml	RBF[a] (ml/min)	
				Firmenabgabe	ermittelter Wert
Dua-Lung (Gener.-Electr.)	3	1,0	318 ± 18	1000	1245 – 1995
Edw.-Landé (Krauth, Hambg.)	4	1,0	175 ± 25	500	300 – 650
Modu-Lung	3	1,5	$260^{\triangle} \pm 10$	1500	1280 – 1520
(Travenol)	2	0,75	$130^{\triangle} \pm 8$	750	805 – 890
Spiral-Coil (Sci-Med)	3	1,5	155 ± 10	1500	1380 – 1720
Teflo-Lung (Travenol)	3	2,25	475 ± 20	6000	5200 – 5800[†]

† = im Rezirkulationsversuch ermittelt; a = "Rated Blood Flow"
△ = bei "shim pressure" von 200 Torr

Methodik

Hunde (18 - 28 kg) wurden mit Trapanal-Halothan narkotisiert
und bei Bedarf mit Alloferin relaxiert. Sie wurden mit einem
Bennett-Respirator kontrolliert beatmet, derart, daß zu Versuchsbeginn das apO_2 auf< 50 mm Hg abfiel. Während des Versuchs wurde
die Ventilation auf ein AZV von 8 - 10 ml/kg und eine Frequenz
von 8 - 12 min reduziert. In Abhängigkeit von der arteriellen
Blutgasanalyse wurde O_2 der Atemluft zugemischt und bei einem
Anstieg des $apCO_2$ auf > 60 mm Hg eine ventilatorische Korrektur vorgenommen. Die extracorporale Membranoxygenierung (ECMO)
dauerte mindestens 7 Std und erfolgte im veno-venösen Bypass
(Abb. 1). Das mit 500 ml Hundeblut, im übrigen mit Sterofundin-
Lösung gefüllte System, wurde an die venösen Kanülen (Nr. 22-
26 Bardic) angeschlossen. Der Einsatz des Oxygenators erfolgte
exakt nach Vorschrift des Produzenten. Zur Heparinisierung wurden 300 E/kg Liquemin initial, dann 100 E/kg alle 90 min i.v.
verabreicht.

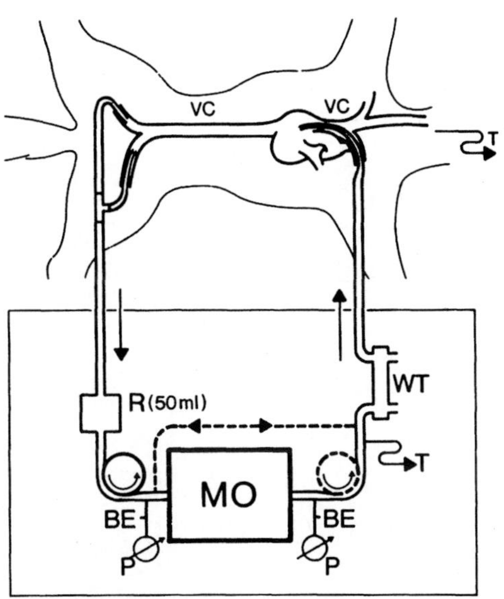

Abb.1. Membran-Oxygenator im veno-venösen Bypass: R = Reservoir,
WT = Wärmetauscher, MO = Membran-Oxygenator, P = Druckaufnehmer,
BE = Blutentnahme, T = Temperatursonde, VC = Vena cava(2 Pumpen
in der Kontrollgruppe und bei Anwendung der Dua- und der Teflo-
Lung)

Am Versuchsende wurden alle Oxygenatoren makroskopisch auf
Leckagen, Thromben und ähnliche Ablagerungen sowie Schädigungen
der Membranen untersucht. Folgende hier ausgewertete Analysen
wurden vorgenommen: Blutgase an beiden Seiten des Oxygenators
sowie vom arteriellen Blut (Radiometer), Erythrocytenvolumen-
verteilung (modifiziertes Coulter-Prinzip) (3), Serumnatrium
und -kalium. Die Drücke auf beiden Seiten des Oxygenators (Stat-
ham-Aufnehmer , Brush-Schreiber) und das Pumpvolumen pro min
wurden registriert. Der O_2-Austausch wurde durch "Rated Blood

154

Flow" ausgedrückt (RBF: Blutfluß, bei dem vollständige O_2-Sättigung bei einer Einlaßsättigung von 60% vorliegt, 37°C, 33 - 38% Hkt.) (Abb. 1).

Falls der Blutfluß nicht erreicht wurde, um RBF zu ermitteln, wurde dieser Wert im Rezirkulationsversuch _in vitro_ mit Hundeblut bei physiologischem pH, pCO_2 und Temperatur bestimmt. In 2 Kontrollversuchen wurde das Zwei-Pumpen-System unter Wegfall des Oxygenators verwendet.

Ergebnisse

In Tabelle 2 sind die während ECMP mit verschiedenen Oxygenatoren angestellten Beobachtungen aufgelistet. Als ungleichmäßige Blutverteilung ist entweder die vermehrte Blutansammlung zwischen den Membranen oder deren völlige Unberührtheit von Blut angesehen worden. Die Gerinnungszeit (Röhrchen-Test, 2stündlich) war stets auf minimal 30 min verlängert. In einem Teflo-Exemplar wurde eine wäßrige Befeuchtung auf der Gasseite der Membran beobachtet, wobei es sich nicht nur um Kondenswasser, sondern um hämoglobinfreies Transsudat des Blutplasmas handeln dürfte, was bei Langzeitoxygenierungen nachgewiesen werden konnte (4).

Tabelle 2

	Luft-embolie	particuläre Ablagerungen	ungleich-mäßige Blutverteilung	Undichtigkeiten der Blut- Gaskompartimente	
Dua-Lung	O	O	++ (2)	+ (1)	O
aEdw.-Landé	O	O	++ (2)	+ (1) +++ (1)	+ (2)
Modu-Lung	O	O	+ (1)	O	O
Spiral-Coil	O	O	O	+ (1)	O
Teflo-Lung	O	O	+ (1)	O	O

In () Zahl der betroffenen Oxygenatoren
a = Chargen aus dem Jahr 1970/71

Tabelle 1 zeigt den O_2-Austausch indirekt durch das klinisch praktikable Maß des RBF. Im wesentlichen konnten die Firmenangaben bestätigt werden. Bezogen auf die Oberfläche überragten die Teflo- und die Dua-Lung, erstere zeichnete sich zusätzlich durch ein verhältnismäßig geringes Füllvolumen aus.

Abb. 2 zeigt den CO_2-Austausch. Bei annähernd gleichem Blutfluß war der CO_2-Austausch der Teflo-Lung überragend. Darüber hinaus war nur bei dieser eine effektive Regulation der CO_2-Abgabe durch Veränderung des O_2-Gasflusses möglich. Ungenügender CO_2-Austausch bestand bei den verwendeten Landé-Oxygenatoren.

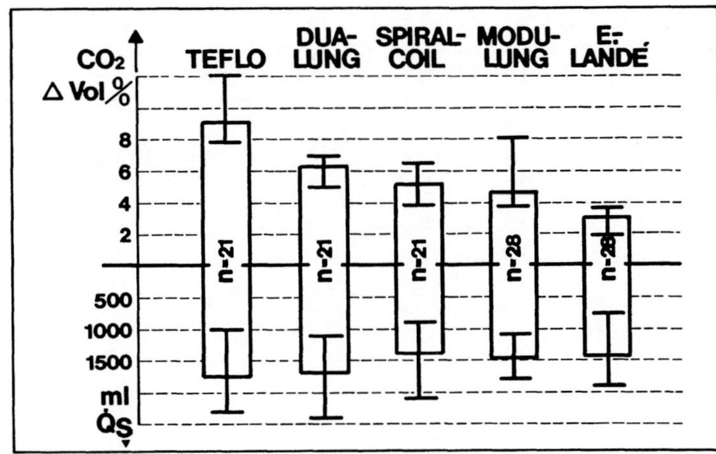

Abb.2. CO₂-Passage (Δ Vol%) gegenüber dem Oxygenatorblutdurch-fluß (Mittelwerte bei gleichzeitigen Messungen (n) von Blut-gasen und Blutfluß)

Die Analyse der Serumelektrolyte ergab während aller Versuche einen Abfall der Kalium-Werte von 3,8 $\pm$ 0,6 auf 2,1 $\pm$ 0,9 mval/l und einen Anstieg des Natrium von 141 $\pm$ 3 auf 146 $\pm$ 4 mval/l. Bei einem Versuch mit einem Landé-Oxygenator stieg der Natrium-Wert von 138 auf 161 mval/l an. Die Bestimmung der Erythrocyten-Volumenverteilung ergab für die Dua-Lung eine durchschnittliche Größenveränderung von fast 10% nach 6 1/2 Std (Tabelle 3). Bei allen anderen Oxygenatoren fanden sich dagegen derartige Veränderungen nicht.

Tabelle 3. Mittelwerte des mittleren Erythrocytenvolumens in μm^3 (keine Analyse bei Versuchen mit Landé-Edwards-Oxygenator)

		vor ECMO	1 Std ECMO	6 1/2 Std ECMO
Dua-Lung	(n = 3)	70,7	73,3	76,3
Modu-Lung	(n = 2)	71,3	71,9	70,6
Spiral-Coil	(n = 3)	68,9	68,5	68,0
Teflo-Lung	(n = 3)	68,4	68,7	68,8
Kontrollgruppe	(n = 2)	70,2	69,8	69,9

Diskussion

Unvorhersehbare Störungen, wie Leckagen, "Atelektasenbildung" mit plötzlichem Ausschütten von NaCl, "Ödem der Membran" und demzufolge ungleichförmiger Gasaustausch waren verhältnismäßig häufig aufgetreten. Das sollte einerseits beim klinischen Einsatz Berücksichtigung finden, andererseits berechtigt es dazu, eine größere Betriebssicherheit von den Herstellern zu fordern.

Die Messung des Plasmahämoglobins kann nur bedingt als Hinweis
für Erythrocytenschädigungen angesehen werden. Erfahrungen mit
der experimentellen ECMO lassen vermuten, daß eine beschleunigte
Sequestrierung der Erythrocyten nach längerer Perfusionsdauer
als Folge einer Schädigung auftritt und möglicherweise als Volu-
menveränderung, verursacht durch unphysiologische Scherkräfte,
erklärt werden könnte (1). In Einklang damit steht die Analyse
der während der Versuche registrierten Drücke. Tatsächlich lag
bei der Dua-Lung der Einlaßdruck durchschnittlich am höchsten,
während der Druckgradient entlang dem Oxygenator denen der übrigen Modelle vergleichbar war.

Die Teflo-Lung zeichnet sich sowohl durch einen hohen O_2- als
auch CO_2-Austausch aus. Sollten vergleichbare Austauschraten
mit anderen Oxygenatoren erzielt werden, könnte dies nur zu La-
sten einer erheblichen Vergrößerung der Membranfläche gehen.
Eigene Erfahrungen mit der Langzeitoxygenierung zeigen, daß die
CO_2-Elimination limitierend sein kann. Auf die relativ geringe
CO_2-Diffusion in Silikon-Membran-Materialien wurde anderenorts
hingewiesen (2).

Zusammenfassung

Es werden fünf verschiedene Membran-Oxygenator-Modelle an Hunden
getestet und nach den Kriterien der Betriebszuverlässigkeit, des
Gasaustausches und der Erythrocytenvolumenänderung verglichen.

Summary

Five different membrane oxygenator devices were tested in dogs.
The following criteria were compared: operating reliability,
gas exchange rates, and changes of the mean erythrocyte volume.

Literatur

1. BIRNBAUM, D., EISEMAN, B.: Laboratory evaluation of a new
   silicone membrane oxygenator. J. thorac. cardiovasc. Surg.
   64, 441 (1972)
2. BIRNBAUM, D., BÜCHERL, E.S.: CO_2-removal in membrane oxygenator. Proc. Europ. Soc. Artif. Org. 1, 45 (1974)
3. THOM, R.: Vergleichende Untersuchungen zur elektronischen
   Zellvolumenanalyse. Hochfrequenztechnik 1972
4. Unveröffentlichte Beobachtungen

Dr. D. Birnbaum, Chirurgische Universitätsklinik und Poliklinik,
im Klinikum Westend, Spandauer Damm 130, 1000 Berlin 19

35. Untersuchungen zur Turbulenz im normalen und stenotischen Gefäß

W. Sandmann[1], P. Pernonneau[2], K. H. Gisbertz[1], B. Ulrich[1], J. P. Bournat[2] und M. Xhaard[2]

[1]Chirurgische Klinik A (Direktor: Prof. Dr. K. Kremer) der Universität Düsseldorf
[2]Centre d'Etudes des Techniques Chirurgicales, C.N.R.S., Hôpital Broussais, Rue Didot, Paris

Einleitung

Während es als gesichert gilt, daß unnatürlich große Scherspannung Endothelschaden erzeugen kann ("acute yield stress" 380 ± 85 dyn/cm^2 ($\underline{2}$)), ist das Vorkommen und die Wertigkeit der Turbulenz im normalen und stenosierten Gefäßsystem noch nicht geklärt. Wir haben deshalb ein neues Verfahren zur Analyse des Dopplerfrequenzspektrums eines Ultraschallströmungsgeschwindigkeitsmessers erprobt und zu Untersuchungen über Vorkommen und Grad der Turbulenz im geraden Rohr ohne und mit Stenose, in der Hundeaorta ohne und mit Stenose und beim Menschen hinter Arterienstenosen und im a.-v. Fistelkreislauf angewandt.

Methodik

Von einem piezoelektrischen Kristall wird Ultraschall der Frequenz f (8 MHz) gepulst gesendet und die durch den Dopplereffekt veränderte, reflektierte Frequenz f_1 in einem festen Winkel im Intervall empfangen. Die Dopplerfrequenz $\Delta f = f - f_1$ besteht aus einem Frequenzgemisch, da nicht alle Teilchen in der Strömung mit der gleichen Geschwindigkeit fließen und ist der mittleren Strömungsgeschwindigkeit im Meßlumen proportional. Die Umwandlung von Δf in cm/sec wird üblicherweise bei ausreichender Amplitude durch Messung der Periodendauer der Dopplerfrequenz mit Hilfe eines Nulldurchgangszählers (ZCC) erreicht. Das Signal des ZCC ist jedoch nicht einfach linear der Strömungsgeschwindigkeit im Meßlumen, sondern ist bei Messungen entlang dem Gefäßdurchmesser der mittleren Quadratwurzel aller Einzelgeschwindigkeiten proportional ($\underline{1}$, $\underline{4}$). Es wurde deshalb mit einem neuartigen ZCC (Velogramm) Häufigkeit und Verteilung der Einzelfrequenzen im Dopplerfrequenzspektrum gemessen. Die Ordnung in einer Strömung kann beschrieben werden durch $\frac{S}{\bar{v}} \cdot 100$ (Turbulenzindex T.I.), wobei $\bar{v}$ = mittlere Strömungsgeschwindigkeit aller Teilchen (cm/sec) und S Standardabweichung von der mittleren Strömungsgeschwindigkeit für jeweils den gleichen

Meßzeitraum bedeuten. Entsprechend wurde für alle Versuche das
Dopplersignal und das Signal der mittleren Strömungsgeschwindigkeit vom ZCC auf einem Magnetbandspeichergerät registriert. Bei
den Tierversuchen wurde zusätzlich das EKG und bei Herzfrequenz-
stimulation das Synchronisationssignal sowie der elektromagnetisch gemessene Fluß im gleichen Gefäßabschnitt registriert.
Für die Teststrecke diente ein eingespeichertes Pumpensignal,
beim Hund und beim Menschen die R-Zacke des EKG, als Trigger
für ein Speicherbildoscilloskop, auf welchem die Frequenzen
des Velogramms als Volt- (Ordinate) zu Zeit- (Abscisse) Verteilung dargestellt wurden, um verschiedene Phasen des Pump- bzw.
Herzcyclus zu analysieren. Der verwendete piezoelektrische
Kristall war geeicht (1 Volt = 2 KHz = 40,3 cm/sec).

I.A. Im Strömungsmodell wurden für einen weiten Bereich von
Reynoldszahlen $\bar{v}$ und $\leq$ im geraden Rohr für pulsatile und nicht
pulsatile Strömung gemessen.

I.B. $\bar{v}$ und $\leq$ wurden bei gleichen Meßbedingungen hinter Stenosen von 36%, 64%, 75%, 84% am Ende und in der Mitte der Separationszone über den Rohrdurchmesser gemessen. Dem Ende der
Separationszone entspricht der Wiederanlegungspunkt der Strömung an der Gefäßwand. Definitionsgemäß ist an dieser Stelle
die longitudinale Strömung null. Durch Messung der Strömung in
0,67 mm Abstand von der Wand mit Hilfe einer elektronischen
Pforte wurde dieser Punkt vorher bestimmt (3).

II.A. $\bar{v}$ und $\leq$ wurden an der freigelegten Aorta thor. desc. von
5 Hunden (20 - 25 kg KG) bei normalem und verdoppeltem systoli-
schen Spitzenfluß registriert. Bei der Auswertung wurde das
Dopplersignal jeweils 80, 100, 120, 140, 160 msec hinter der
R-Zacke des EKG für die Dauer von 20 msec untersucht.
II.B. Bei den gleichen Hunden wurden Stenosen von ca. 10, 20,
und 30% Reduktion Querschnittsfläche erzeugt und der T.I. im
Abstand von 1 - 4 Gefäßdurchmessern bestimmt.

III. A. Bei Patienten mit Beckenarterien- und Femoralisssteno-
sen wurde der T.I. durch transcutane Messung in der Leistenbeuge bzw. im Oberschenkel bestimmt.

III. B. Bei einem Patienten mit a.-v. Dialyse-Shunt, der mit
Hilfe einer Saphenaschleife am Unterarm gebildet und noch nicht
punktiert worden war, wurde der T.I. im prä- und postfistulären
Abschnitt sowie in der gesunden contralateralen Arterie bestimmt.
Gleiches wurde bei einem Patienten mit traumatischer femoraler
a.-v. Fistel durchgeführt.

Ergebnisse

I.A. Der T.I. steigt bei Reynoldszahlen über 2000 signifikant an.
Bei nicht pulsatilem Fluß lag der Beginn des Anstiegs bei Re =
1800. Für Reynoldszahlen über 5000 war der T.I. konstant, wir
schließen daraus, daß die Turbulenz voll entwickelt war (Abb. 1,
linke Seite).
I.B. Der T.I. wächst mit zunehmender Einströmung und tendiert
zu einem Wert, durch welchen der Stenosegrad beschrieben werden

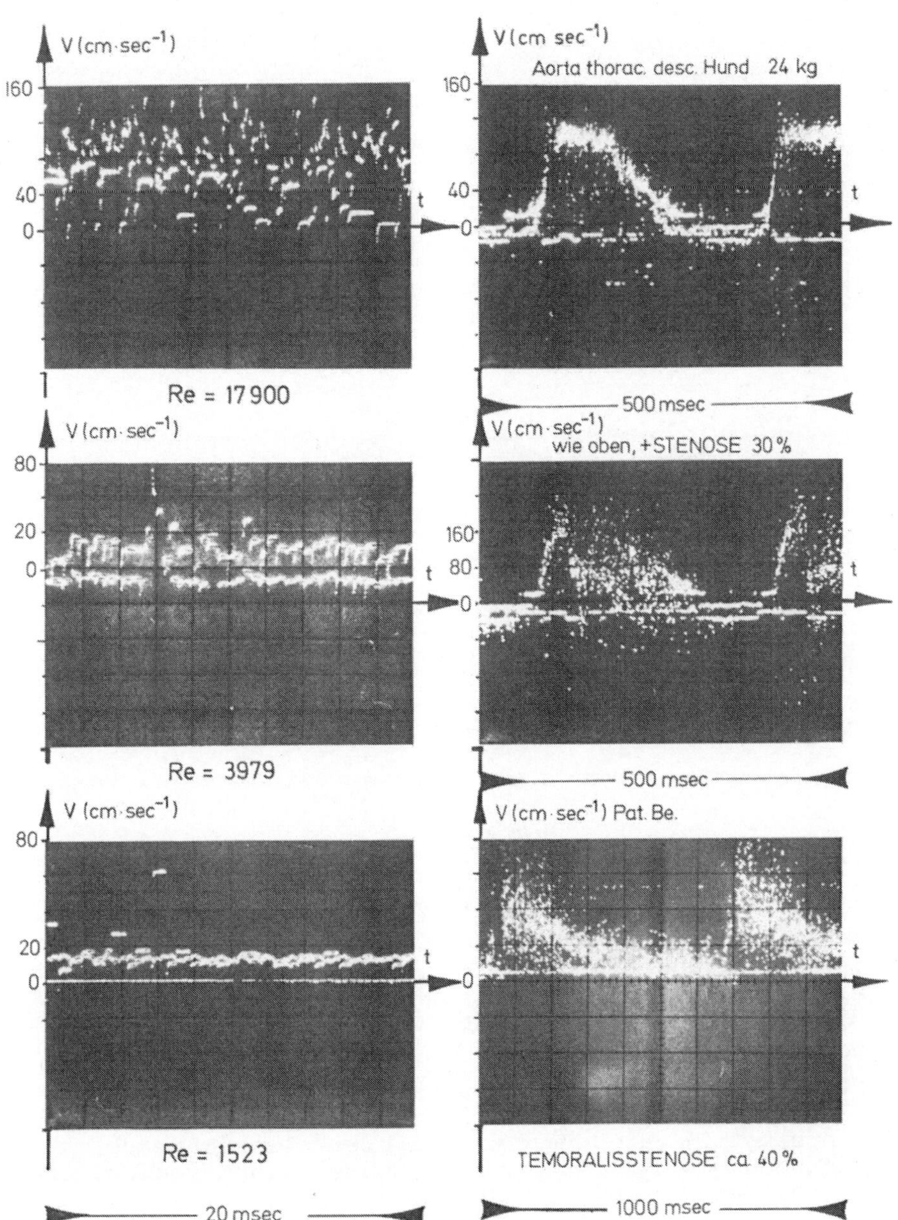

Abb.1. *Darstellung der Geschwindigkeitsverteilung in der Strömung entlang dem Durchmesser des beschallten Gefäßes. Linke Reihe: kontinuierlicher, nicht pulsatiler Fluß im geraden Rohr. Rechte Reihe: oben und Mitte: Messung an der Aorta thor. desc. eines 24 kg schweren Hundes; unten: transcutane Registrierung unterhalb einer 40% Stenose der A. femoralis communis in der Leistenbeuge*

kann. In keinem Falle war die Turbulenz über den Rohrquerschnitt
vor Ende der Separationszone voll entwickelt (Abb. 2).

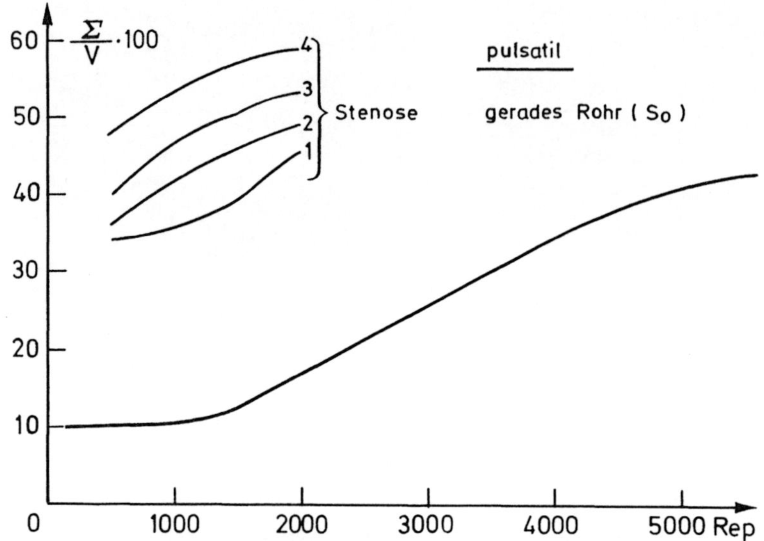

*Abb.2. Turbulenzindex (Ordinate) in Abhängigkeit von der "peak"
Reynolds-Zahl (Rep) (Abscisse). Pulsatile Strömung. Untere Kurve:
gerades Rohr; obere Kurven: Registrierung jeweils am Ende der Separationszone hinter 4 definierten Stenosen (s. Text)*

II.A. Unmittelbar nach dem systolischen Strömungsmaximum kommt
es zu einer kurzfristigen Strömungsstörung, welche nur bei künst-
licher Erhöhung des systolischen Spitzenflusses Turbulenz zeigt
(Abb. 1, oben rechts).

II. B. 30%ige Stenosen zeigten während der Systole Turbulenz,
welche mit zunehmendem Abstand von der Stenose gedämpft wird.
4 Gefäßdurchmesser unterhalb war keine Turbulenz meßbar (Abb. 1,
rechts Mitte).

III.A. Durch Beckenarterienstenosen und in der Femoralarterie
erzeugte Turbulenz kann transcutan registriert werden (Abb. 1,
rechts unten). Es handelt sich hier allerdings um qualitative
Messungen, da der Strömungsaufnehmer nicht geeicht und der Winkel zum Gefäß zwar nach Erreichen des optimalen Signals konstant
gehalten, jedoch nicht exakt bestimmt werden konnte. Kürzlich
begonnene Messungen mit gepulstem Ultraschall zeigen bessere
Ergebnisse. Das Bild der Frequenzverteilung kann allerdings
ebenfalls einen Eindruck von dem Strömungshindernis geben.

III.B. Im präfistulären Arterienabschnitt kann der Fluß während
der Systole und Diastole turbulent sein, was jedoch von der Grös-
se des Shuntvolumens und dem Gefäßdurchmesser abhängig ist. Im
postfistulären Arterienabschnitt entspricht die Frequenzverteilung dem Bild in der gesunden contralateralen Arterie. Die Strömung in der Shuntvene zeigt voll entwickelte Turbulenz (Abb. 3).

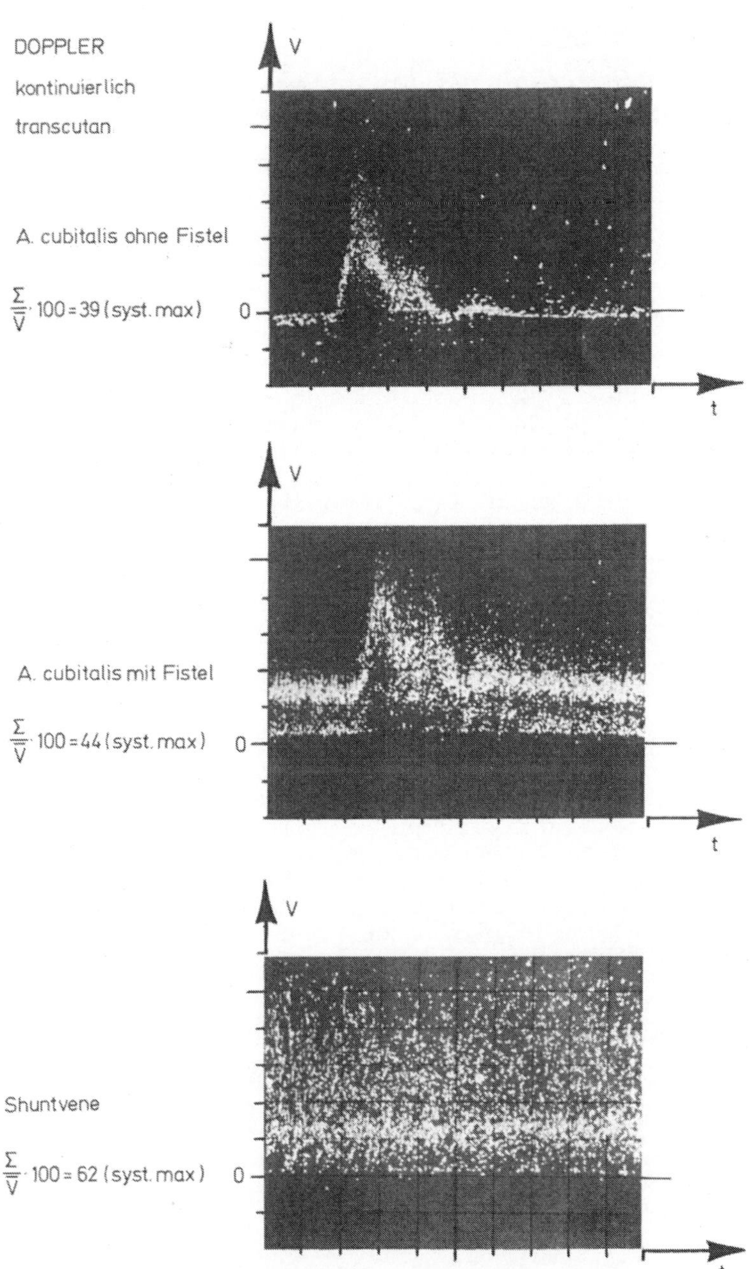

Abb.3. Transcutane Registrierung bei einem Patienten mit Saphenaschleife am Unterarm zur Hämodialyse, Shunt noch nicht punktiert. Beachte die Turbulenz in der Shuntvene

Schlußfolgerungen

Diese Methode gestattet erstmalig semiquantitative Turbulenz-
messung am freigelegten Gefäß sowie transcutan. Poststenotische
Turbulenz ist erst am Ende der Separationszone voll entwickelt.
Die Ektasie fistelspeisender Arterienabschnitte ist wahrscheinlich turbulenzbedingt. Die hämodynamische Qualität von Gefäß-
anastomosen kann mit dieser Methode beurteilt werden. Eine solche Studie wird zur Zeit durchgeführt.

Zusammenfassung

Mit Hilfe eines neuartigen Nulldurchgangszählers wurde das Dopplerfrequenzspektrum bei verschiedenen Strömungsbedingungen im
Testrohr, in der normalen und stenosierten Hundeaorta und bei
transcutaner Messung hinter Arterienstenosen und im a.-v. Fi-
stel-Bereich von Patienten analysiert. Die Stabilität der Strömung konnte durch den dimensionslosen Turbulenzindex beschrieben werden. Im Testrohr war der Übergang vom laminaren Profil
zu voll entwickelter Turbulenz fließend. In der normalen Aorta
thor. desc. des Hundes wurde Turbulenz nicht beobachtet. Die
poststenotische Turbulenz war abhängig vom Stenosegrad, vom
Durchflußvolumen und vom Meßabstand zur Stenose. Erste Anwendung
beim Menschen wird dargestellt.

Summary

Velocity measurements were performed at the test bench, in dogs
and in patients with pulsed ultrasound. A new zero crossing counter was used to measure the different frequencies of the doppler
spectrum in real time. The ratio of the standard deviation of
the radial mean velocity to the radial mean velocity expressed
as a percentage proved to be a useful turbulence index to de-
scribe stability of flow.

Literatur

1. BOURNAT, J.P.: Doppler shift measurements. Seminaire INSERM:
   Velocimetrie ultrasonore Doppler 34, 123-146 (1974)
2. FRY, D.L.: Acute vascular endothelial changes associated with
   increased blood velocity gradients. Circulat. Res. 22, 165-
   197 (1968)
3. GISBERTZ, K.H., STECKMEIER, B., SANDMANN, W., XHAARD, M.,
   DALBERA, A., PERONNEAU, P.: Study of the poststenotic blood
   flow with the pulsed Doppler Velocimeter. Abstr. 10. Congr.
   Europ. Soc. Exp. Surg., April 1975, Paris
4. STRANDNESS, D.E., SUMNER, D.S.: Ultrasonic techniques in
   angiology. Bern-Stuttgart-Wien: Huber,1975

Dr. W. Sandmann, Chirurgische Universitätsklinik, Moorenstraße 5,
4000 Düsseldorf 1

36. Der Wert formalinfixierter, allogener Venen für den Gefäßersatz im Langzeitversuch.
Experimentelle Untersuchungen zur Frage immunologischer Reaktionen an RtH-1-inkompatiblen differenten Ratten-Spender-Empfänger-Kombinationen

A. Anders und A. Thiede

Chirurgische Klinik im Klinikum Steglitz der Freien Universität
Berlin und der Abteilung für Allgemeine Chirurgie am Zentrum für
operative Medizin I der Universität Kiel (Mit Unterstützung der
DFG im SFB 111)

Einleitung

In der Gefäßchirurgie werden u.a. im klinischen Einsatz in der
Chirurgischen Klinik im Klinikum Steglitz der Freien Universität
Berlin formalinfixierte, allogene Venenimplantate für Patch-Plasti-
ken, Bypässe oder zur Anlage von Dialyseshunts verwendet. Diese homologen Venenimplantate werden dann eingesetzt, wenn eine geeignete autologe Vena saphena magna nicht zur Verfügung steht bzw. bereits verbraucht wurde. Das homologe (allogene) Venenmaterial hat
sich bisher bereits klinisch in 25 Fällen drohender Gließmaßen-
ischämie nach Ausschöpfung aller bewährten Rekonstruktionsprinzi-
pien sowie zur Anlage von 47 Dialyse-shunts bewährt. Der klinische
Verlauf zeigte jedoch bei Langzeitbeobachtungen wechselnde Resultate, die unseres Erachtens der weiteren Abklärung bedürfen. Wichtig erschien uns dabei die Frage, ob immunologische Reaktionen, wie
sie von PERLOFF et al. (1972) angedeutet und DELTZ et al. 1976 an
vitalen allogenen Venentransplantaten weitgehend analysiert worden
sind, bei formalinfixierten Venen unserer Technik eine Rolle für
das Langzeitergebnis spielen können, oder ob tatsächlich durch den
Denaturierungsvorgang in einem allogenen Transplantationssystem
alle antigenen Strukturen evaluiert worden sind. Diese sehr spezielle Frage erforderte ein immunogenetisch standardisiertes Tier-
material, bei dem sowohl die genetische Differenz der Haupthisto-
compatibilitätsloci, sowie auch weniger wirksamer Loci immer konstant gehalten werden kann. Dies ist nur bei Inzuchtstämmen der
Fall, wie sie bei Ratten und Mäusen verfügbar sind. Mäuse schieden
für uns aus technischen Gründen aus. Günstig für die zu klärende
Frage war die Wahl einer Stammkombination mit möglichst großer genetischer Differenz, da in solchen Stammkombinationen die immunologischen Reaktionen augenfällig sind. Daher wurde eine RtH-1-in-
compatible Ratten-Inzuchtstammkombination verwendet.

Material und Methodik

Die RtH-1-incompatible Spender-Empfänger-Kombination wurde aus
den beiden Ratten-Inzuchtstämmen E 3 und BDE gebildet (bezogen
vom Institut für Versuchstierkunde, 3 Hannover-Linden). Die entnommenen Venensegmente (Stamm E 3) wurden mindestens 6 Std in
4%iger gepufferter Formalinlösung fixiert und bei 4° C im Kühl-
schrank aufbewahrt. Dabei wurden die Venen intraluminär mit Paraffin gefüllt, um eine Schrumpfung während des Fixationsvor-
ganges zu vermeiden. Die Venensegmentimplantate wurden infrarenal
anastomosiert (Technik: THIEDE et al. (6). Die Naht erfolgte mit
monofilem Nahtmaterial (10 x O Nylon) unter Zuhilfenahme eines
Großfeldstereomikroskopes (16 x). Nach 50, 100 und 200 Tagen
wurden Implantate bei je 5 Tieren makroskopisch beurteilt, angiographiert, entnommen und histologisch evaluiert. In 14-tägigem
Abstand wurde Schwanzvenenblut entnommen und im Serum der Trans-
plantations-Antikörpertiter (humoraler Respons) mit Hilfe des
modifizierten Hämagglutinationstestes nach ASKENASE (1) bestimmt
und der zellgebundene Mechanismus durch nachträgliche Hauttransplantate getestet. Die Bestimmung der Abstoßung der Hauttransplantate erfolgte durch den Disulphin-Blau-Farbstofftest (MÜLLER-
RUCHHOLTZ u. GUNDERMANN, 3), der eine wesentlich exaktere Analyse
des Abstoßungszeitpunktes ermöglicht als andere Methoden.

Ergebnisse

Makroskopisch und angiographisch waren die Implantate 50, 100 und
200 Tage p.op. durchgängig, zeigten allerdings eine erhebliche
Wanddilatation. Histologisch waren lediglich Fibroblasten und
Fibrocyten in der Adventitia nachweisbar, während Lymphocyten,
Immunoblasten oder Plasmazellen nicht beobachtet wurden. Daneben
imponierte eine breite Neointima. Serologisch war nach Testung
der Gruppe, die lediglich ein Venensegmentimplantat erhielt, kein
Transplantationsantikörpertiter bis zu 200 Tagen p.op. nachweisbar.

In einer weiteren Gruppe wurden Hauttransplantationen als den
sensibelsten Test zur Klärung der veränderten cellulären Immunreaktivität vorgenommen. 10 Versuchstiere, die 28 Tage vorher ein
formalinfixiertes Venensegmentimplantat erhalten hatten, erhielten
nachträglich ein spenderspezifisches Hauttransplantat zum Nachweis einer etwaigen Sensibilisierung. Die Hauttransplantate wurden
durchschnittlich nach 8,6 (95% Vertrauensbereich - VB: 8,6 $\pm$ O,8)
Tagen abgestoßen (Abb. 1).

10 Kontrolltiere der stark allogenen Spender-Empfänger-Kombination E 3 BDE, die nur ein Hauttransplantat erhielten, stießen
dieses durchschnittlich nach 8,7 (95% VB 8,7 $\pm$ O,5) Tagen ab.
Der jeweilige 95% Vertrauensbereich überlappte dabei, so daß statistisch signifikante Differenzen ausschieden (Statistik: s.
SACHS (5)).

Die serologischen Daten der letztgenannten Gruppe zeigen ebenfalls keine Boosterreaktion, die Antikörpertiterverläufe nach
Hauttransplantationen entsprechen der Kontrollgruppe (Abb. 2).

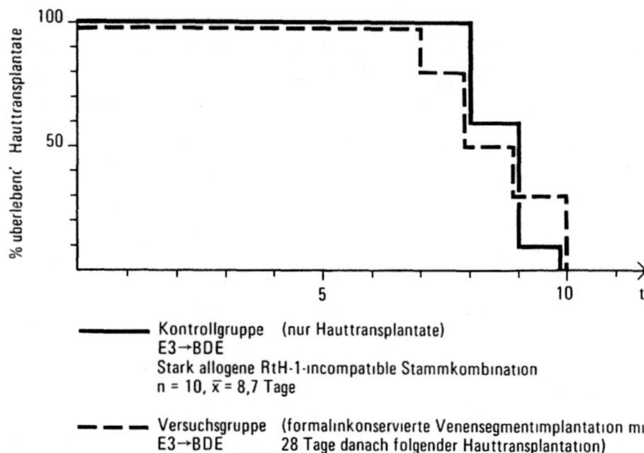

*Abb.1. Ergebnisse
der Hauttransplantation*

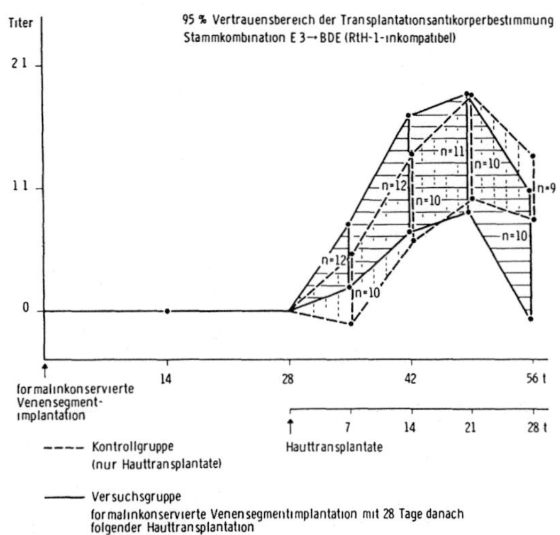

*Abb.2. Ergebnisse der serologischen Untersuchungen (Hämagglutina-
tionstest nach ASKENASE)*

Diskussion

Obgleich der schwach immunogene Charakter von frisch implantierten Venen bekannt ist, wurden beschleunigte Abstoßungen von Hauttransplantaten beschrieben, die nicht zum Versagen der Implantate
führten (PERLOFF et al., (4); DELTZ et al., (2). Die Formalinfixierung hebt nun die schwache Immunogenität der so behandelten Venen,
wie im Rattenexperiment gezeigt werden konnte, auf. DELTZ und
Mitarb. fanden bei den serologischen Untersuchungen hämagglutinierende Antikörper. Wir konnten Transplantationsantikörper nach
Venenimplantaten nicht feststellen, was auf das Fehlen eines

humoralen Respons zurückgeführt werden muß. Der wesentlich sensiblere Test der nachträglichen spenderspezifischen Hauttransplantate zeigte ebenfalls, daß auch die zellgebundene Immunreaktivität durch formalinfixierte Venen nicht stimuliert wird. Wir glauben aufgrund dieser Daten eindeutig experimentell belegt zu haben, daß formalinfixierte Venenimplantate unserer Technik im allogenen System keine immunologische Antwort induzieren.

Für die Klinik hat dieses experimentelle Ergebnis insofern Bedeutung, als die zu beobachtenden morphologischen Reaktionen an formalinfixierten Venenimplantaten selbst nicht immunologisch bedingt sind, sondern das morphologische Äquivalent von Einbauvorgängen im Wirtsorganismus und später zu beobachtenden degenerativen Veränderungen sind. Eine immunosuppressive Therapie ist daher unnötig, da an formalinfixierten Venenimplantaten keine immunologischen Reaktionen ablaufen.
Die Formalinfixierung greift in den afferenten Schenkel immunologischer Reaktionen ein, in dem sie die Antigenität allogener Venen aufhebt.

Zusammenfassung

Experimentell sollte an einer immunogenetisch standardisierten Ratteninzuchtstammkombination überprüft werden, ob immunologische Reaktionen Ein- und Umbauvorgänge allogener formalinfisierter Venenimplantate beeinflussen. Bei Verwendung einer RtH-1-inkompatiblen allogenen Stammkombination zeigte sich, daß immunologische Mechanismen - humorale und zellgebundene - keine Bedeutung für solche Venenimplantate haben. Durch den Formalinfixierungsvorgang wurde die Antigenität aufgehoben. Immunologische Reaktionen sind aufgrund der vorliegenden Untersuchungen für Spätveränderungen an solchen Venenimplantaten nicht verantwortlich.

Summary

Experiments on an immunogenetically standardized inbred rat strain combination were necessary to determine whether immunological reactions have an effect on the increase and transformation processes of allogeneic formalin-fixed venous implants. By using a RtH-1-incompatible allogeneic strain combination we found that immunological mechanisms-humoral or cellbound-are insignificant to such venous implants. The formalin-fixing procedure caused the antigenicity to lose its effectiveness. Thus, the submitted material shows that immunological reactions are not responsible for delayed alterations in such venous implants.

Literatur

1. ASKENASE, R.P.: Augmented agglutination of erythrocytes in the presence of macrophages, a new method assay for antibody. Immunology 25, 47-53 (1973)
2. DELTZ, E., SONNTAG, H.G., THIEDE, A.: Die humorale und zelluläre Immunantwort nach allogener Venentransplantation bei Ratten - Experimentelle Untersuchungen an immunogenetisch definierten

Empfänger-Spender-Kombination. Langenbecks Arch. Chir. Suppl.
Chir. Forum 1976
3. MÜLLER-RUCHHOLTZ, W., GUNDERMANN, K.O.: Ein einfacher Farbtest
   zur Erkennung der Durchblutung von Hauttransplantaten in vivo.
   Z. Immun.-Forsch. 127, 450 (1964)
4. PERLOFF, L.J., RECKHARD, C.R., ROWLANDS, B.T., BARKER, C.F.:
   The venous homocraft: A immunological question. Surgery 72, 961
   (1972)
5. SACHS, L.: Angewandte Statistik. Berlin-Heidelberg-New York:
   Springer 1973
6. THIEDE, A., SONNTAG, H.G., MÜLLER-RUCHHOLTZ, W.: Vessel transplantation in inbred rats. Immunol. and histological studies on
   aorta grafts across different histoincompatibility barriers.
   III. International Microvascular and Experimental Transplantation Workshop, Rom 1974

Dr. A. Anders, Chirurgische Klinik im Klinikum Steglitz der Freien
Universität Berlin, Hindenburgdamm 30, 1000 Berlin 45

37. Die Bedeutung unterschiedlicher Implantatlokalisationen von Sparks-Prothesen, tierexperimentelle Untersuchungen an Ratten*

H. S. Brieler, R. Parwaresch und A. Thiede

Abteilung Cardiovasculäre Chirurgie (Leiter: Prof. Dr. A. Bernhard) und Pathologisches Institut (Leiter: Prof. Dr. K. Lennert) der Universität Kiel

Einleitung

Trotz brauchbarer Fabrikate für die großen Stammgefäße ist das Problem des Arterienersatzes noch nicht gelöst. Die üblichen zur Verfügung stehenden Prothesen in gestrickter und gewebter Form lassen noch hinsichtlich der langfristigen Ergebnisse viele Wünsche offen. Auch die Velour-Prothese hat die in sie gesetzten Erwartungen noch nicht erfüllt. So ist es verständlich, daß immer wieder neue Wege beschritten werden, wobei zur Zeit der autoalloplastischen Prothese nach Sparks eine besondere Aktualität zukommt. Es handelt sich bei dieser neuen und originellen Methode des prothetischen Gefäßersatzes um eine weitmaschige Kunststoffprothese, in deren Lumen ein Siliconmandrill liegt. Beides wird subcutan implantiert und, sobald es von körpereigenem Gewebe durchwachsen ist, wieder entnommen. Das Mandrill wird entfernt und die verbleibende, mit körpereigenem Gewebe ausgekleidete Prothese kann so als Gefäßersatz Verwendung finden. Diese Prothese kommt vornehmlich dann zur Anwendung, wenn die Thrombendarteriektomie oder die Interposition eines Vena-saphena-Implantates als strombahnwiederherstellende Maßnahmen ausscheiden (4, 5).

Neben der Sammlung klinischer Erfahrungen (1) erschien es auch uns unumgänglich, morphologische Detailkenntnisse zu gewinnen. Dabei kam es uns zum einen darauf an, die zeitliche Abhängigkeit der beobachteten Wachstumsvorgänge innerhalb der Organisationsphase zu evaluieren, zum anderen stellte sich uns die Frage, ob eine unterschiedliche Implantatlokalisation für den einsprossenden Zell- und Fasermantel eine Rolle spielt, oder ob die Lokalisation dafür unerheblich ist. Wir haben daher die celluläre Reaktion nach subcutaner und intraperitonealer Implantation von Sparks-Prothesen über einen längeren Zeitraum an Ratten beobachtet und verglichen.

---

* Mit Unterstützung der Deutschen Forschungsgemeinschaft mit Sonderforschungsbereich 111, Projekt A 4

Material und Methoden

Verwendet wurden Sparks-Prothesen mit einem Kaliber von 3 mm,
die Ratten subcutan und intraperitoneal implantiert und nach
einer bis zehn Wochen in systematischer Reihenfolge entnommen
wurden. Daneben wurden Langzeituntersuchungen bis zu 5 Monaten
vorgenommen. Nach Formalinfixierung wurden die Prothesen in
Paraffin und Methacrylat eingebettet, geschnitten und gefärbt
(HE, Elastica van Giesson, Goldner, NASD-CL-Esterase-Reaktion).

Ergebnisse

2,5 µ dicke Schnitte ermöglichten bei histologisch-histoche-
mischer Darstellung eine exakte Analyse des cellulären Infiltrates innerhalb der Matrix der Sparks-Prothese. Dabei zeigten
subcutane und intraperitoneale Implantationen im qualitativen
Aufbau keine, im quantitativen aber deutliche Unterschiede.
Eine Woche nach subcutaner (s.c.) Implantation waren die Pro-
thesenfaserbündel von einem unspezifischen Granulationsgewebe
durchsetzt. Erkennbar waren Granulocyten, Makrophagen und bereits einige Fibroplasten mit saftigem Cytoplasma. Zwei Wochen
nach s.c. Implantation bestand das Infiltrat nur noch aus mono-
cytären Zellen, Makrophagen und ihren Derivaten. Eine zunehmende Differenzierung erfuhr das Zellinfiltrat nach etwa 6 Wochen. Jetzt waren Fibroplasten und beginnend Fibrocyten nachweisbar. Diese waren zirkulär schichtweise um das Sparks-Mandrill
angeordnet und imponierten wie eine Pseudointima. Diese endo-
thelartige Zellformation ist zwischen der 8. bis 10. Woche nachweisbar, bildet sich aber in der Folgezeit zunehmend unter Ausbildung von collagenen Fasern an gleicher Stelle zurück. Nach
3monatiger subcutaner Implantationszeit war in der Randzone
noch eine mehrschichtige Zellage nachweisbar, die in der Folgezeit geringer wurde und nach 5monatiger Implantationszeit durch
ein hyalinisiertes, kollagenes Bindegewebe ersetzt ist.

Qualitativ analog, jedoch quantitativ anders, verhielt sich das
celluläre Infiltrat nach intraperitonealer Implantation. In den
ersten 4 Wochen war nur eine spärliche Reaktion nachweisbar.
Eine Differenzierung blieb weitestgehend aus. Nach 8 Wochen intraperitonealer Implantation fanden sich zwischen den Faserbün-
deln vereinzelt Fibroplasten. Eine regelrechte, das Siliconmandrill umhüllende Zell- und Fasermatrix war nicht erkennbar,
selbst nach 12wöchiger Implantationszeit waren die Zwischenräume innerhalb der Faserbündel vor allem mit Fettzellen gefüllt.
Auch nach längerer Beobachtungszeit konnten keine ausgereiften
Fasern oder eine pseudoendothelartige Zellformation gesehen
werden.

Diskussion

Die Frage, ob unterschiedliche Implantatlokalisationen für den
einsprossenden Zellmantel innerhalb der Matrix der Sparks-Prothese von Bedeutung sind, kann schlüssig beantwortet werden.
Eine intraperitoneale Verlagerung, selbst über Monate, führt zu

einem anderen Aufbau als es nach s.c. Implantation der Fall ist.
Hinsichtlich der unterschiedlichen Anwendungsbereiche der auto-
alloplastischen Methode des Gewebeersatzes sind diese Untersuchungen zweifellos wertvoll. Neben dem Ersatz großer Arterien,
der Aorta und Coronararterien spielt im Tierexperiment diese
neuerliche Methode auch eine Rolle beim Tracheal- und Harnbla-
senersatz (2, 3). Die Frage, ob die Sparks-Prothese möglicherweise auch in der Oesophagus-Chirurgie ein Anwendungsfeld finden
kann, veranlaßte uns u.a. zu den beschriebenen Experimenten. Hinsichtlich dieser Fragestellung sind noch viele Probleme ungelöst,
da an die Prothese erhebliche physiologische Bedingungen geknüpft
sind. Erwähnt sei nur die Undurchlässigkeit für Mikroorganismen
in Gegenwart von Speichel sowie die ausreichende Epithaliali-
sierung.

Ein weiteres mögliches Anwendungsgebiet für die Sparks-Prothese
ist die Coronarchirurgie. Ob die in sie gesetzten Hoffnungen
hierbei erfüllt werden können, bleibt weiteren Untersuchungen
vorbehalten. Geklärt werden muß z.B., ob sich nach intrathoraka-
ler Implantation dieselben Vorgänge an der Matrix abspielen wie
nach intraperitonealer. Erfährt die Prothese Veränderungen hinsichtlich ihres histologischen Aufbaues, wenn sie zwar s.c. implantiert, aber intrathorakal bzw. intraperitoneal als Gewebeersatz zur Anwendung kommt? Weitere Untersuchungen sind daher
unerläßlich.

Zusammenfassung

Die Untersuchungen belegen, daß Sparks-Prothesen in s.c. Lokalisation von einem für den Gefäßersatz ausreichend gutem Zell-
und Fasermantel durchsetzt werden. Nach 10wöchiger Implantationszeit überwiegen kollagene Fasern. Die Sparks-Prothese bietet
sich dann im Tierexperiment als Gefäßersatz an. Anders verhält
sich das Infiltrat nach intraperitonealer Einlagerung, selbst
nach längeren Beobachtungszeiträumen findet sich nur minderwer-
tiges Fettgewebe. Intraperitoneal eingelegte Sparks-Prothesen
werden nich ausreichend von einer Zell- und Fasermatrix durchsetzt, um anschließend als Gefäß- oder Gewebeersatz infrage zu
kommen. Andere Verwendungsbereiche der Sparks-Prothese werden
diskutiert.

Summary

Our investigations show that Sparks prostheses after subcutaneous
implantation are suitable for vascular grafting. At the end of
the organization period the connective tissue becomes strong,
and after the third and fourth weeks collagenous and elastic
fibers can be seen. Ten weeks after s.c. implantation, collagenous fibers predominate. After this the Sparks prostheses
can be used as a vascular graft. Intraperitoneal implantation,
however, shows a histologically different picture with characteristic findings: only fat cells can be observed, a strong
granulation tissue with elastic and collagenous fibers is not
present. After intraperitoneal implantation Sparks prostheses
are therefore unsuitable for vascular grafts.

Literatur

1. BECKER, H.M., KEMKES, B.M.: Erste Erfahrungen mit der Sparks-Prothese als femoropopliteale Umleitung und als arterio-venöser Shunt zur chronischen Hämodialyse. Thoraxchirurgie 23, 97-103 (1975)
2. BORCHARD, F., KREMER, K., LOOSE, D.A.: Licht- und elektronenmikroskopische Befunde bei neun auto-alloplastischen Arterienprothesen nach Sparks. Thoraxchirurgie 23, 83-97 (1975)
3. BORNEMISZA, G.: Gewebeersatz mit Hilfe der auto-alloplastischen Methode. Kongreßbericht Österr. Ges. f. Chirurgie, 13. Tagung, 1972. Wien: H. EGERMANN, 1973
4. BRIELER, H.S., THIEDE, A., MÜLLER-WIEFEL, H., LEDER, L.D.: Histologische und histochemische Untersuchungen des zellulären Infiltrates von s.c. implantierten Sparks-Prothesen. Experimentelle Untersuchungen an Ratten. Thoraxchirurgie 23, 270-273 (1975)
5. SPARKS, D.H.: Silicone mandril method of femoro-popliteal artery bypass. Clinical experience and surgical technics. Amer. J. Surg. 124, 244-251 (1972)

Dr. H.S. Brieler, Abteilung für Cardiovasculäre Chirurgie, Zentrum operative Medizin I des Universitätsklinikums Kiel, Hospitalstraße 40, 2300 Kiel

38. Morphologische und funktionelle Veränderungen im Dehnverschluß der unteren Speiseröhre nach experimentell gesetzter Hiatushernie

U. Kunath und F. Stelzner

Zentrum der Chirurgie der Johann Wolfgang Goethe-Universität Frankfurt/Main, Allgemein- und Abdominalchirurgie (Leiter: Prof. Dr. F. Stelzner)

Material

22 Beagle-Hunde von 16-18 kg Körpergewicht, wobei jedes Tier seine eigene Kontrolle bildete.

Methode

a) Experimentelle Hiatushernie

Gruppe A (3 Tiere): Linksseitige Thorakotomie, Herauslösen der Kardia aus dem Hiatus und Verlagern von ca. 5 cm Magenanteil in den Thorax. Fixation am Hiatusrand.

Gruppe B (5 Tiere): Beseitigung des Hisschen Winkels durch Resektion einer Fundus-Corpus-Falte des Magens bis an die Kardia. Verlagerung von ca. 5 cm proximalen Magenanteil nach thorakal und Fixation am Hiatusrand.

Gruppe C (14 Tiere): Rechtsseitige Thorakotomie, Herauslösen der Kardia aus dem Hiatus, Durchtrennung des rechten N. vagus in Höhe Omentum minus und Ligatur der A. gastrica. sin. Kippung der steilen nach links vorn blickenden Einmündungsebene des Oesophagus in den Magen annähernd horizontal. Incision des rechten Zwerchfells auf 2-3 cm. Oberhalb und unterhalb der Verschlußzone je ein Markierungsclip (Abb. 1).

b) Druckmessung

Prä- und postoperativ wurde die Verschlußfunktion der unteren Speiseröhre mit dem von KUNATH (3) entwickelten Verfahren untersucht. Unter gradueller, später kontinuierlicher Drucksteigerung wird registriert, wieviel Flüssigkeit in die Druckmeßkammer einströmt, die von einer leicht dehnbaren Gummimembran begrenzt wird. Dadurch erhält man den eröffnenden Druck (=Verschlußdruck) und Auskunft über

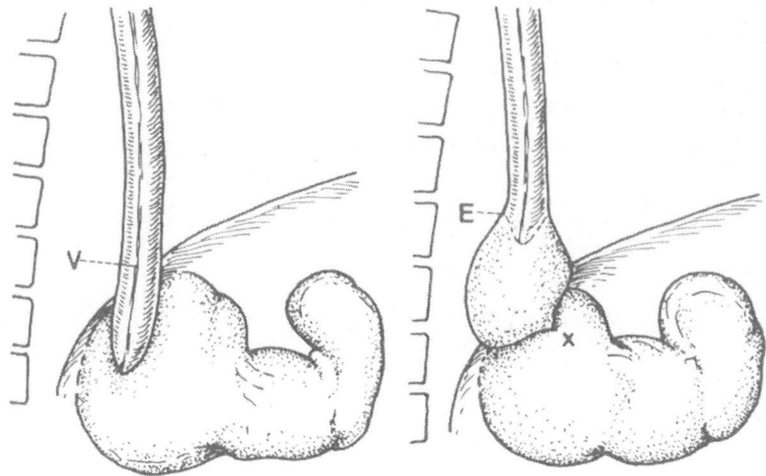

Abb. 1. An Hand von Röntgenbildern angefertigte schematische Darstellung der experimentell angelegten Hiatushernie. Links präoperativ; tiefster Punkt der Einmündungsebene rechts prävertebral, auf den der Vagus (V) zuläuft. Rechts postoperativ: Einmündungsebene (E) annähernd horizontal, rechtes Zwerchfell eingeschnitten (x)

das plastisch-mechanische Verhalten der Verschlußzonenmuskulatur. Darüber hinaus wurde unter konstantem Druck (25 mm Hg) der pharmakodynamische Einfluß von Pentagastrin auf die Verschlußzone untersucht.

c) Röntgenuntersuchung

Unter Sedierung 14 Tage postoperativ. Mittels Magenschlauch 100 cm^3 Kontrastmittel in den Magen instilliert. Unter Durchleuchtungskontrolle Prüfung in Rechtsseiten- und Kopftieflage von 30°, ob spontaner oder durch leichte Bauchkompression auslösbarer Reflux von Kontrastmittel vorhanden war. Präoperativ nie Reflux.

d) Gastropexie

10 Tiere der Gruppe C. Transabdominal Hernie aus Hiatus gelöst und Magenfundus an die vordere Bauchwand genäht. Hiatus dorsal mit 4 Nähten eingeengt. Danach je 1 Markierungsclip oberhalb und unterhalb des Zwerchfells. 3 Tiere postop. an Pneumothorax durch Lungenverletzung beim Lösen der Verwachsungen gestorben.

e) Morphologische Untersuchungen

3 Tiere 14 Tage nach Anlegen der Hiatushernie getötet und den ganzen Körper mit 10%igem Formalin fixiert. Nach 6-8 Wochen Entnahme des Speiseröhren-Magenpräparates. Aufhellung nach SPALTEHOLZ. An den auf diese Weise durchsichtig gemachten Präparaten konnte der Muskelfaserverlauf studiert werden.

<u>Ergebnisse</u>

<u>Gruppe A</u>: Diese Tiere zeigten röntgenologisch eine Paraoesophageal-
hernie. Der verlagerte Magenanteil war dilatiert und lag neben der
Speiseröhre im Thorax. Die Speiseröhre mündete knapp oberhalb des
Hiatus seitlich in diesem im Schrifttum als "pouch" bezeichneten
herniierten Magenabschnitt. Kein Reflux.

<u>Gruppe B</u>: Ein Tier erbrach am 1. postop. Tag, wurde am 2. postop.
Tag geröntgt und mußte wegen Kontrastmittelaspiration bei Reflux
getötet werden. 4 Hunde bei Röntgenkontrolle ebenfalls Paraoesophagealhernie wie in Gruppe A. Davon bei 2 Tieren gelegentlich
bei wiederholten Röntgenkontrollen Übertritt von Kontrastmittel
aus der Hernie in den Oesophagus beobachtet. Bei diesen reichte
die Resektion bis in die Kardia, wodurch die Helvetius-Muskel-
schlinge verletzt worden war.

<u>Gruppe C</u>: Von rechts-thorakal war es gelungen, einen der axialen
Hiatushernie des Menschen vergleichbaren Zustand zu erreichen. Die
Speiseröhre war bei diesen Tieren in Längsrichtung entspannt. Bis
auf eines hatten alle Tiere einen röntgenologisch nachweisbaren Reflux, nie eine Paraoesophagealhernie. Die manometrische Funktionsanalyse deckte bei diesen Tieren einen statistisch signifikant
(p = 0,1%) verminderten Verschlußdruck postoperativ auf (Abb. 2).

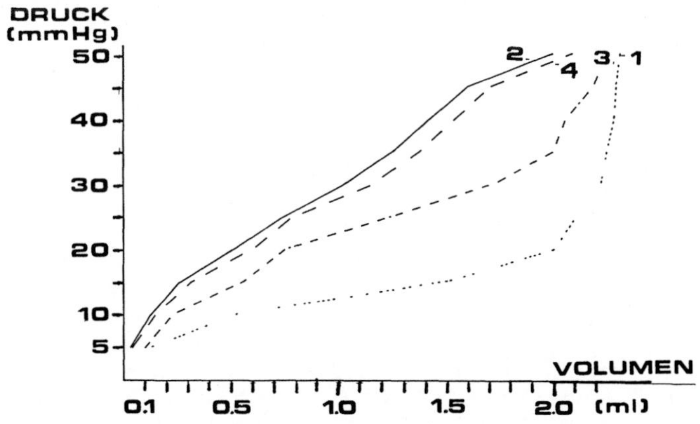

*Abb. 2. Volumenmeßwerte bei vorgegebenen Drucken im Verschlußseg-
ment. 1 = Eichkurve der Meßkammer, 2 = präoperativ, 3 = nach Anlegen der Hiatushernie, 4 = nach Gastropexie. Dargestellt sind
die einfachen Mittelwerte von 14 bzw. 7 Tieren*

In dieser Gruppe wurde die Pentagastrin-Wirkung (Pg) auf die Verschlußzone geprüft. Präoperativ vermochten 3 µg/kg Pg i.v. einen
Druck von 25 mm Hg in der Verschlußzone für 6 - 10 min zu kompen-
sieren, postoperativ hielt die Wirkung maximal 3 min an (Abb. 3).

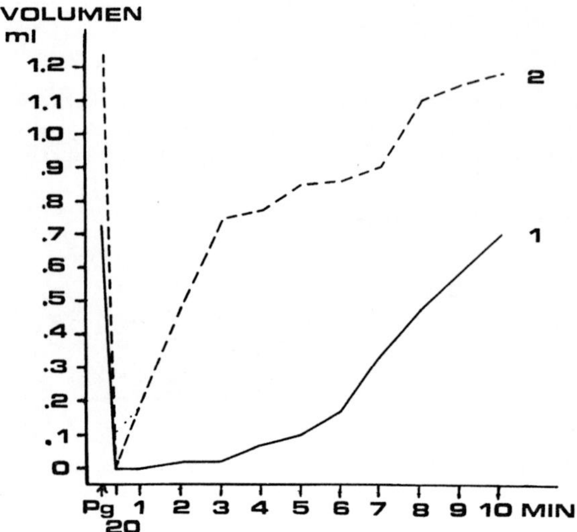

Abb. 3. Volumenmeßwerte nach Pentagastrin-Applikation (Pg) in Abhängigkeit von der Zeit unter konstantem Druck von 25 mm Hg im Verschlußsegment.
1 = präoperativ: Druck kompensiert, Meßkammer leer für ca. 6 min (n = 13); 2 = postoperativ (n = 13). Einfache Mittelwerte

Die Gastropexie wurde nur in Gruppe C durchgeführt. Danach kein Reflux und annähernd normale Werte bei der manometrischen Funktionsanalyse.

Die morphologische Untersuchung von 3 Speiseröhren-Magen-Präparaten mit der Aufhellungsmethode zeigte deutlich die Abflachung und den durch Entspannung erzielten annähernd horizontalen Faserverlauf in der Speiseröhrenmuskulatur.

Diskussion

An Hand einer experimentell erzeugten Hiatushernie, die der axialen Gleithernie beim Menschen vergleichbar ist, und mit Hilfe eines adäquaten Druckmeßverfahrens sollte die Frage nach der Bedeutung morphologischer und hormoneller Faktoren auf das Verschlußsystem der Speiseröhre beantwortet werden. Im Gegensatz zu anderen Autoren (1, 4, 5, 7) wird nur durch Verlagerung der steilen Einmündungsebene von rechts-thorakal eine mit Reflux einhergehende Hernie erzielt. Der auch beim Hund vorhandene "Dehnverschluß der terminalen Speiseröhre" (STELZNER) wird dadurch gelockert. Unsere Manometriemethode registriert nicht einen einzelnen Druckwert (WALDECK), sondern beschreibt die Muskelfunktion in der Verschlußzone. Sie ermöglicht zwischen funktioneller Enge (Dehnverschluß) und statischer Enge (Stenose, Strictur) zu unterscheiden (2). Darüber hinaus kann die Pentagastrin-Wirkung auf den Dehnverschluß kontinuierlich beobachtet werden. Diese Wirkung stellte sich als Nebeneffekt des Pg her-

aus. Auf Grund ihrer veränderten entspannten Lage und damit ihrer
Tonusverminderung kann die Muskelfaser nur noch einen Teil ihrer
ursprünglichen Kraft entfalten. Es existiert somit nicht ein eigen-
ständiger Oesophagussphincter, der durch Gastrin (Pg) spezifisch
gesteuert wird, vielmehr ist der Verschluß in das Organ Speiseröhre dermaßen integriert, daß einer Längenänderung des Oesophagus
eine Funktionsänderung der Verschlußzone folgt. Erst durch Gastropexie mit Wiederherstellung der ursprünglichen Längsspannung der
Speiseröhre war ein suffizienter Abschluß gegen den Magen zu erreichen.

Zusammenfassung

Bericht über ein experimentelles Modell der axialen Hiatushernie,
die immer mit Reflux einhergeht (Röntgenkontrolle). Unter Benutzung einer neuen Manometrie-Methode gelingt es, die Entspannung
des Speiseröhrenverschlusses nachzuweisen. Morphologische Untersuchungen zeigten, daß bei der Hernie die Muskelfaser nicht mehr
als apolare Schraube, sondern in annähernd horizontaler Richtung
verläuft. Die reduzierte Ansprechbarkeit auf Pentagastrin beruht
auf der Tonusverminderung der Muskelfaser. Der Verschluß der
Speiseröhre scheint demnach eine Funktion des Gesamtorgans und
nicht eines hormonell gesteuerten Sphincters zu sein.

Summary

Report of an experimental model of axial hiatal hernia in dogs,
always combined with reflux (roentgenologic control). Using a
new method of pressure measurment, the authors succeeded in
proving the distention of the esophageal "spincter". Morphologic
investigations demonstrated, that in hernia the muscle fiber is
no longer an apolar helical fiber, but runs nearly horizontally.
The reduced susceptibility to pentagastrin is caused by diminished
tension of the muscle fiber. The distal esophageal closing
mechanism consequently seems to be a function of the whole organ
and not of a hormonally regulated sphincter.

Literatur

1. GREENWOOD, R.K., et al.: Pressure and potential difference cha-
   racteristics in surgically created canine hiatal hernia. Gastroenterology 48, 602 (1965)
2. KUNATH, U., SCHIER, G.: Zur Problematik der Funktionsanalyse
   des unteren Ösophagussphinkters. Dtsch. med. Wschr. 100, 67
   (1975)
3. KUNATH, U.: Ein neues Verfahren zur Druckmessung in Sphinkter-
   zonen und im Speiseröhrenverschlußsegment. Münch. med. Wschr.
   117, 809 (1975)

4. LIND, J.F., et al.: Effect of thoracic displacement and vagotomy on the canine gastroesophageal functional zone. Gastroenterology 56, 1078 (1969)
5. SIEWERT, R., et al.: Untersuchungen zur Funktion des unteren
   Ösophagussphinkters unter physiologischen und pathologischen
   Bedingungen. Langenbecks Arch. Chir. Suppl. 1973, 221
6. STELZNER, F., LIERSE, W.: Der angiomuskuläre Dehnverschluß der
   terminalen Speiseröhre. Langenbecks Arch. Chir. 321, 35 (1968)
7. STERN, H., et al.: Evaluation of factors involved in gastroesophageal reflux. J. thoracic. cardiovasc. Surg. 48, 906 (1964)
8. WALDECK, F.: A new procedure for functional analysis of the
   lower esophageal sphincter (LES). Pflügers Arch. ges. Physiol.
   335, 74 (1972)

Dr.U. Kunath, Klinikum der Johann Wolfgang Goethe-Universität,
Abteilung für Allgemein- und Abdominalchirurgie, Theodor-Stern-
Kai 7, 6000 Frankfurt/Main 70

39. Der Einfluß von Somatostatin (GIF) und Humangastrin I auf den unteren Oesophagussphincter (UÖS)

Th. Heil, P. Mattes und S. Raptis

Abteilung für Allgemeine Chirurgie (Leiter: Prof. Dr. Ch. Herfarth) und Abteilung für Innere Medizin, Endokrinologie und Stoffwechsel (Leiter: Prof. Dr. E. F. Pfeiffer) der Universität Ulm

Der untere Oesophagussphincter (UÖS) ist eine wirksame Druckbarriere zur Verhinderung eines gastrooesophagealen Refluxes. Da anatomische und topographische Besonderheiten den Aufbau eines Druckgradienten nicht ausreichend erklären, wurde eine humorale Beeinflussung des Ruhetonus vermutet. Insbesondere dem Gastrin wurde in diesem Zusammenhang eine drucksteigernde Wirkung zugesprochen (1, 2, 3, 4).

Ziel der vorliegenden Untersuchung war es:
1. zu überprüfen, ob Gastrin in physiologischen Konzentrationen auf den UÖS wirkt,
2. ob Somatostatin, das u.a. die Gastrinproduktion hemmt (5), einen spezifischen Einfluß auf den UÖS ausübt.

Methodik

An jeweils 5 stoffwechselgesunden Probanden und einem Patienten mit nachgewiesenem Zollinger-Ellison-Syndrom wurden mittels Durchzugsmanometrie die Druckprofile am UÖS unter Somatostatin-Infusion (250 µg initial als Bolus i.v. und 250 µg per infusionem) unter Gabe von Humangastrin I (0,6 µg/kg/Std) und unter Kombination beider Substanzen aufgezeichnet. Gleichzeitig wurden die Serumgastrinspiegel bestimmt. Den Untersuchungen ging eine jeweils 30minütige Kontrollperiode voraus, in der der Ruhetonus des UÖS ermittelt wurde.

Ergebnisse

Unter alleiniger Somatostatin-Infusion tritt keine signifikante Änderung des Drucks am UÖS auf (Tabelle 1). Gleichzeitig kommt es zu einem signifikanten Abfall der basalen Gastrinspiegel auf kaum meßbare Werte (Abb. 1). Nach Sistieren der Somatostatin-Infusion steigen die Serumgastrinspiegel an, während sich das Druckprofil im UÖS nicht ändert.

Tabelle 1. Druck des UÖS unter Somatostatin-Infusion im Vergleich zum Ruhetonus. $\bar{x} \pm$ SD, n = 10

Versuchs-person	Ruhetonus (mm Hg)	Druck des UÖS unter Somatostatin-Infusion
I	8,66 ± 1,56	12,91 ± 5,3
II	11,8 ± 1,92	9,00 ± 3,91
III	9,4 ± 3,4	15,02 ± 4,81
IV	14,33 ± 4,47	11,0 ± 4,91
V	27,42 ± 6,92	33,5 ± 4,79

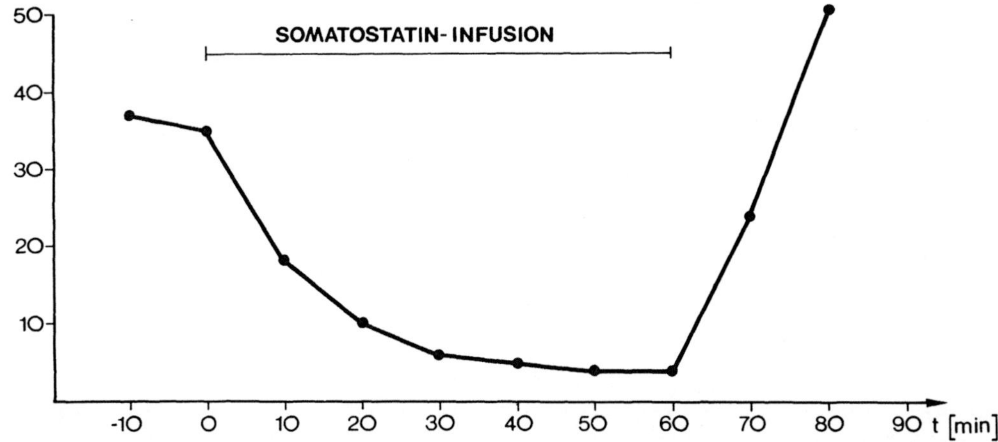

Abb.1. Änderung des Serumgastrinspiegels unter Somatostatin-Infusion (250 µg als Bolus i.v., danach 250 µg/Std als Infusion)

15 min nach Beginn der Infusion mit Humangastrin I (0,6 µg/kg/ Std) kommt es erwartungsgemäß zu einem hochsignifikanten Anstieg auf Serumkonzentrationen, die während der gesamten Versuchsperiode im unphysiologisch hohen Bereich zwischen 300 und 600 pg/ml liegen (Abb. 2). Unter dieser Gastrindosierung zeigte der Druck im UÖS einen signifikanten Anstieg im Vergleich zur Kontrollperiode (Tabelle 2).

Bei einem Patienten mit nachgewiesenem Zollinger-Ellison-Syndrom war während der Kontrollperiode der Serumgastrinspiegel auf 160 pg/ml erhöht. Der Druck des UÖS betrug 33 mm Hg. Unter Somatostatin-Infusion fiel der Serumgastrinspiegel auf 80 pg/ml,

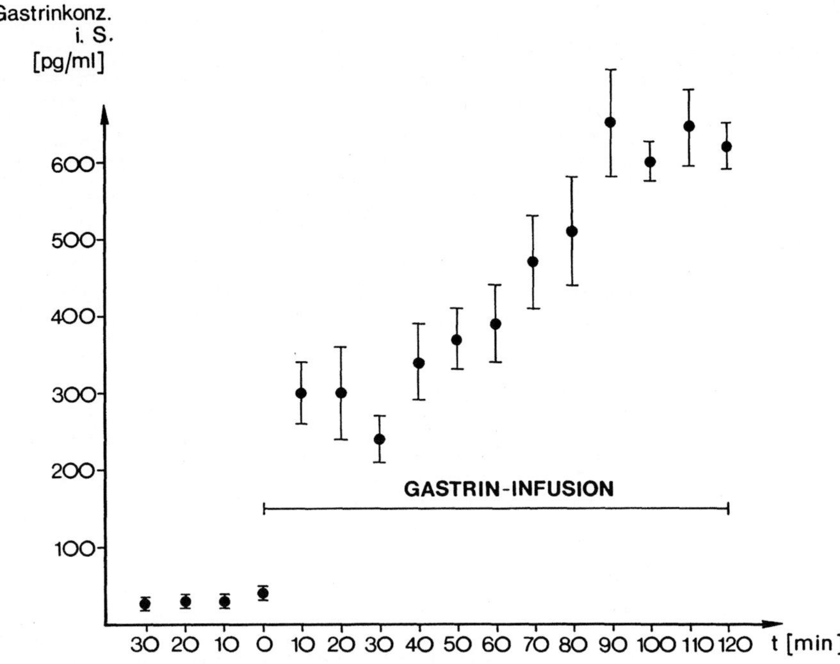

Abb. 2. Anstieg der Serumgastrinspiegel unter parenteraler Gastrinzufuhr (0,6 µg/kg/Std). $\bar{x} \pm SD$, n = 10

Tabelle 2. Druckänderung am UÖS unter Gastrin und zusätzlicher Somatostatin-Infusion im Vergleich zum Ruhetonus. $\bar{x} \pm$ SD, n = 10, p<0,02

Versuchsperson	Ruhetonus (mm Hg)	Gastrin (mm Hg)	Somatostatin + Gastrin (mm Hg)
I	15,75 ± 2,67	23,4 ± 6,8	25,6 ± 9,6
II	9,2 ± 3,89	14,8 ± 4,6	12,6 ± 2,8
III	9,4 ± 1,14	13,6 ± 3,8	16,8 ± 2,9
IV	16,2 ± 2,86	19,2 ± 3,27	27,8 ± 13,7
V	12,6 ± 1,15	14,25± 2,36	12,62± 5,5

gleichzeitig normalisierten sich die Druckwerte im UÖS auf 22 mm Hg. Nach Absetzen der Somatostatin-Infusion stiegen sowohl der Druck im UÖS als auch die Gastrinkonzentration im Serum auf die Werte während der Vergleichsperiode an (p<0,01).

Diskussion

Die dargestellten Untersuchungsergebnisse zeigen, daß Gastrin
in physiologischen Serumkonzentrationen keinen Einfluß auf den
Ruhetonus des UÖS hat. In den Arbeiten, in denen eine drucksteigernde Wirkung des Gastrins auf den UÖS postuliert wird, werden Pentagastrindosen zwischen 0,5 - 0,7 µg/kg angewendet (1,
2, 3, 4). Bei gleicher Dosierung von synthetischem Humangastrin I
werden Serumgastrinspiegel im unphysiologisch hohen Bereich
zwischen 300 und 600 pg/ml erreicht. Daraus kann geschlossen
werden, daß Gastrin nur in pharmakologischen Dosen den UÖS beeinflußt. Somatostatin hat keine direkte Wirkung auf den UÖS.
Weder konnte bei Stoffwechselgesunden eine Änderung des Ruhetonus unter der Somatostatin-Infusion gemessen werden, noch war
die durch exogene Gastrinzufuhr induzierte Druckerhöhung durch
Somatostatin beeinflußbar. Dagegen konnte bei dem Patienten mit
Zollinger-Ellison-Syndrom über eine Hemmung der Gastrinproduktion
durch Somatostatin und den daraus resultierenden Abfall des Serumgastrinspiegels in physiologische Bereiche ein gleichzeitiger
Abfall des während der Kontrollphase pathologisch erhöhten Ruhetonus erreicht werden.

Zusammenfassung

Bei insgesamt 10 stoffwechselgesunden Probanden und einem Patienten mit Zollinger-Ellison-Syndrom wurde der Einfluß von
Gastrin und Somatostatin auf den UÖS untersucht. Es konnte gezeigt werden, daß Gastrin nur in unphysiologisch hohen Konzentrationen einen Druckanstieg im UÖS bewirkt, während Somatostatin weder einen Einfluß auf den Ruhetonus hat, noch die pharmakologische Wirkung des exogen zugeführten Gastrins zu hemmen
vermag.

Die Ergebnisse sprechen dafür, daß sowohl Gastrin als auch das
neuerdings aus dem Gastrointestinaltrakt isolierte Somatostatin
keinen Einfluß auf den Tonus des UÖS haben.

Summary

The influence of gastrin and somatostatin on the lower esophageal
sphincter was investigated in 10 metabolically healthy volunteers
and one patient with Zollinger-Ellison syndrome. It could be
shown that only unphysiologically high concentrations of gastrin
produced a rise in pressure in the lower esophageal sphincter,
while somatostatin has neither an effect on the lower esophageal
sphincter pressure, nor is it able to inhibit the pharmacologic
effect of exogeneous gastrin administration. The results empha-
size that gastrin and somatostatin have no influence on the tone
of the lower esophageal sphincter.

Literatur

1. COHEN, S., LIPSHUTZ, W.: Hormonal regulation of human lower esophageal sphincter competence: Interaction of gastrin and secretin. J. clin. Invest. 50, 449 (1971)
2. WALDECK, F., SIEWERT, R., JENNEWEIN, H.M., WEISER, F.: Das Druckprofil im unteren Oesophagussphinkter beim Menschen und seine Beeinflussung durch Gastrin, Calcitonin und Glucagon. Dtsch. med. Wschr. 98, 1059 (1973)
3. SIEWERT, R., WALDECK, F., PEIPER, H.J.: Gastrointestinale Hormone und unterer Oesophagussphinkter. Chirurg 45, 28-33 (1974)
4. TRINIDADE, L.M., ROSENBERG, I.L., ROZYCKI, Z.J., GILES, G.R.: The response of the lower esophageal sphincter to maximal doses of pentagastrin. Br.J.Surg. 62, 11-14 (1975)
5. RAPTIS, S., THUM, CH., VON BERGER, L., SCHRÖDER, K.E, MEISSNER, C., SCHLEGEL, W.: Inhibition of gastrin secretion by somatostatin. Acta endocr. (Khb.) Suppl. 193, Abstract 74 (1975)

Dr. Th. Heil, Department für Chirurgie der Universität Ulm, Medizinisch-Naturwissenschaftliche Hochschule, Steinhövelstraße 9, 7900 Ulm

40. Manometrische Untersuchungen zum Einfluß der selektiv-proximalen Vagotomie auf den unteren Oesophagussphincter

J. Witte, V. Zumtobel, U. Rattenhuber, W. Londong, G. Feifel und C. Hempen

Chirurgische Klinik der Universität München (Direktor: Prof. Dr. G. Heberer)

Mitteilungen über Funktionsstörungen des unteren Oesophagussphincters nach Vagotomie des Magens wurden zum Anlaß genommen, an
einem Kollektiv von 25 Patienten mit chronisch rezidivierendem
Ulcus duodeni prä- und postoperativ Sphincterdruckmessungen aus-
zuführen und mit den klinischen Untersuchungsergebnissen zu vergleichen.

Die Operation bestand in einer standardisiert ausgeführten se-
lektiv-proximalen Vagotomie (SPV) mit oder ohne Pyloroplastik,
wobei die Kardia und der distale Oesophagus in einer Länge von
3 - 4 cm skeletiert und die Vollständigkeit der Magendenervie-
rung intraoperativ mit der intragastralen Manometrie nach BURGE
überprüft wurde.

Die Untersuchungen wurden jeweils unmittelbar präoperativ, 8 -
12 Tage sowie 6 Monate postoperativ in Ruhe sowie nach intravenöser Pentagastrinstimulation (0,6 µg/kg Körpergewicht) durchgeführt. Die Druckmessungen erfolgten mit der Durchzugsmethode nach
WALDECK mit permanent perfundierten Kathetern. Zur statistischen
Auswertung wurden der t-Test sowie der WILCOXON-Symmetrietest
herangezogen.

Die präoperativ gemessenen Kardiadrucke (Abb. 1) der Ulcuskranken (in Ruhe: 16,9 ± 6,6; 3 min nach Stimulation 27,8 ± 15,5;
15 min 12,7 ± 5,4 mm Hg) zeigten keine signifikanten Abweichun-
gen im Vergleich zu einem Kollektiv von 20 gesunden Probanden
(in Ruhe: 13,8 ± 6,0; nach Stimulation 3 min 26,8 ± 12,1; 15 min
11,0 ± 3,5 mm Hg).

Acht bis zwölf Tage postoperativ fand sich bei den Patienten sowohl in Ruhe als auch nach Stimulation bei allen vergleichenden
Messungen ein deutlich erniedrigtes Druckniveau (Abb. 1), jedoch
ohne Signifikanz.

Innerhalb von 6 Monaten postoperativ sanken die Meßwerte sowohl
in Ruhe als auch nach Stimulation signifikant (p< 0,01 bzw. 0,001)
gegenüber den präoperativen Kardiadrucken ab (Ruhe: 8,1 ± 4,5
mm Hg; nach Stimulation 3 min : 17,3 ± 8,0; nach 15 min 6,7 ±
3,2 mm Hg). Lediglich die Druckwerte 1 min nach Stimulation lie-

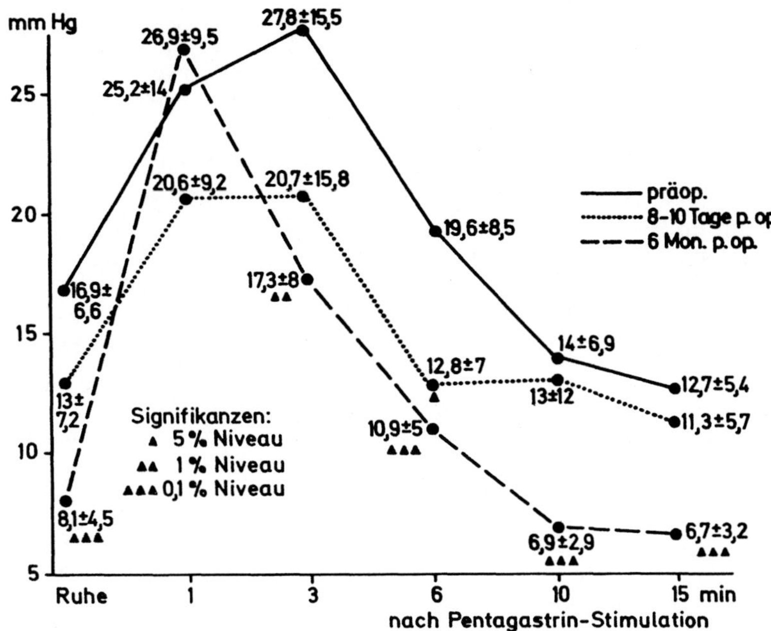

Abb. 1. Kardiadruckwerte bei Ulcus-Duodeni-Kranken vor und nach selektiv-proximaler Vagotomie in Ruhe sowie nach i.v. Pentagastrin-Stimulation (n = 25)

gen nahezu identisch beieinander (präoperativ 25,2 ± 14,0; 6 Monate postoperativ 26,9 ± 9,5 mm Hg), ein Hinweis, daß die Ansprechbarkeit des unteren Oesophagussphincters auf Pentagastrin in pharmakologischen Dosen gleich bleibt, jedoch nach 2 bzw. 5 weiteren min signifikant bis hochsignifikant absinkt.

Die Länge der Druckzone blieb bei den Ulcuskranken im Vergleich zu den Probanden gleich und wurde durch die Operation nicht verändert, die Meßwerte schwankten zwischen 2,9 bis 4,1 cm Länge ohne signifikante Unterschiede.

Bei 20 von 25 Ulcuskranken wurden im nüchternen Zustand prä- und postoperativ an den jeweiligen Tagen der Druckmessungen die Serum-Gastrinspiegel bestimmt. Präoperativ lagen die Werte bei 57,1 ± 4,0 pg/ml. Diese stiegen in Übereinstimmung mit der Literatur 6 Monate postoperativ an auf 113,14 ± 49,19 pg/ml. Diese Messungen können ein weiterer Hinweis sein, daß das Gastrin in physiologischen Serumkonzentrationen keinen wesentlichen Einfluß auf die Drucksteuerung des unteren Oesophagussphincters hat, da trotz postoperativ signifikant fallenden Druckniveaus die Gastrinspiegel ansteigen.

Die selektiv proximale Vagotomie führt demnach im Bereich des unteren Oesophagussphincters zu einer Drucksenkung, die jedoch in Übereinstimmung mit den klinischen Nachuntersuchungsergebnissen niemals das Ausmaß einer Sphincterinsuffizienz oder Refluxdisposition erreichte. Bei präoperativ faßbaren klinischen Zei-

chen einer Sphincterschwäche sollte diese durch Druckmessung ver-
ifiziert und evtl. bei der Operation im Sinne einer refluxverhü-
tenden Maßnahme beachtet werden.

Zusammenfassung

Die selektiv-proximale Vagotomie (SPV) führt an der Kardia 6 Monate postoperativ zu einer signifikanten Drucksenkung in Ruhe
und nach i.v. Pentagastrin-Stimulation, ohne das Ausmaß einer
Sphincterinsuffizienz· zu erreichen. Nur unmittelbar nach Stimulation erreicht das Kardiadruckniveau die gleiche Höhe wie präoperativ. Serumgastrin hat keinen wesentlichen Einfluß auf die
Steuerung des Sphinctertonus.

Summary

Selective proximal vagotomy (SPV) decreases the LES pressure
(resting pressure and pentagastrin-stimulated pressure), significantly 6 months postoperatively without achieving LES insufficiency by clinical means. Immediately after stimulation LES
pressure is identical, compared to preoperative measurements.
Concentration of serum gastrin is not a major determinant of
LES tone in humans.

Literatur

1. BOMBECK, C.T., et al.: III World Congress of the COLL. Int.
   Chir. Dig. 1974, Chicago, USA. Read-by-title-paper no. 97
2. DODDS, W.J., et al.: Am. J. dig. Dis. 20, 201 (1975)
3. MAZUR, J.M., et al.: Surgery 73, No 6, 818 (1973)
4. TEMPLE, J.G., et al.: Brit. med. J. 9, 168 (1975)
5. THOMAS, P.A., et al.: Brit. J. Surg. 60, 717 (1973)
6. WALDECK, F., et al.: Leber-Magen-Darm 2, 14 (1972)

Dr. J. Witte, Chirurgische Klinik der Universität München,
Nußbaumstraße 20, 8000 München 2

41. Myoelektrische Aktivitätsveränderungen der Vaterschen Papille nach verschiedenen Vagotomieformen beim Hund

Z. Schumann und K. Darup

Chirurgische Klinik mit Poliklinik der Universität Erlangen-Nürnberg (Direktor: Prof. Dr. G. Hegemann)

Eine Chirurgie des Magen-Duodenal-Geschwürs gibt es seit 80 Jahren. Trotz tausendfältiger klinischer Erfahrung bietet die Ulcuschirurgie bezüglich Indikation und Technik sowie postoperativer Komplikationen und Spätstörungen auch heute noch viele offene Fragen. Seit 19 Jahren ist die Vagotomie ein fester Bestandteil der operativen Therapie des Ulcus duodeni. Die Erfahrungen aus Praxis und Literatur besagen, daß Eingriffe am N. vagus nicht nur Magen und Duodenum, sondern auch andere Verdauungsorgane beeinflussen. Es liegen umfangreiche Untersuchungen über die Auswirkung der Vagotomie auf die Gallenblase und extrahepatischen Gallengänge vor (1).

Unter Berücksichtigung der neuesten experimentellen Ergebnisse ist der gegenwärtige Stand folgender: Die Einflüsse der verschiedenen Vagotomieformen auf den Sphincter Oddi sind ungeklärt. Die Wirkung der verschiedenen erweiterten Vagotomieformen auf die myoelektrischen Veränderungen der Vaterschen Papille wurden mit Erfolg an 12 Hunden nach der Truncal-, Selektiv- und Parietalzell-Vagotomie untersucht.

Unsere Fragestellung lautete: "Was für Einheitsveränderungen der Aktionspotentiale des Sphincter Oddi treten auf, sind sie vorübergehend, oder dauern sie länger an?"

Material und Methode

Unsere Experimente wurden an 12 Schäferhunden beiderlei Geschlechts von 20 bis 25 kg Körpergewicht in 4 Gruppen vorgenommen. Die durchschnittliche Überlebenszeit der Tiere betrug 30 Tage. Nüchterne und mit Atropin vorbehandelte Hunde wurden in Nembutal-Narkose (30 mg/kg i.v.) unter sterilen Verhältnissen operiert. Nach medialer Laparotomie wird die bipolare Elektrode der Firma Peridot in der Vaterschen Papille implantiert und mit einer speziellen Halterung (Steckdose nach außen) so in der Bauchwand fixiert, daß wir zu jeder Zeit mit dem Elektromyograph (Typ Tönnies TM-D 555) der Firma Siemens Aktionspotentialverändderun-

gen mit einer Polaroid-Kamera festhalten konnten. Dies geschah
am 4., 7. und 14. postoperativen Tag in den interdigestiven
Phasen.

Ergebnisse und Diskussion

Es gilt als allgemein anerkannte Tatsache, daß ein unversehrter
Sphincter Oddi eine unerläßliche Voraussetzung für die normale
Funktion der Gallenblase und der extrahepatischen Gallengänge ist.
Die mikroanatomische Struktur der Vaterschen Papille ist sehr
kompliziert (2) (Abb. 1).

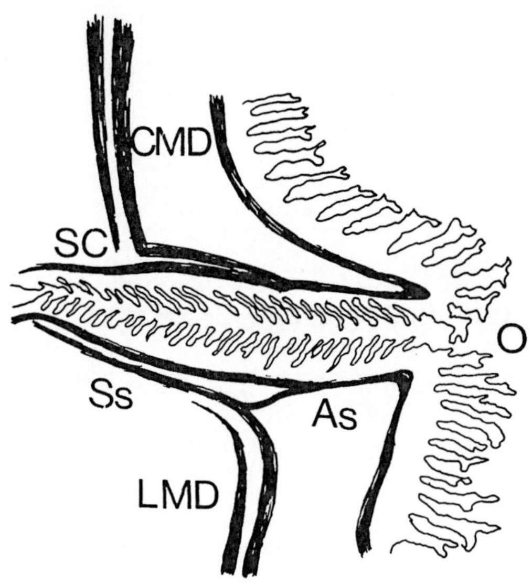

*Abb.1. Mikroanatomische Struktur der Vaterschen Papille beim Hund.
CMD = circulärer Muskel der hinteren Wand des Duodenums; LMD =
longitudinaler Muskel der hinteren Wand des Duodenums; As = Anu-
lus subterminalis; O = Orificium papillae; SC = Sphincter choledochus; Ss = "supporting shell", terminaler retroduodenaler Teil
des Ductus choledochus (gebildet vom CMD)*

Bei der Funktion der choledocho-duodenalen Junktion spielen 2 Faktoren, die gemeinsam und gleichzeitig wirken, eine große Rolle:

1. intrinsic, die sog. nervale Innervation,

2. extrinsic, der neuroendogene Einfluß.

Wir kamen zu folgendem Ergebnis: "Je stärker die vagale Innervation
geschädigt wurde, desto mehr kam die Wirkung der neuroendokrinen
Faktoren zur Geltung."

<u>Gruppe I</u> (3 Hunde)

Zur Objektivierung wird in typischer Weise die Elektrode implantiert, und es werden die Normalwerte registriert.
<u>Amplitude:</u> 20 ± 5 µV/E; <u>Frequenz:</u> 100 Hz

<u>Gruppe II</u> (3 Hunde)

Nach transthorakaler truncaler Vagotomie (TV) nimmt anfänglich der Tonus des Sphincter Oddi ab. Später reagiert er mit erhöhtem Tonus (Noradrenalin-Effekt), der sich dann allmählich wieder dem Ausgangswert nähert. Unsere abgeleiteten Aktionspotential-Veränderungen bestätigen die Bedeutung der sympathico-adrenergen Wirkungen auf den Sphincter Oddi.
<u>Amplitude:</u> 150 ± 10 µV/E; <u>Frequenz:</u> 72 Hz
In den extrahepatischen Gallengängen jedoch kommt es zur Atonie und Lumenerweiterung (<u>1</u>). Die starke Lumenerweiterung der extrahepatischen Gallenwege nach TV und der damit verzögerte Gallenfluß läßt nach LOEWENECK (1) die Vermutung zu, daß hierdurch eine vermehrte Gallensteinbildung begünstigt werden kann.

<u>Gruppe III</u> (3 Hunde)

Bei der selektiven Vagotomie (SV) zeigt die <u>Amplitude</u> des Aktionspotentials (25 ± 5 µV/E) keinen signifikanten Unterschied zur Kontrollgruppe. Die <u>Frequenz</u> (72 Hz) war genauso niedrig bei der TV. Dies kann als Bestätigung der vagalen Innervation des terminalen retroduodenalen Anteils des Ductus choledochus (<u>2</u>, <u>3</u>, <u>4</u>) angesehen werden.

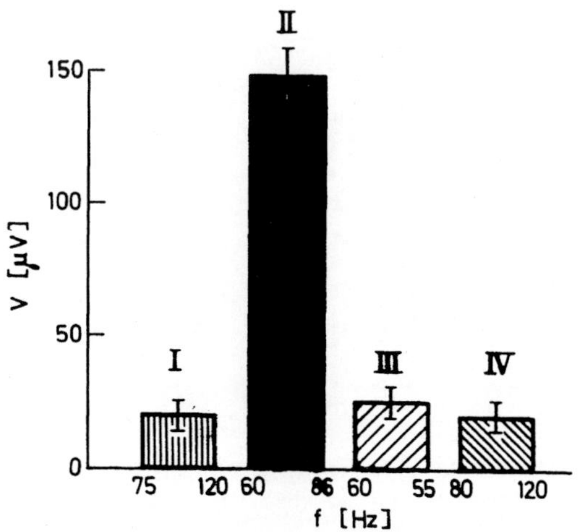

Abb.2. Schematische Tabelle von Einheitsveränderungen der Aktionspotentiale der Vaterschen Papille in den 4 Gruppen. I = Kontrollgruppe; II = nach Truculär-Vagotomie; III = nach Selektiv-Vagotomie; IV = nach Parietalzellvagotomie

190

<u>Gruppe IV</u> (3 Hunde)

Bei der Parietalzellvagotomie (PCV) sind nach unseren Messungen
die Einflüsse der extrinsic und intrinsic Faktoren auf den Sphincter Oddi nicht gestört.
<u>Amplitude</u>: 20 ± 5 µV/E; <u>Frequenz</u>: 100 Hz

Es scheint vorstellbar, daß in der Ulcuschirurgie in Zukunft die
PCV mehr Befürworter findet, weil eine nachteilige Wirkung auf die
extrahepatischen Gallenwege im Experiment nicht nachweisbar war.

<u>Zusammenfassung</u>

Die Wirkung der verschiedenen erweiterten Vagotomieformen auf die
myoelektrischen Veränderungen des Sphincter Oddi wurden mit Erfolg
an 12 Hunden nach der Truncal-, Selektiv- und Parietalzellvagotomie untersucht. Sowohl die abgeleitete Amplitude als auch die Frequenz der Aktionspotentiale der Vaterschen Papille sind in Abhängigkeit von der vagalen Schädigung verändert. Nur nach PCV treten
keine signifikanten elektromyographischen Veränderungen der Vaterschen Papille auf, womit diese Form der Vagotomie die Methode der
Wahl sein dürfte.

<u>Summary</u>

The effects of varying the extent of vagotomy on the myoelectrical
activity of the sphincter of Oddi have been successfully studied
in 12 dogs undergoing either truncal, selective, or highly selective
vagotomy. Both the amplitude and the shape of the single action po-
tentials as well as the interval change in the electrical activity
in the sphincter of Oddi in relation to the extent of the vagal denervation. No significant change of frequency and amplitude of the
myoelectrical activity occurred after highly selective vagotomy
which proves to be the best method.

<u>Literatur</u>

1. LOEWENECK, H.: Vagotomie und Choledochusinnervation.
   Chirurg. <u>42</u>, 178-180 (1971)
2. KYÖSOLA, K., RECHARDT, L.: The anatomy and innervation of the
   sphincter of Oddi in the dog und cat. Amer. J. Anat. <u>140</u>, 497-
   522 (1974)

3. NAGAOKA, K.: Electromyographic study on the mechanism of delayed gastric emptying after vagotomy in dogs. Tohoku J. exp. Med. 95, 1-13 (1968)
4. STODDARD, C.J., SMALLWOOD, R., BROWN, H., DUTHIE, H.L.: The immediate and delayed effects of different types of vagotomy on human gastric myoelectrical activity. Gut 16, 165-170 (1975)

Wir danken Firma Siemens für ihre freundliche Unterstützung!

Dr. Z. Schumann, Chirurgische Klinik mit Poliklinik der Universität Erlangen-Nürnberg, Krankenhausstraße 12, 8520 Erlangen

42. Reproduzierbarkeit und Spezifität des Insulininjektions- und Insulininfusionstests zur Prüfung einer kompletten Vagotomie

H. Rohde, H. Troidl und W. Lorenz

Chirurgische Klinik und Abteilung für Experimentelle Chirurgie
und Pathologische Biochemie der Universität Marburg/Lahn

Zur Überprüfung von Operateur und operativer Technik bei den verschiedenen Formen der Vagotomie haben sich bis heute der Insulintest und die Feststellung der kollektiven Reduktion der Säuresekretion im Pentagastrintest als befriedigend erwiesen. Nach Ein-
führung der Qualitätskontrolle der Titration, der Richtigkeitskon-
trolle der applizierten Dosis und der Bestimmung der Reproduzierbarkeit für den Pentagastrintest (1) wurde nun auch der Insulintest einer klinisch-chemischen Analyse unterzogen.

Methodik

Im Rahmen einer prospektiven Studie über selektiv-gastrische Vagotomie mit Drainage wurden bei insgesamt 74 Patienten mit chronischem, unkompliziertem Ulcus duodeni verschiedene Insulinteste ausgeführt. Die Sammlung der Magensaftsekretion, die Bestimmung der
Säuremenge und -konzentration sowie die Messung des Blutzuckers
erfolgten entsprechend SEIDEL et al. (2).
Die Reproduzierbarkeit des Insulininjektionstestes (0,2 U/kg i.v.)
wurde mit 2 Testen innerhalb einer Woche an 10 männlichen Patienten geprüft. Zum Vergleich der Ergebnisse von Insulininjektionstest (0,2 U/kg) und Insulininfusionstest (0,1 U/kg x h) wurden bei
29 Patienten (27 Männern, 2 Frauen) ebenfalls innerhalb einer Woche je ein Test der einen oder anderen Art durchgeführt, wobei die
Reihenfolge der beiden Teste randomisiert wurde. Zur Prüfung der
Spezifität der Insulinwirkung wurde schließlich bei 35 Patienten
(31 Männern, 4 Frauen) sowohl ein Insulininjektionstest (0,2 U/kg)
als auch ein Kochsalztest durchgeführt. Bei letzterem erhielten
die Patienten dasselbe Volumen physiologische Kochsalzlösung wie
beim Insulininjektionstest, nachdem ihnen dieser Test als Insulintest angekündigt worden war. Die Reihenfolge dieser Teste erfolgte
randomisiert. Als Testkriterien wurden die nach HOLLANDER (3),
ROSS und KAY (4) sowie nach BACHRACH (5) gewählt.

Ergebnisse und Diskussion

Bei den 10 Patienten der ersten Gruppe war der Insulininjektionstest (HOLLANDER) in 7 Fällen reproduzierbar, in 3 Fällen dagegen
nicht, wobei jeweils der 2. Test Insulinnegativität aufwies. Die-

ser Trend zur Insulinnegativität bei immerhin 30% der Patienten
ist für die Zuverlässigkeit des Insulintestes zur Prüfung der
Komplettheit der Vagotomie als bedenklich anzusehen, vor allem
bei Werten, die 20 mEq/1 nur geringfügig (ca. 25%) überschreiten.

Injektionstest und Infusionstest (HOLLANDER, ROSS und KAY) stimm-
ten in 24 Fällen überein, in 5 Fällen nicht (17%), wobei in allen
Fällen die Infusionsteste das für den Operateur günstigere Ergeb-
nis aufwiesen. Da bei unseren Untersuchungen die Nebeneffekte des
Insulininfusionstestes zudem erheblich länger dauerten als beim
Insulininjektionstest und deshalb dieser Test von den Patienten
auch mehr abgelehnt wurde als der Injektionstest, können wir den
Insulininfusionstest nicht für die Prüfung der Komplettheit der
Vagotomie empfehlen.

HOLLANDER-positive Kochsalzteste, die damit einen positiven Insulintest vortäuschten, wurden bei 7 von 35 Patienten gefunden
(20%). Wurde bei denselben Patienten das Testkriterium nach
BACHRACH angewendet, so wurde bei 10 Patienten ein positiver
Kochsalztest, aber nur bei 9 Personen ein positiver Insulintest
gefunden. Diese Ergebnisse zeigen, daß das Kriterium nach BACH-
RACH zu unspezifisch ist, als daß es noch weiterhin als Testkriterium für den Insulintest verwendet werden könnte. Auch nach
dem HOLLANDER-Kriterium weist der Insulintest bedenkliche Schwächen auf, die im kritischen Einzelfall (Ulcusrezidiv!) die Wiederholung von Testen und die Verwendung des Kochsalztestes dringend notwendig erscheinen lassen.

Zusammenfassung

Die Überprüfung von Reproduzierbarkeit des Insulininjektionstestes, von Vergleichbarkeit des Insulininjektionstestes mit dem
Insulininfusionstest und von Spezifität des Insulininjektionstestes mit Hilfe von Placeboversuchen zeigte neue Schwächen dieser Methode zur Prüfung der Komplettheit der Vagotomie auf, die
bisher im Schrifttum nicht berücksichtigt wurden. Das Kriterium
nach BACHRACH ergab sogar nach Injektion von Kochsalz häufiger
einen positiven "Insulintest" als nach Injektion von Insulin
selbst. Aus diesem Grund wird im kritischen Einzelfall (Ulcusrezidiv!) die Wiederholung des Insulininjektionstestes HOLLANDER-
Kriterium und die Verwendung des Kochsalztestes dringend empfohlen.

Summary

The reproducibility of insulin injection tests, the comparison of
insulin injection and insulin infusion tests and the specificity
of the insulin injection tests were investigated in 74 duodenal
ulcer patients. New failures of the insulin test were detected.
The criterion of BACHRACH produced more positive "insulin tests"
after injection of sodium chloride than after insulin itself.
Therefore it is recommended that in single cases (recurrent ulcer)
insulin injection tests (HOLLANDER criterion) should be repeated
and that a sodium chloride test should be performed.

<u>Literatur</u>

1. LORENZ, W., TROIDL, H., ROHDE, H., ACKER, G., SEIDEL, W.:
   Studies of the precision and accuracy of gastric secretory
   tests for the determination of acid reduction following vagotomy. Brit. J. Surg. <u>60</u>, 915 (1973)
2. SEIDEL , W., TROIDL , H., LORENZ, W., ROHDE, H., RICHTER, H.,
   DREWS, H., HAMELMANN, H.: Eine prospektive, kontrollierte Studie zur selektiven Vagotomie beim chronischen Duodenalulkus:
   Frühergebnisse mit einer standardisierten Operationsauswahl
   und Operationstechnik. Klin. Wschr. <u>51</u>, 477 (1973)
3. HOLLANDER, F.: Laboratory procedures in the study of vagotomy.
   Gastroenterology <u>11</u>, 419 (1948)
4. ROSS, B., KAY, A.W.: The insulin test after vagotomy. Gastroenterology <u>46</u>, 379 (1964)
5. BACHRACH, W.H.: Laboratory criteria for the completeness of
   vagotomy. Amer. J. dig. Dis. <u>7</u>, 1071 (1962)

Prof. Dr. W. Lorenz, Abteilung für Experimentelle Chirurgie und
Pathologische Biochemie der Chirurgischen Universitätsklinik Mar-
burg/Lahn, Robert-Koch-Straße 8, 3550 Marburg/Lahn

43. Effects of Vagotomy on the Catecholamine-Containing Cells in the Gastric Mucosa of the Rat: an Electron Microscopic Study

N. G. Kalahanis, T. K. Das Gupta and L. M. Nyhus

Department of Surgery (Head: Prof. Dr. L.M. Nyhus), University of Illinois Medical Center, Chicago, Illinois

It is well known that gastric function is the result of harmonic interplay between the parasympathetic-sympathetic systems, and gastrointestinal hormones. The role of the parasympathetic system has been extensively studied. For example, it is understood that the beneficial results of vagotomy on gastric hypersecretion and peptic ulcer disease are due to an acetylcholine deficit. On the other hand, it has been shown that serotonin participates in a vagal inhibitory pathway to the stomach (1) and there is evidence for a vagal inhibitory component of gastrin release (2). It is known that there exist in the stomach wall endocrine cells containing biogenic amines. Since vagotomy may cause either permanent or temporary changes in the morphology and/or population of epithelial cells in the gastric mucosa, we studied the effects of vagotomy on a distinct cell population, namely, the enterochromaffin-like (ECL) cells in the fundic mucosa of the rat.

Materials and Methods

Twenty-five male Sprague-Dawley rats weighing 250 - 350 g were divided equally into five groups. All animals were fasted for 24 h before sacrifice but had free access to water. Group I rats served as the controls. Transabdominal bilateral truncal vagotomy combined with pyloroplasty was performed in Group II and III animals. The animals in each group were sacrificed 3 and 6 days after the operative procedure, respectively.

Group IV animals received the following treatment 3 days after vagotomy plus pyloroplasty: 5 h before sacrifice, i.p. injection of 400 mg/kg body weight (BW) of iproniazid (monoamine oxidase inhibitor) dissolved in 1 ml saline; 1 h before sacrifice a s.c. injection of 100 mg/kg BW of L-dopa (catecholamine precursor) dissolved in 1 ml saline. Pyloroplasty alone was performed on Group V animals 3 days before sacrifice. Specimens from all animals' fundic mucosae were fixed with 4% gluteraldehyde, postfixed with 2% osmium tetroxide, and processed for electron microscopy.

Results

Our findings in the control animals (Group I) were in agreement
with those of other authors (<u>3</u>) who have investigated the enterochromaffin-like cells of the rat fundic mucosa (Fig. 1).
The most salient features noted were: 1) location of cells at
the periphery of the fundic glands, adjacent to zymogen and
parietal cells, 2) basal aspect of the cells was in proximity
to nonmyelinated autonomic axons; typical synaptic contacts were
not seen, 3) most of the cytoplasm was occupied by membrane-
limited granules, mainly in the form of relatively large cyto-
plasmic vacuoles, the majority containing an electron-dense core
eccentrically situated, and 4) occasionally, fusion of the
granule-limiting membrane with the cell membrane was observed.
This picture is known as pinocytosis and represents an active
biologic process.

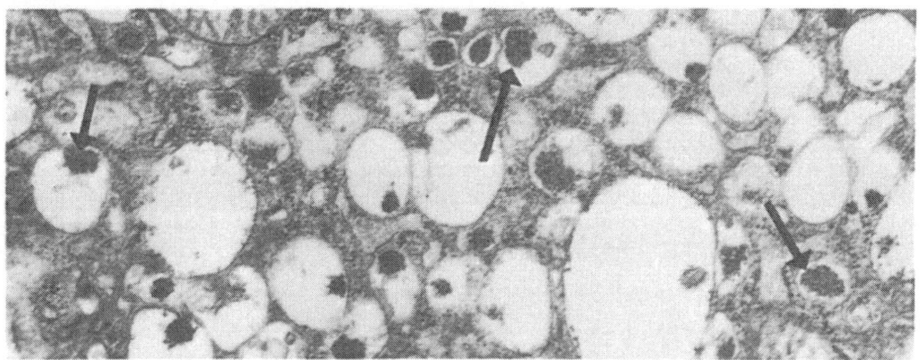

*Fig.1. Portion of an enterochromaffin-like cell from a control
rat. The majority of the secretory granules contains an electron-
dense material (arrows) × 23,000*

Groups II and III: The findings in these two groups were essen-
tially the same. The majority of the granules in the ECL cells
was either depleted of their content or contained only a very
small amount of electron-dense material (Fig. 2). Additionally,
a greater number of pinocytotic figures was observed in these
two groups than in the control group.

Group IV: The granules, as in Groups II and III, were empty of
electrondense material; however a tendency for formation of new,
small granules was noticed in the vicinity of the Golgi appara-
tus. Group V: No differences were observed either in the ultra-
structure or in the content of the granules in the ECL cells
between this and the control group of animals.

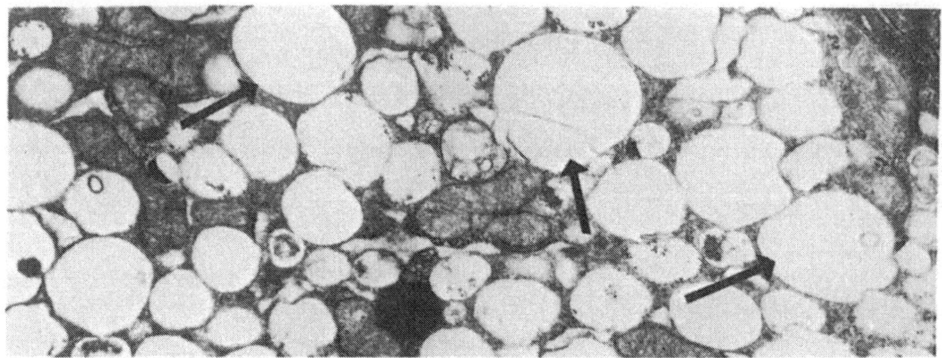

Fig.2. Portion of an enterochromaffin-like cell from a rat 3 days after vagotomy. Almost all the secretory granules are depleted of their electron-dense content (arrows) × 18,000

Discussion

It has been suggested that the ECL cells in the rat fundic mucosa normally contain histamine and are capable, when exogenously stimulated, of storing catecholamines (4). From previous studies, we have evidence that these cells normally contain catecholamines and histamine may coexist in the same cells.

In the present study in which we sacrificed our animals at 3 and 6 days after vagotomy, the granules of the ECL cells in the fundic mucosa of these fasted rats were depleted of their granule content. This depletion could be the result of either an inhibitory effect of vagotomy on the synthesis of the granule content or a stimulatory effect upon the release of this content. The increased exocytosis favors the latter view. No ultrastructural changes were observed in the ECL cells except the depletion of the secretory granules and the increased exocytosis. On the other hand, when the animals were treated with iproniazid plus L-dopa (a treatment known to increase tissue catecholamine stores) the ECL cells responded by forming new granules. These findings suggest that the effect of vagotomy on the ECL cells is not of a degenerative character, but rather that vagal activity is important to the function of these cells.

Does acetylcholine have a direct action on the ECL cells or is its action mediated through some other substance? The questions cannot be answered by this morphologic study. No direct innervation of the ECL cells was found, although nonmyelinated axons were often observed in close relation to these cells. However, the lack of direct anatomic neural-epithelial synaptic contacts by no means disqualifies a physiologic neural-epithelial effect, since acetylcholine can diffuse some distance to reach an effector cell.

Pyloroplasty alone did not alter the content of the secretory granules in the ECL cells. This further supports the concept that the depletion of the granules is related to the vagus nerve.

The animals in the present study were sacrificed as early as 3 and 6 days following vagotomy. Thus, we do not know whether the depletion observed at an early postoperative stage will be restored at a later time. Further experiments have been designed in which the same studies will be performed at varying intervals following vagotomy. In addition, biochemical quantitative estimation of tissue catecholamines and of the enzymes involved in its biosynthesis will be necessary for substantiation of our findings.

Thus, there appears to exist, in the fundic mucosa of the rat stomach, an extraneuronal pool of catecholamines, the content of which is under vagal control. This, per se, gives support to the old concept of interplay between acetylcholine and sympathetic amines in various organs innervated by the autonomic system. It may implicate a new concept of a cholinergic link in adrenergic transmission.

Summary

The ECL cells in the fundic mucosa from five different groups of fasted rats were examined by means of electron microscopy; in the control animals, the majority of the secretory granules of the ECL cells contained electron-dense material. Previous studies in our laboratory indicate that this material probably represents a catecholamine. In the second and third groups, in which truncal vagotomy plus pyloroplasty was performed, the secretory granules were depleted of their content. In the fourth group in which vagotomized animals were treated with iproniazid and L-dopa, the mature secretory granules were depleted but formation of new granules was apparent. In the fifth group, in which pyloroplasty alone had been performed, the content of the granules was the same as in the control group.

It was concluded that the endocrine function of the ECL cells is under vagal control and that vagotomy causes release of catecholamines from these cells.

Zusammenfassung

Die ECL-Zellen in der Schleimhaut des Magenfundus von fünf verschiedenen Gruppen ausgehungerter Ratten wurden mit dem Elektronenmikroskop untersucht: In der ersten, der Kontrollgruppe, enthielt die Mehrheit der sekretorischen Granula (S.G.) der ECL-Zellen elektronendichtes Material. Vorhergehende Untersuchungen in unserem Labor zeigten an, daß dieses Material wahrscheinlich Katecholamine enthält. In der zweiten und dritten Gruppe, in der Trunkalvagotomie mit Pyloroplastik drei bzw. sechs Tage vorher vorgenommen wurde, waren die sekretorischen Granula entleert. In der vierten Gruppe, in der vagotomierte Tiere mit Iproniazid und L-Dopa behandelt wurden, waren die S.G. auch entleert, und die Bildung neuer Granula war sichtbar. In die fünfte Gruppe, in der nur eine Pyloroplastik vorgenommen wurde, war der Inhalt der Granula derselbe wie in der Kontrollgruppe.

Wir folgerten, daß die innersekretorische Funktion der ECL-Zellen vom Vagusnerv kontrolliert wird, und daß die Vagotomie die Freisetzung der Katecholamine aus diesen Zellen bewirkt.

References

1. BULLBRING, E., GERSHON, M.D.: Advances in Pharmacology. <u>6A</u>, 323-333 (1968)
2. CAIRNS, C., DEVENEY, C.W., WAY, L.W.: Surgical Forum <u>XXV</u>, 325-327 (1974)
3. CAPELLA, C., VASSALO, G., SOLCIA, E.: Z. Zellforsch. <u>118</u>, 68-84 (1971)
4. HÄKANSON, R., LILJA, B., OWMAN, C.H.: Eur. J. Pharmacol. <u>1</u>, 188-199 (1967)
5. KALAHANIS, N.G., DAS GUPTA, T.K., NYHUS, L.M.: Pharmacomorphologic studies on the enterochromaffin-like cells of the rat fundic mucosa (Submitted for publication)

N. Kalahanis, M.D., Department of Surgery, University of Illinois Medical Center, 840 South Wood Street, Chicago, Illinois/USA

44. Tierexperimentelle Untersuchungen zur Wirkungsweise von Gastrin, Neostigmin und Prostaglandin auf die Motorik des trunculär vagotomierten Magens

G. Schuster, H. Peters und F. K. Lynen

Abteilung Chirurgie (Vorstand: Prof. Dr. M. Reifferscheid) der
Medizinischen Fakultät an der Rhein.-Westf. Techn. Hochschule
Aachen

Der Nervus vagus hat neben seinen sekretorischen Funktionen hauptsächlich stimulierenden Einfluß auf die Motilität und die Entleerung des Magens. Diese Stimulation ist cholinerg, während die
hemmenden Fasern, die zwar im Vagus unterliegen, an ihren Endi-
gungen Adrenalin freisetzen. Nach trunculärer Vagotomie scheinen
die intramuralen Plexus nach gewisser Zeit die Funktionen des
durchtrennten Nerven zu übernehmen.

Die Vagotomie in ihrer trunculären Form hat uns für diese Untersuchungen als Modell gedient, da der so vagotomierte Magen erhebliche Motilitätsstörungen zeigt. Aufgrund der fehlenden Peristaltik kommt es zur Stase der Ingesta. Der Pylorus ist meist
enggestellt. Aus diesem Grunde werden seit vielen Jahren aus-
gangserweiternde Operationen diskutiert. Diese verbessern selbstverständlich nicht die Motilität, sondern können höchstens drai-
nieren, was Dumping-Effekte zur Folge hat. Unsere Untersuchungen
sollten nun die pharmakologischen Wirkungen aufzeigen, die eine
koordinierte Motilitätssteigerung am trunculär vagotomierten
Magen erbringen.

Methodik

An 31 Hunden mit einem Durchschnittsgewicht von 10 kg wurden
60 Einzeluntersuchungen durchgeführt. Die Tiere wurden in In-
tubationsnarkose untersucht. Als Basisnarkoticum wurde Nembutal[R]
verwendet. Zur Beurteilung des Magenausgangs und Pförtnerorgans
wurden gleichzeitig drei Mageninnendruckmessungen im Antrum,
Pylorus und Duodenum vorgenommen. Diese Messungen erfolgten mit
open-end-Katheter, gefüllt mit körperwarmer physiologischer Kochsalzlösung. Parallel zu diesen Messungen wurden die Elektromyo-
gramme aus Antrum und Duodenum über bipolare Stichelektroden
abgeleitet. Die genannten 6 Parameter konnten über entsprechende Verstärker parallel registriert werden. - Die Tiere waren
durchschnittlich 8 - 10 Tage zuvor trunculär vagotomiert worden.
Sie erhielten:
1. Pentagastrin (6 µg/kg KG)
   (Gastrodiagnost[R], Fa. E. Merck, Darmstadt)

2. Neostigmin (O,2 mg)
   (Prostigmin[R], Fa. La Roche, Grenzach/Baden)

3. Prostaglandin (1 mg $F_{2\alpha}$)
   (Minprostin[R], $F_{2\alpha}$, Fa. Upjohn, Heppenheim/Bergstr.)

Ergebnisse

Alle 3 Substanzen steigern die Motilität und zwar an allen 3 Meß-
punkten. Wirkungsunterschiede sind nur schwer herauszuarbeiten.

1. Gastrin (6 µg/kg; Abb. 1)

   a) <u>Druckverhalten</u>: Schon nach weniger als einer min nach Injektion steigen die Druckwerte im Antrum, Pylorus und Duodenum praktisch gleichzeitig maximal an. Eine zeitliche Verschiebung der Druckanstiege ist nicht zu beobachten. Bei einigen Tieren setzt sich der Druckanstieg insbesondere im Antrum

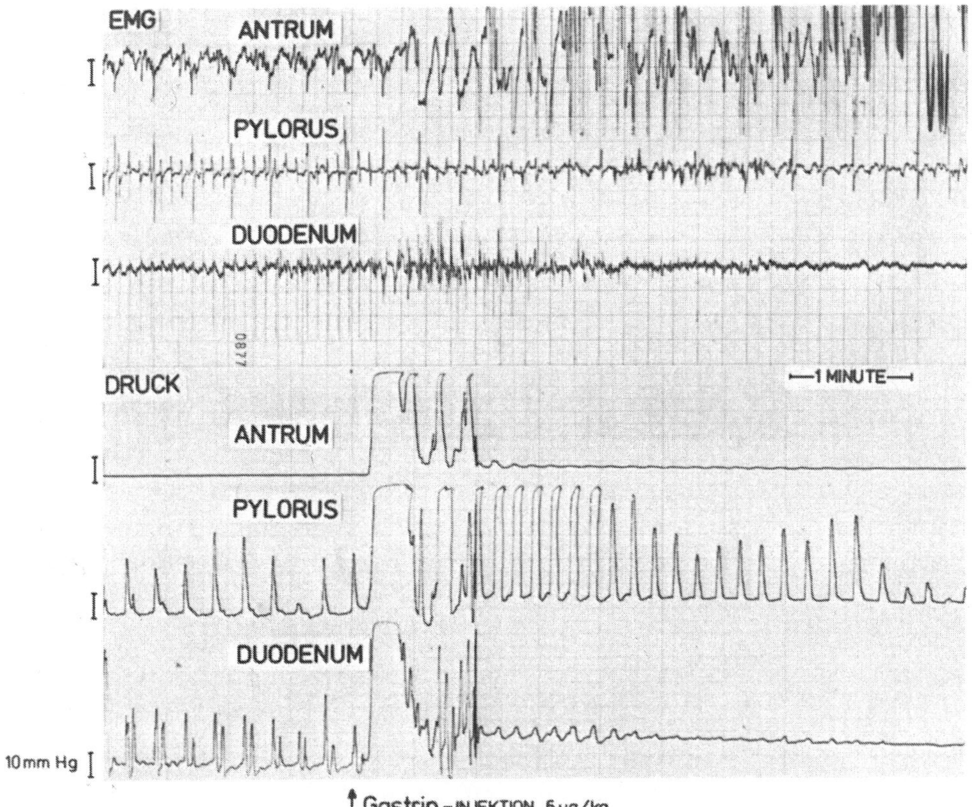

*Abb.1. Veränderungen der intraluminalen Druckkurven und des EMG
am Magenausgang nach Gastrinreiz (6 µg/kg KG)*

oder Pylorus in rhythmischen periodischen Kontraktionen fort.
b) <u>EMG</u>: Die langsamen rhythmischen Grundschwankungen zeigten nach Injektion deutliche Veränderungen. Die Rhythmik war
oftmals vollkommen aufgehoben. Die Amplitudenhöhe stieg deutlich an. Die auf die Grundschwankungen aufgepfropften Aktionspotentiale, hauptverantwortlich für Kontraktionen, stiegen
in ihrer Zahl nach diesem Reiz an. Insgesamt erscheinen die
Entladungen im EMG nach Gastrin völlig unkoordiniert zu sein.

2. Neostigmin (0,2 mg)
a) <u>Druckverhalten</u>: Hier kommt es ebenfalls zu deutlichen
Druckanstiegen mit oftmals rhythmischen Kontraktionen nach
Reiz. Diese Veränderungen lassen sich nahezu gleichzeitig an
allen 3 Meßstellen verifizieren. Im Antrum wird in der Mehr-
zahl der Versuche ein größerer Druckanstieg gefunden als in
Pylorus und Duodenum.
Dies konnte auch durch den intraoperativen Befund bestätigt
werden, der nach Gabe von Neostigmin einen tetanusähnlichen
Krampf des Magenausgangsorgans bis hin zum Duodenum zeigte.
b) <u>EMG</u>: Hier können keine grundsätzlich anderen Reaktionen
nachgewiesen werden wie nach Gastrinreiz. Salvenartiges Auftreten von Aktionspotentialen bei grundsätzlich veränderten
Grundschwankungen bestimmen das Bild.

3. Prostaglandin (1 mg $F_{2\alpha}$; Abb. 2)
a) <u>Druckverhalten</u>: Nach der intravenösen Gabe von Prostaglandin tritt der drucksteigende Effekt an den Meßstellen gegenüber den vorgenannten Pharmaka verzögert auf. Diese Verzögerung kann 1 - 1 1/2 min betragen. Bemerkenswert sind auch
die geringeren Druckamplituden. Wie erwähnt, erscheint der
verzögerte Druckanstieg an den Meßstellen, wie aus der Aufzeichnung ersichtlich, bemerkenswert. Der Grundtonus des
Antrum steigt deutlich früher als der des Pylorus. Im Duodenum ist ein langsamer Druckanstieg mit einzelnen rhythmischen
Kontraktionen zu erkennen. Die Spitze des Druckanstiegs ist
jedoch erst gleichzeitig mit dem Anstieg im Pylorus vorhanden.
Auffallend ist ferner, daß die beim Gastrin und Neostigmin
nach dem primären Druckanstieg beobachtete rhythmische Weiter-
führung meistens ausblieb. Der erhöhte Grundtonus blieb deutlich länger bestehen, als dies bei Gastrin der Fall war.
b) <u>EMG</u>: Die langsamen rhythmischen Grundschwankungen zeigten
zwar auch deutliche Veränderungen, waren in ihrer Tendenz jedoch nach Injektion von Prostaglandin noch vorhanden. Die
aufgepfropften Aktionspotentiale erhöhten sich post injectio-
nem zwar, traten jedoch nicht salvenförmig auf.

Diskussion

Gastrin und Neostigmin regen die Motilität des Magens an. Der
Wirkungsmechanismus wird als humoral und neural diskutiert. In
den gezeigten Versuchen war der Magen trunculär vagotomiert.
Auch hier traten, wie gezeigt, deutliche motilitätssteigernde
Effekte nach Gastrin und Neostigmin ein, so daß hier mit Sicher-
heit der humorale Effekt die Hauptrolle spielt. Diese humorale
Wirksamkeit kann direkt auf die Muskelfasern wie auch auf die
intramuralen Plexus erfolgen. Die Freisetzung von Acetylcholin

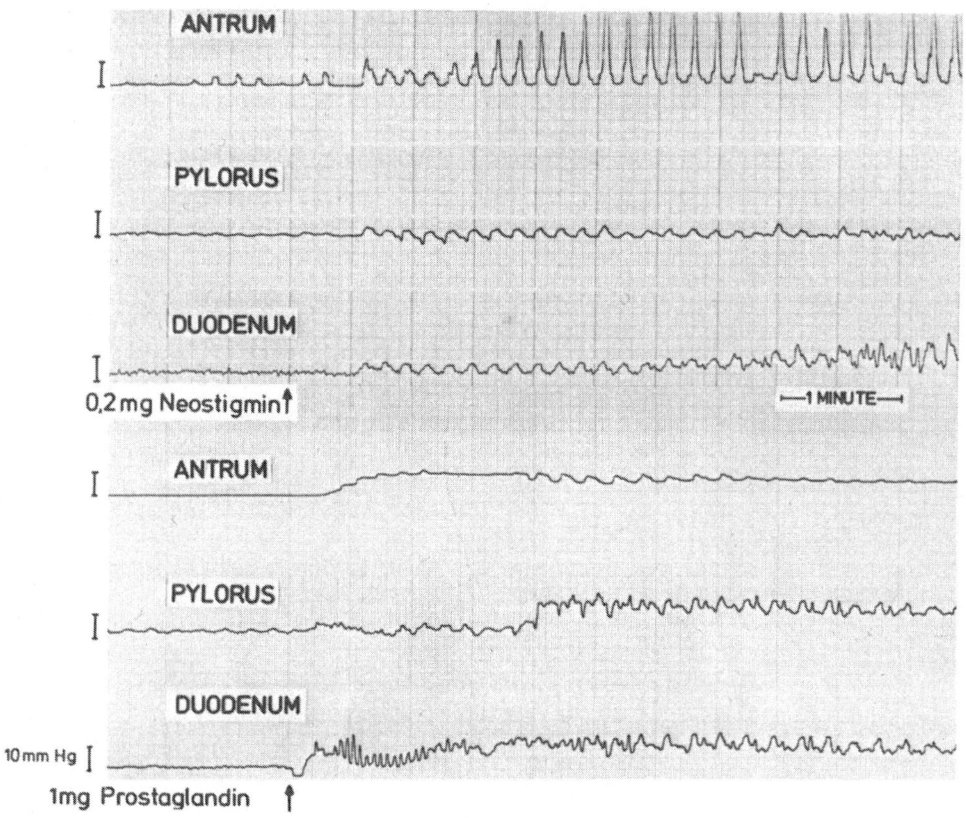

Abb. 2. Intraluminale Druckkurven vergleichend nach Reiz mit Neostigmin und Prostaglandin

als Transmittersubstanz bedingt die Motilitätssteigerung. Die teilweise rhythmische Fortführung der Druckanstiege nach Gabe von Gastrin und Neostigmin erscheint zunächst unklar. Es könnte sich jedoch u. E. um eine vorzeitige Übernahme der Vagusfunktion durch die intramuralen Plexus handeln. Diese Stimulierung ist durch Gastrin und Neostigmin möglich. Aufgrund dieser Überlegung wird der Angriffspunkt dieser Pharmaka weiter diskutiert werden müssen. Gastrin und Neostigmin erweisen sich somit am trunculär vagotomierten Magen im Bereich des Magenausgangs als motilitätssteigernd. Eine Motilitätskoordination, die zu einer Entleerung des Magens führen würde, besitzen sie jedoch nicht. Die Wirkungsweise der Prostaglandine auf die Magenmuskulatur ist noch nicht geklärt. Während PGF_2 eine Motilitätssteigerung auslöst, soll PGE_1 einen Hemmeffekt haben. Das verwendete $PGF_{2\alpha}$ führte zu deutlichen Druckanstiegen sowohl in Antrum, Pylorus und Duodenum, jedoch zeitlich versetzt. Hierdurch wäre die Entleerung des Magens, also eine koordinierte Motilitätssteigerung, möglich. Diese beschriebene Wirkungsweise und die verschiedene Wirkungsweise der einzelnen Prostaglandine wirft natürlich die Frage der Wirkungsweise auf. U. E. steht die humoral-lokale Wirkung hier im Vordergrund, die eventuell direkt auf die Muskulatur ein-

wirkt. Ein Anspringen der Magenautomatismen (intramurale Plexus)
wurde nicht beobachtet. Die Möglichkeit, die Entleerung des
trunculär vagotomierten Magens funktionell beeinflussen zu können, wäre von großem therapeutischen Interesse.

Zusammenfassung

An 31 Hunden, die zuvor trunculär vagotomiert worden waren, wurde die Wirkungsweise von Gastrin, Neostigmin und Prostaglandin
auf die Entleerung des Magens untersucht. Gastrin und Neostigmin
erweisen sich als motilitätssteigernd am Magenausgang. Sie können
jedoch nicht zu einer koordinierten Magenentleerung führen. Die
Prostaglandine wirken grundsätzlich verschieden auf die Magenmuskulatur. $PGF_{2\alpha}$ steigert die Motilität an den Meßstellen, jedoch zeitlich versetzt. Hierdurch könnte eine koordinierte Motilität möglich sein.

Summary

The working effect of Gastrin, neostigmine and prostaglandin in
regard to the emptying of the stomach was tested on 31 dogs that
had undergone a truncular vagotomy. Gastrin and neostigmine were
proved to increase the motility at the stomach pylorus but was
not able to bring about a coordinated emptying pattern. Prostaglandin shows different effects on the emptying reflex of the
stomach. PGF 2 alpha increases the motility on the measuring
marks, but at different time intervals. Because of this a coordinated motility is made possible.

Literatur

1. LINDER, M.M., BUSSMANN, J.F., HASELBERGER, I., DIAMANTOPOULOS,
   G.: Elektrische und mechanische Magenaktivität unter Insulin,
   Pentagastrin, Carbachol und Nahrungsaufnahme am wachen Hund.
   Langenbecks Arch. Chir. Suppl. Chir. Forum 1975, 305-308
2. SCHUSTER, G.: Nervale und humorale Einflüsse in der Pathophy-
   siologie der Magenentleerung (klinische und experimentelle
   Untersuchungen). In Vorbereitung
3. THOMAS, J.E., v. BALDWIN, M.: Pathways and mechanisms of regulation of gastric motility. In: Handbook of Physiology,
   Sect. 6, Vol. IV: Motility, Chapt. 95. Baltimore: Williams
   and Wilkins 1968
4. WALLER, S.L.: Progress report. Prostaglandine and the gastrointestinal tract. Gut 14, 402-417 (1973)

Dr. G. Schuster, Abteilung Chirurgie der Medizinischen Fakultät
an der Rhein.-Westf. Techn. Hochschule Aachen, Goethestraße 27-
29, 5100 Aachen

45. Untersuchungen über die hormonale Steuerung von oesophago-gastrischer und gastro-duodenaler Hochdruckzone nach Vagotomie und Antrumresektion*

H. Peters

Abteilung Chirurgie der Medizinischen Fakultät an der Rhein.-
Westf. Techn. Hochschule Aachen (Vorstand: Prof. Dr. M. Reifferscheid)

Die neurale, vor allem aber die hormonale Steuerung der oeso-
phago-gastrischen Übergangszone ist durch experimentelle und
klinische Untersuchungen teilweise geklärt (1, 2, 5 u.a.).

Ein ähnlicher Mechanismus reguliert den Übertritt der Ingesta
aus dem Magen in das Duodenum bzw. den oberen Dünndarm. Analog
der Kardia und der Ileocoecalregion ist auch der Pylorus kein
morphologischer Sphincter (3). Vielmehr handelt es sich um ein
Öffnungs- und Verschlußsystem, bei dem Magenantrum, Pyloruska-
nal und proximales Duodenum als sogenannte gastroduodenale Hochdruckzone eine funktionelle Einheit bilden. Die Entleerungsge-
schwindigkeit hängt von der Höhe des Druckgefälles zwischen Magen und oberem Duodenum ab. Der Druckgradient wird je nach Volumen und Zusammensetzung der Nahrung neuro-hormonal auf- und abgebaut. Osmo- und pH-Receptoren in der Schleimhaut des Duodenums
sowie Fettreceptoren im oberen Jejunum vermitteln die physiko-
chemischen Impulse für die neuroendokrine Steuerung der Hochdruckzone (Übersicht bei (4).

Zielsetzung

Tierexperimentell (n = 22) und klinisch (n = 11) sollte untersucht werden, ob nach distaler Magenresektion, d. h. nach Wegfall des Antrumgastrins sowie zusätzlicher Vagotomie am Magen-
eingang und im Bereich einer Gastroduodenostomie (Billroth I-
Anastomose) bzw. Gastrojejunostomie (Billroth II-Anastomose) ein
ähnliches Druckmuster wie an der oesophagogastrischen und gastroduodenalen Übergangszone des intakten Organs nachweisbar ist und
aus den ermittelten Drücken Rückschlüsse auf die Entleerung des
operierten Magens - möglicherweise auf ein unterschiedliches
Verhalten bei verschiedenen Anastomosierungsarten - gezogen werden können.

---

* Mit Unterstützung des Landesamtes für Forschung (Minister für
Wissenschaft und Forschung NRW)

Methodik

Zu diesem Zweck wurden bei Patienten (n = 6), die wegen Ulcus duodeni vagotomiert und antrumreseciert wurden, präoperativ bzw. 4 Wochen nach der Operation Bestimmungen des Serumgastrinspiegels und Druckmessungen an der oesophagogastrischen Übergangszone sowie im Bereich einer Gastroduodenostomie (Billroth I-Anastomose) durchgeführt. Die gleichen Parameter wurden bei einem zweiten Patientenkollektiv (n = 5) nach Wiederherstellung der gastrointestinalen Passage durch eine Gastrojejunostomie (Billroth II-Anastomose) untersucht.

Außerdem wurde tierexperimentell an Hunden (n = 22) das Druckverhalten nach distaler Magenresektion im Bereich von Billroth I-Anastomose (n = 10) und Billroth II-Anastomose (n = 7) sowie in einer weiteren Gruppe zusätzlich nach trunculärer Vagotomie (n = 5) überprüft. Die Untersuchung des intraluminären Druckniveaus erfolgte in getrennten Versuchsanordnungen nach intravenöser Applikation intestinaler Hormone (Pentagastrin, Glucagon) sowie nach intragastraler Instillation plasmaisotoner Nähr- bzw. hyperosmolarer Glucoselösungen.

Die Bestimmungen des Gastrinspiegels erfolgten radioimmunologisch. Die Drücke wurden mit Subminiaturdruckaufnehmern (Sensotec M-6 B W) an jeweils mindestens 2 Stellen abgeleitet, nach Verstärkung auf einem Direktschreiber kurvenmäßig registriert und zusätzlich fortlaufend als Absolutwerte ausgedruckt.

Ergebnisse

Tierexperimentell findet sich im Restmagen und proximalem Duodenum sowohl nach intravenöser Hormongabe als auch nach intragastraler Applikation einer Testlösung regelmäßig ein der intakten gastroduodenalen Übergangszone qualitativ und quantitativ analoges Druckbild. Daraus darf der Schluß gezogen werden, daß nach Antrumresektion und Wiederherstellung der Kontinuität des Gastrointestinaltrakts durch eine Gastroduodenostomie die geregelte portionierte Magenentleerung erhalten bleibt, während die in Magenstumpf und abführender Dünndarmschlinge bei Gastrojejunostomie abgeleiteten Druckwerte nicht für ein koordiniertes Entleerungsverhalten sprechen.

Zusätzliche trunculäre Vagotomie beeinflußt die nach Fütterung ermittelten Resultate nicht, während die nach Gastringabe gemessenen Drücke signifikant höher liegen als bei nichtvagotomierten Tieren und der Druckanstieg proximal und distal zeitlich nicht different erfolgt. Eine Erklärung für dieses Verhalten kann nicht gegeben werden.

Die klinischen Untersuchungen (n = 11) nach Vagotomie und Antrumresektion erbrachten die folgenden Ergebnisse: Der Serumgastrinspiegel liegt postoperativ im Mittel um 43% niedriger als präoperativ (39,1 pg/ml : 68,3 pg/ml). 30 min postprandial (1 Tasse Fleischbrühe) steigt der Gastrinspiegel bei Patienten mit Gastroduodenostomie auf 82% des präoperativen Mittelwertes (56,0 pg/ml),

während sich nach Gastrojejunostomie keine signifikante Änderung
der Serumhormonwerte (41,2 pg/ml) objektivieren läßt.

Die mittleren Ruhedruckwerte in der oesophagogastrischen Hochdruckzone sind gegenüber dem präoperativen Ausgangswert (19,8 ±
6,2 mm Hg) postoperativ (14,3 ± 5,1 mm Hg) erniedrigt, liegen
jedoch höher als bei der sogenannten "Kardiainsuffizienz". Ein
analoges Verhalten zeigt das Druckniveau an der gastroduodenalen
(proximal: 6,2 + 1,4 mm Hg : 5,0 + 0,6 mm Hg, distal: 8,7 ± 1,3
mm Hg : 6,3 ± 1,5 mm HG) und im proximalen - nicht jedoch im
distalen - Anteil der gastrojejunalen (proximal: 5,6 ± 1,1 mm Hg
: 4,8 ± 0,8 mm Hg, distal 5,9 + 1,6 mm Hg : 6,1 ± 1,3 mm Hg)
Übergangszone. Bei Patienten mit Billroth I-Anastomose finden
sich sowohl an der oesophagogastrischen als auch der gastroduodenalen Druckzone postcoenal Druckwerte, die im Mittel geringgra-
dig über den postoperativ in diesen Bereichen gemessenen Ruhe-
drücken liegen (2,4 mm Hg bzw. 1,5 mm Hg), während am gastrojejunalen Übergang keine Änderung nachweisbar ist.

Ursächlich muß sowohl für die postprandiale Erhöhung des Serumgastrinspiegels als auch das spezifische Druckverhalten im Anastomosenbereich bei Gastroduodenostomie die Freisetzung von Gastrin aus der Duodenalschleimhaut durch chemische Reize während
der gastroduodenalen Nahrungspassage diskutiert werden.

Die Ergebnisse unterstreichen die Bedeutung der Wiedereinschal-
tung des Duodenums in die orthograde gastrointestinale Passage
für die koordinierte Entleerung des resezierten Magens.

<u>Zusammenfassung</u>

Nach distaler Magenresektion mit und ohne Vagotomie wurden klinische und tierexperimentelle Untersuchungen des intraluminären
Druckverhaltens an der oesophagogastrischen sowie gastroduodenalen bzw. gastrojejunalen Übergangszone durchgeführt. Zusätzlich
wurde prä- und postoperativ die Höhe des Serumgastrinspiegels
bestimmt.

Die Ergebnisse sprechen gegen eine generelle "Kardiainsuffizienz"
nach kombinierter Operation. Außerdem kann aus den Resultaten
nach intravenöser Hormonapplikation sowie nach Fütterung geschlossen werden, daß sich der Restmagen bei Billroth I-Anastomose -
im Gegensatz zur Gastrojejunostomie - weiterhin koordiniert entleert.

<u>Summary</u>

Studies on gastric emptying after antrectomy and vagotomy with
gastroduodenostomy show that the gastric remnant empties in the
same way as the intact stomach by hormonal control. If gastrointestinal passage after gastric resection is restored by gastro-
jejunostomy no endocrine regulation can be found.

208

Literatur

1. CASTELL, D.O., HARRIS, L.D.: Hormonal control of gastrooeso-
   phageal sphincter strength. New Engl. J. Med. 282, 886 (1970)
2. CHRISTENSEN, J., DANIEL, E.E.: Effects of some autonomic drugs
   on circular esophageal·smooth muscle. J. Pharmacol. exp. Ther.
   159, 243 (1966)
3. DIDIO, L.J.A., ANDERSON, M.C.: The "sphincters" of the dige-
   stive system. Baltimore: Williams and Wilkins Comp. 1968
4. HUNT, J.N., KNOX, M.T.. The control of gastric emptying. In:
   gastrointestinal motility (L. DEMLING, R. OTTENJANN, Eds.).
   Stuttgart: Thieme 1971
5. JENNEWEIN, H.M., WALDECK, F., PRAHL, K.: Zur Beeinflussung
   des unteren Oesophagussphincters durch gastrointestinale Hormone beim Hund. Leber-Magen-Darm 2, 17 (1972)

Priv.-Doz. Dr. H. Peters, Abteilung Chirurgie der Medizinischen
Fakultät an der Rhein.-Westf. Techn. Hochschule Aachen, Goethestraße 27-29, 5100 Aachen

46. Mono- oder biphasische Freisetzung von Gastrin. Ergebnisse nach isolierter Antrumperfusion in vitro

H. E. Hirsch, R. I. C. Wesdorp, J. Funovics und J. E. Fischer

Department of Surgery, Massachusetts General Hospital and Harvard Medical School Boston, Mass./USA, Chirurgische Universitätsabteilung des Sint-Annadal-Ziekenhuis, Maastricht/NL und I. Chirurgische Universitätsklinik Wien (Vorstand: Prof. Dr. P. Fuchsig)

In vivo-Untersuchungen zur Freisetzung des Gastrins sind durch viele technische und physiologische Probleme belastet, so daß exakte Studien zur Beurteilung dieser Mechanismen nur in vitro möglich sind. Auch herrschen viele Unklarheiten vor im Ablauf der Hormonfreisetzung, da neben den physiologischen Stimuli, wie Nahrungsaufnahme, Dehnung des Antrums und vagale Innervation, eine Fülle anderer Substanzen gefunden wurde, die ebenso den Gastrinspiegel erhöhen, wie etwa Calcium und Glycin. Zur Beantwortung der vielen offenen Fragen wurde eine neue in vitro-Methode entwickelt, wie sie für Untersuchungen des Catecholaminstoffwechsels angewandt wurde (1), und die unter Umgehung der regulierenden feed-back Kreisläufe den Ablauf der Freisetzung aufzudecken imstande ist.

Material und Methodik

Isolierte Antra von Sprague-Dawley Ratten wurden in Krebs-Ringers-A-Lösung gewaschen, evertiert und in speziellen Glas-Perfusionskammern (30 x 15 mm, Kapazität 2 ml) wieder mit gleicher, oxygenierter Lösung bei 37°C perfundiert (Flowrate : 30 ml/Std).

Nach Bestimmung des basalen Gastrinspiegels im Efflux der Flüssigkeit wurde unter standardisierten Bedingungen die Wirkung von 50 mM Acetylcholin (mit 0,1 mM Eserin, n = 6), 50 mM Glycin (n = 6) und 30 mM Calciumchlorid (n = 6) untersucht, und zwar am Antrum "in toto" als auch am lammellierten Magenantrum. Kontrollperfusionen erfolgten mit 0,1 mM Eserin (n = 6) und mit freier Krebs-Ringerscher-A-Lösung (n = 6). Bestimmung des Gastrins mit dem Radioimmunoassay (2).

Ergebnisse

1. Bei Perfusion des Antrums in toto mit 50 mM Acetylcholin und 0,1 mM Eserin-Anstieg des Gastrins von 86 $\pm$ 30 pg/ml auf 406 $\pm$

143 pg/ml in 2 - 4 min, Ruhezustand erreicht nach 12 min. Nach
20 min neuerlicher Gipfel ("secondary release") und Anstieg von
27 + 7 auf 55 + 19 pg/ml (p< 0,05).
2) Nach Perfusion mit 50 mM Glycin-Anstieg von 325 + 80 pg/ml
auf 670 + 130 pg/ml in 2 - 4 min (p< 0,05), aber kein Sekundär-
effekt bei weiterer Aufrechterhaltung der Perfusion, Ruhezustand
erreicht nach weiteren 18 min.
3) Perfusion mit 30 mM Calciumchlorid zeigt gleiche Werte wie
die Perfusion mit Glycin, keinen biphasischen Verlauf, Freisetz-
ungsdauer etwa 12 min.
4) Bei Kontrollperfusionen mit nur Krebs-Ringerscher-A-Lösung
oder mit Zusatz von 0,1 mM Eserin kontinuierliche Abnahme des
Gastrins auf Werte um 95 + 40 pg/ml nach 10 min.
5) Perfusion von lammellierten Magenantra mit gleicher Dosis
Acetylcholin und Eserin verstärkt die Wirkung der Perfusion des
nicht lammellierten Antrums "in toto": Erster Gipfel nach 6 min
mit Anstieg von 110 + 45 pg/ml auf 420 + 150 pg/ml (p< 0,01),
ein weiterer sehr deutlicher Gipfel nach 16 min mit Anstieg von
180 + 60 pg/ml auf 280 + 65 pg/ml (p< 0,05), dessen Wirkung für
etwa 5 min anhielt.

Diskussion

Die Ergebnisse dieser in vitro-Untersuchungen untermauern frühere in vivo-Studien, bei denen als stärkster Stimulus der antralen
Gastrinfreisetzung das Waschen der antralen Schleimhaut mit Acetylcholin und nur zum geringeren Grad die lokale Stimulierung
mit Glycin (3) und Calciumionen (4) wirksam waren. Der hier
nachgewiesene biphasische Freisetzungsmodus des Gastrins aus
isolierten Magenantra nach Acetylcholinstimulation wurde ebenso
bereits bei in vivo-Studien vermutet (1), bleibt aber in seiner
Bedeutung noch nicht klar: Entweder entstammen die beiden Sekre-
tionsgipfel 2 verschiedenen Hormonpools der gespeicherten Form,
wobei das nur im ersten Gipfel freigesetzte als sofort wirksames
Gastrin zur Verfügung steht oder aber, es repräsentiert die erste
Phase die gespeicherte Form und die zweite das neu synthetisier-
te Hormon. Für dieses Konzept spricht die monophasische Freisetzung nach Perfusionen mit Glycin oder Calciumionen. Da der
einzige bekannte biphasische Freisetzungsmodus durch Acetylcholin erreicht wird - einem physiologischen "Freisetzer" -,
könnte die zweite Freisetzungsphase in der Tat durch Stimulation der Synthese verursacht sein. Dies stünde auch im Einklang
mit dem bekannten Glucose-induzierten biphasischen Freisetzungsmodus des Insulins (5), der ebenso durch Zusatz von Acetylcholin
verstärkt wird.

Zusammenfassung

In vitro-Perfusionen des Rattenantrums in toto und lammelliert
haben gezeigt, daß mit Calcium und Glycin eine monophasische
und nach Perfusion mit Acetylcholin (mit Eserin) eine biphasische Freisetzung des Gastrins erfolgt. Es wird geschlossen,
daß (a) der biphasische Vorgang nur mit der physiologischen
Substanz Acetylcholin erfolgt, was auf verschiedene intracellu-

läre Speicherformen des Gastrins oder eine Stimulation der Synthese hinweist und (b) Calciumchlorid einen der Aminosäure Glycin vergleichbaren Effekt hat, beide aber nur eine monophasische Freisetzung verursachen und (c) daß dieses Modell geeignet ist, endokrine Zellfunktionen verschiedener Organe ohne humorale oder neurale Einflüsse zu verfolgen.

Summary

In an _in vivo_ preparation, isolated rat antra were perfused with different releasing agents in an oxygenated Krebs-Ringer-A solution. Upon perfusion with acetylcholine (+ 0,1 mM eserine), the mean gastrin levels in the effluent increased within 2 min to 4 times the basal level, while there was a smaller second release after 20 min. During perfusion with 50 mM glycine and 30 mM calcium chloride containing Krebs-Ringer-A solution gastrin levels in the effluent increased within 4 min to twice the basal level without a secondary release of gastrin. Perfusion with eserine alone or with Krebs-Ringer-A solution failed to release gastrin.
The apparent biphasic release of gastrin with acetylcholine may suggest that antral gastrin may exist in two different populations, one of which is readily accessible, the other less so. Alternatively, the initial peak may consist only of stored gastrin and the second peak of newly synthesized gastrin, stimulated only by the physiologic stimulus of acetylcholine, and not by other releasers.

Literatur

1. BALDESSARINI, R.J., KOPIN, I.J.: The effect of drugs on the release of norepinephrine - H^3 from central nervous system tissues by electrical stimulation _in vitro._ J. Pharmacol. exp. Ther. _156_, 31 (1967)
2. DENT, R.I., JAMES, J.H., WANG, C.A., et al.: Hyperparathyroidism, gastric acid secretion and gastrin. Ann. Surg. _176_, 360 (1972)
3. ELWIN, C.E., NILSSON, G.: Comparison of the effect on gastric acid secretion of some proteine compounds releasing gastrin. Acta physiol. scand. _59_, 37 (1963)
4. LEVANT, J.A., WALSH, J.H., ISENBERG, J.I.: Stimulation of gastric secretion and gastrin release by single oral doses of calcium carbonate in man. New Engl. J. Med. _289_, 555 (1973)
5. SHARP, R., CULBERT, S., COOK, J., et al.: Cholinergic modification of glucose induced biphasic insulin release _in vitro._ J. clin. Invest. _53_, 710 (1974)

Doz. Dr. J. Funovics, I. Chirurgische Universitätsklinik Wien, Alserstraße 4, A-1090 Wien

47. Untersuchung zur Beziehung von Magenmotorik, Gastrinsekretion und HCL-Bildung bei Ulcus Duodeni-Patienten

H. G. Berger, M. Meves, L. Bittner und R. Bittner

Chirurgische Universitätsklinik und Poliklinik (Direktor: Prof.
Dr. E. S. Bücherl) und Radiologische Universitätsklinik, Klinikum Charlottenburg, Freie Universität Berlin

Die Beobachtungen über Häufigkeit, Ausmaß und Ursachenfaktoren
der Motilitätsstörungen beim Ulcus duodeni-Träger haben bisher
zu keiner allgemein anerkannten Vorstellung über die Änderung
der Magenmotorik geführt. Über das bereits Bekannte hinaus sollte daher in einer klinischen Untersuchung bei Ulcus duodeni-
Patienten die Änderung der Magenentleerung sowie die Beziehung
von Magenentleerung zur Gastrinsekretion und zur HCL-Bildung
gemessen werden.

Krankengut

Es wurden 82 Patienten mit einem röntgenologisch gastroskopisch
und intraoperativ nachgewiesenen Ulcus duodeni gemessen.
Alter: 21 - 74 Jahre, im Durchschnitt 46,8 Jahre; Geschlecht:
56 Männer, 26 Frauen; Gewicht: 52 - 98 kg, im Durchschnitt
68,9 kg.

Methode

Als Parameter der Magenmotorik wurde die Magenentleerung eines
Chrom-51-markierten, standardisierten Nahrungsbolus gemessen.
Zusammensetzung des Nahrungsbolus: 450 ml; 11,2 g Eiweiß, 11,6 g
Fett, 27,4 g Kohlenhydrate; Osmolalität 194 mosmol/kg; pH 6,0 -
6,3; 50 µCi ^{51}Cr als enteral nicht resorbierbares Natriumchromat.
Mittels Szintilationsdetektoren, die von ventral und dorsal die
Magenregionen erfaßten, wurde die Entleerung des markierten
Mageninhaltes in das Duodenum registriert (Einzelheiten der
Methoden siehe MEVES, BEGER und Mitarb., 1974 (2). Die Magen-
entleerung (T 1/2) wird in min angegeben; T 1/2 entspricht der
Zeit, in der die Hälfte des markierten Nahrungsbolus aus dem
Magen in das Duodenum entleert ist.

Ausgehend von den T 1/2-Werten erfolgte eine Gruppierung der
Patienten: Gruppe I umfaßt 24 Patienten mit schneller Magenentleerung; T 1/2 <40 min; Gruppe II umfaßt 46 Patienten mit unge-
störter Magenentleerung, T 1/2 41 - 80 min und Gruppe III 12 Patienten mit Pylorusstenose, T 1/2 >80 min.

Gastrin wurde nach einer 12 Std-Nüchternperiode vor, während
und nach Einnahme der standardisierten Probemahlzeiten zu den
Meßzeiten -30, -15, 0, 10, 20, 30, 45, 60, 75, 90, 120 und 150
min im Serum der Blutproben aus einer Armvene bestimmt. Die ra-
dioimmunologische Gastrinbestimmung erfolgte mit dem CEA-Kit;
in jeder Probe wurde Gastrin 4fach bestimmt (Serumgastrinkonzentration in pg/ml). Bei der Auswertung der Gastrinmessungen wurden
Nüchterngastrinkonzentration (G^b), Gastringipfel (G^P) und das
integrierte Gesamtgastrin (IG, pg/ml/150 min) berücksichtigt.

Die Messung der Magensekretion erfolgte nach den Richtlinien
von KAY. Zur Stimulation der Magensekretion fand Pentagastrin
in einer Dosierung von 6 µg/kg Körpergewicht (i.m.) Verwendung.
Bei der Auswertung der Sekretionswerte wurde die basale (BAO)
und maximale (MAO) Salzsäurebildung sowie die Gipfelsekretion
(PAO) berücksichtigt (HCL-Werte in mEq/Std).

Die Signifikanzberechnung nach der T-Verteilung und die Berechnung der Korrelationskoeffizienten erfolgte mit dem WANG-
Analogrechner.

Ergebnisse

In der Tabelle 1 werden die Parameter der Salzsäurebildung und
der Gastrinsekretion in Abhängigkeit vom Typ der Magenentleerung
aufgeführt. Die basale HCL-Bildung ist bei allen Patientengruppen,
wie aus den Mittelwerten hervorgeht, nahezu gleich. In bezug
auf MAO und PAO lagen die Mittelwerte der Patienten mit verzögerter Magenentleerung (Gruppe III) über den Werten der Patientengruppe I und II. Wie aus der Tabelle und der Abbildung hervorgeht, bestanden jedoch bei den Patientengruppen in bezug auf
die Parameter der Gastrinsekretion deutliche Unterschiede.

Tabelle 1. Magenentleerung (T 1/2), HCL-Bildung (BAO, MAO, PAO)
und Serumgastrin (G^b, G^P, integriertes Gastrin) bei 82 Patienten
mit Ulcus duodeni in Abhängigkeit vom Typ der Magenentleerung
(Gruppe I, II und III)

	n	T 1/2 min	BAO mEq/h	MAO mEq/h	PAO mEq/h	G^b pg/ml	G^P pg/ml	$\frac{150}{G}$ /pg/ml	150 min
I	24	32,5 ± 6,2	3,90 ±1,26	28,48 ±10,3	34,13 ±10,3	71,6 ±35,6	170,2 ±118,2	14569,4 [a] ±7948,4	
II	46	58,6 ± 6,8	5,48 ±2,91	31,41 ± 9,6	37,56 ± 8,1	66,7 ±52,8	174,4 ±104,9	15121,2 ±8588,8	
III	12	114,9 ±30,1	7,90 ±3,47	34,61 ± 9,8	43,45 ±15,9	33,1 ±12,9	71,4 ± 32,8	6440,3 ±2129,8	

[a] = Mittelwert und Standardabweichung

Gastrinkonzentration in Abhängigkeit von der Magenentleerung
(n= 82)⁻

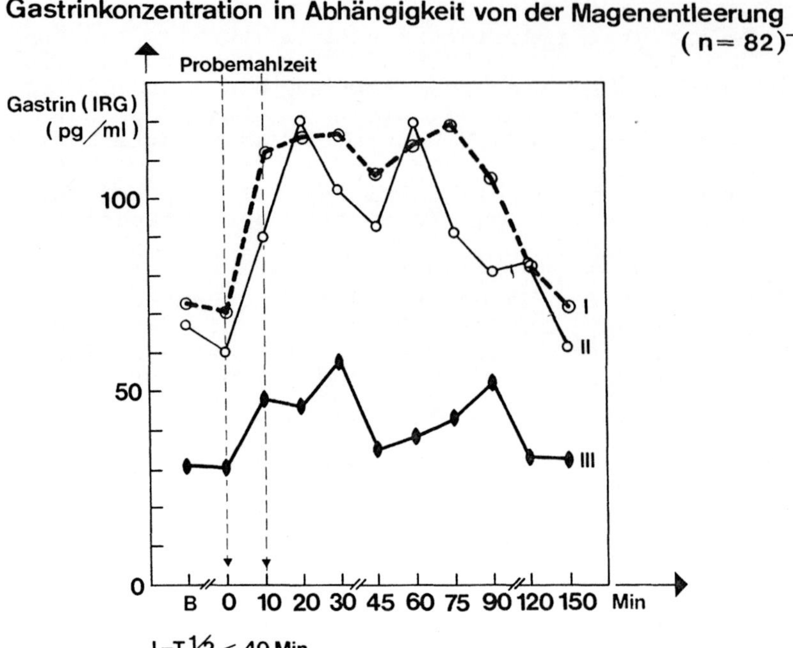

Abb.1. Serumgastrinkonzentration bei Ulcus duodeni-Patienten mit beschleunigter (Gruppe I), normaler (Gruppe II) und verzögerter (Gruppe III) Magenentleerung (B = Nüchterngastrinkonzentration)

Die Nüchterngastrinkonzentration war bei den Patienten mit beschleunigter Entleerung signifikant (p<0,001) höher als bei Patienten mit verlangsamter Magenentleerung. Das integrierte Gastrin war bei den Patienten mit verzögerter Magenentleerung signifikant niedriger als bei den Patienten mit normaler (p<0,001) oder beschleunigter (p<0,01) Magenentleerung. Bei Patienten mit beschleunigter und verzögerter Magenentleerung bestand eine negative Korrelation zwischen a) Magenentleerung und Nüchterngastrinkonzentration (r = 0,514, p<0,01), b) Magenentleerung und integriertem Gastrin (r = 0,539, p<0,01), c) dem integrierten Gastrin und der PAO (r = 0,496, p<0,01).

Diskussion

Die Magenentleerung wird über Osmo-, Chemo- und Mechanoreceptoren auf nervalem und humoralem Wege durch die Koordination von Antrum- und Duodenummotorik reguliert. Bei den Ulcus duodeni-Patienten mit beschleunigter und verzögerter Magenentleerung muß eine Störung der Koordination von Antrum- und Duodenummotorik angenommen werden. Als Störungsfaktoren sind bisher erhöhter Vagustonus (5), verminderter oder vermehrter Einfluß gastro-intestinaler Hormone (4) und Ulcus-bedingte Wandveränderungen (1)

bekannt. Die Patienten mit stark verzögerter Entleerung der halb-
festen Nahrungsprobe hatten klinisch eine Pylorusstenose und gegenüber dem Ulcuskollektiv mit normaler Magenentleerung ein signifikant niedrigeres Nüchterngastrin und ein niedrigeres integriertes Gastrin. Es kann aus dieser Beobachtung geschlossen werden, daß bei Patienten mit stark verzögerter Magenentleerung
die Gastrinsekretion über eine Acidifikation des Antrums (WOOD-
WARD und Mitarb., 1954 (5) im Vergleich zu den anderen Patientengruppen vermindert ist.

Zusammenfassung

Bei 82 Ulcus duodeni-Patienten wurden Magenentleerung, Gastrinsekretion und Magensäurebildung gemessen. 1. Ulcus duodeni-Patienten entleerten eine halbfeste Nahrungsprobe mit unterschiedlicher Geschwindigkeit: signifikant beschleunigt (n = 24), normal schnell (n = 46) und signifikant verzögert (n = 12). 2. Bei
Patienten mit beschleunigter Magenentleerung waren Nüchternserum-
gastrinkonzentration, Gastringipfel und integriertes Gastrin
signifikant höher als bei Patienten mit verlangsamter Magenentleerung.

Summary

Serum gastrin, acid output and gastric emptying were measured in
patients with duodenal ulcer.
1. Eighty-two patients with duodenal ulcer evacuate a semisolid
meal with differing patterns: rapid (n = 24), normal (n = 46),
and delayed (n = 12).
2. Comparing patients with rapid and delayed gastric emptying,
basal and peak serum gastrin and integrated gastrin output are
significantly higher in the rapid emptying group.

Literatur

1. BEGER, H.G., MEVES, M., WITTE, C., KRAAS, E., KINTZONIDIS, D.:
   Erfahrung mit der Pyloroplastik. Zbl. Chir. 97, 645 (1972)
2. MEVES, M., BEGER, H.G., HÜTHWOHL, B.: Die Messung der Magen-
   entleerungszeit mit Radioisotopen. Anwendung in der Chirurgie
   des Gastroduodenal-Ulcus. Chirurg 45, 459 (1974)
3. MEVES, M., BEGER, H.G., HAUHOLD, U., HÜTHWOHL, B.: The slowing
   of gastric emptying by intestinal hormones. Brit. J. Surg. 62,
   154 (1975) (Abstract)
4. MEVES, M., BEGER, H.G., HÜTHWOHL, B.: The Effect of some
   gastrointestinal hormones on gastric evacuation in man. In:
   Gastrointestinal Motility, Proceedings of the 5th Symposium
   on Gastrointestinal Motility, Leuven-Belgium 1975, in press
5. WOODWARD, E.R., LYON, E.S., LANDOR, J., DRAGSTEDT, L.R.: The
   physiology of the gastric antrum. Gastroenterology 27, 766
   (1954)

Priv.-Doz. Dr. H.G. Beger, Chirurgische Universitätsklinik, Klinikum Charlottenburg, FU Berlin, Spandauer Damm 130, 1 Berlin 19

48. Verhalten von Gastrin und Magensäuresekretion bei akutem und chronischem Nierenversagen und vor und nach Nierentransplantation

R. I. C. Wesdorp, H. A. Falcao, J. M. Funovics und J. E. Fischer

Department of Surgery and Medicine, Massachusetts General Hospital and Harvard Medical School Boston, Mass./USA, Chirurgische Universitätsabteilung des Sint-Annadal-Ziekenhuis, Maastricht/NL und I. Chirurgische Universitätsklinik Wien (Vorstand: Prof. Dr. P. Fuchsig)

Obwohl Gastrin kaum im Harn ausgeschieden wird, ist die Nierenrinde für die Hormoninaktivierung *in vivo* und *in vitro* von grosser Bedeutung (1, 2). So werden beim Menschen etwa 40% des exogenen Gastrins und beim Hund 30% des endogenen, stimulierten Gastrins durch eine einzige Organpassage aus der Nierenarterie extrahiert.

Es wurden daher mehrfach sowohl erhöhte Plasmagastrinspiegel bei Nephrektomierten, bei Patienten mit akutem (ARF) und mit chronischem (CRF) Nierenversagen gemessen (3), als auch erhöhte Konzentrationen der basalen und der stimulierten Säuresekretion bei Urämikern (4), was auf die Möglichkeit der unmittelbaren Beziehung zwischen den häufigen gastrointestinalen Blutungen oder Ulcerationen und der Höhe des Plasmagastrinspiegels infolge mangelnder renaler Inaktivierung schließen läßt.

Es wurde daher versucht, an 3 Gruppen von Nierenkranken eine Korrelation zwischen dem Plasmagastrinspiegel und der basalen und stimulierten Säuresekretion herzustellen: (a) bei Patienten mit akutem Nierenversagen (ARF), (b) mit chronischem Nierenversagen (CRF) und (c) Nephrektomierten vor und nach einer Nierentransplantation.

Material und Methodik

Die 3 untersuchten Gruppen bestanden aus 10 Nephrektomierten, 10 Patienten mit CRF und 30 mit ARF.

Bei den Nephrektomierten wurden mehrfache Gastrinbestimmungen vor der Transplantation und täglich nach der Organimplantation durchgeführt, bei 10 Patienten mit CRF erfolgte die Hormonbestimmung unmittelbar vor und nach der Hämodialyse. In der ARF-Gruppe wurden die Untersuchungen entweder bis zum Tode des Patienten oder bis zum Wiedereinsetzen der Nierenfunktion ausgeführt. Gleichzeitig wurden die Proben für BUN, Kreatinin, Clearance und Mengenmessungen abgenommen.

Die Säurebestimmungen erfolgten als BAO über 1 Stunde, die Pentagastrin-stimulierte-Sekretion (0,006 mg/kg) PAO als "peak output" über 30 min x 2 in mEq/Std, die Gastrinbestimmung mit dem Radioimmunoassay (5).

Ergebnisse

1. Gastrin

a) Bei Nephrektomierten betrugen die Mittelwerte 160 + 29 pg/ml, signifikant höher als bei 15 Kontrollpatienten (26 + 7 pg/ml, p < 0,001). Die Werte fielen auf 16 + 3 pg/ml nach Nierentransplantation gemessen vor Entlassung der Patienten ab (p < 0,01).
b) Bei 10 Patienten mit CRF waren die Mittelwerte auch wesentlich höher als bei den Kontrollpatienten (78 + 17 pg/ml, p < 0,001).
c) Ebenso höher lagen die Mittelwerte beim ARF (149 + 40 pg/ml, p < 0,02). Die Mittelwerte des Plasmagastrins wurden durch die Hämodialyse signifikant vermindert (vorher: 297 + 186, nachher: 252 + 182 pg/ml, correlated t-Test, t = 4,3, p < 0,001).

2. Säurewerte

Bei allen Gruppen wurden niedrige BAO-Werte registriert: 0,1 + 0,04 mEq/Std bei den Nephrektomierten, 0,2 + 0,01 bei Patienten mit CRF und 0,2 + 0,08 mEq/Std beim ARF. Das intragastrale pH betrug 6,3 + 0,9 bei Nephrektomierten, 7,0 + 0,2 beim CRF und 6,0 + 0,1 beim ARF.

Nach Stimulation mit Pentagastrin stieg der PAO nur bei den Nephrektomierten an (30,0 + 4,6 mEq/Std, p < 0,02), während er beim CRF (23,0 + 2,9) und beim ARF (17,8 + 3,5) innerhalb normaler Grenzen blieb.

Diskussion

Die Nierenrinde wurde als wesentlicher Ort für den Abbau mehrerer Polypeptidhormone, einschließlich Gastrin, erkannt (6). Die Ergebnisse unserer klinischen Untersuchung scheinen dies zu bestätigen, da bei allen Nephrektomierten und bei etwa 50 - 60% der Patienten mit ARF und CRF erhöhte Plasmagastrinspiegel gefunden wurden, die nach erfolgreicher Nierentransplantation auf Normalwerte abfielen.

Die Tatsache, daß bei 50% der Patienten mit ARF und 60% mit CRF erhöhte Gastrinwerte bestehen, weist darauf hin, daß unter den

vielen pathologischen Funktionseinbußen im Rahmen des Nierenver-
sagens nur einige der für die Hormoninaktivierung verantwortli-
chen Mechanismen betroffen sind. Die Urämie als solche verursacht nicht die Erhöhung des Gastrins, da z. B. bei nephrektomierten Tieren mit hohen BUN-Werten zwar hohe Gastrinspiegel,
bei Ureterligaturen mit ebensolchem BUN-Anstieg hingegen normale Werte nachgewiesen wurden (7).

Die niedrigen BAO-Werte und die hohen intragastralen pH-Bestim-
mungen bei allen 3 Gruppen werden durch den bekannten neutrali-
sierenden Effekt des hohen Ammoniakspiegels - entsprechend dem
BUN-Anstieg - verursacht, der vorwiegend unter Ruhebedingungen
wirksam zu sein scheint. Nach Stimulation mit Pentagastrin erfolgt ein Anstieg des PAO sowohl bei ARF und CRF, als auch bei
Nephrektomierten, was eher eine Folge der erhöhten Hormonkonzentrationen im nicht stimulierten Zustand ist und zumindest
teilweise die "Gastropathien" des Urämikers erklären könnte.

Zusammenfassung

Bei 50 Patienten (10 Nephrektomierten, 10 mit CRF und 30 mit
ARF) wurde versucht, Korrelationen zwischen dem Plasmagastrinspiegel und der basalen und stimulierten Säuresekretion herzustellen:
a) Die Mittelwerte bei allen 3 Gruppen sind gegenüber Kontrollpatienten signifikant erhöht, nach Nierentransplantation Abfall
des Gastrins auf Normalwerte.
b) Bei Patienten mit ARF und nach Transplantation besteht eine
positive Korrelation zwischen Nierenfunktion und Gastrinspiegel.
c) Die Hormonkonzentrationen werden durch die Hämodialyse signifikant verringert.
d) Bei allen Gruppen wurden niedrige BAO-Werte und intragastra-
les pH gefunden, ein signifikanter Anstieg des PAO nur nach Pentagastrin und bei Nephrektomierten.

Summary

In 50 patients (10 anephric, 10 with chronic renal failure, and
30 with acute renal failure) the correlation was studied between
basal PG levels and basal and stimulated gastric acid secretion.
a) The mean PG level in all 3 groups was significantly higher
than in the control group, with the highest values in the anephric,
which decreased to normal after kidney transplantation. b) In
the patients with ARF and after transplantation there was a very
positive correlation between PG levels and kidney function.
c) Hemodialysis decreased PG levels moderately but significantly.
d) Gastric acid studies showed in all groups a very low BAO and
basal intragastric pH, with a significant release of gastric
acid after pentagastrin stimulation, especially in the anephric.

Literatur
----

1. BOOTH, R.A.O., REEDER, D.O., HJELMQUIST, U.B., BRANDT, U.B.,
   THOMPSON, J.C.: Renal inactivation of endogenous gastrin in
   dogs. Arch. Surg. 106, 851 (1973)
2. CLENDINNEN, B.G., DAVIDSON, W.O., REEDER, D.O., JACKSON, B.
   M., THOMPSON, J.C.: Renal uptake and excretion of gastrin in
   the dog. Surg. Gynec. Obstet. 132, 1039 (1971)
3. KORMAN, M.G., LAVER, M.C., HANSKY, J.: Hypergastrinemia in
   chronic renal failure. Brit. med. J. 1972 I, 209
4. SHEPARD, A.M.M., THJODLEIFSSON, W.K., STEWART, W.K., WORMSLEY,
   K.G.: Further studies of gastric hypersecretion in chronic
   renal failure. Brit. med. J. 1974, 96-98
5. DENT, R.I., JAMES, J.H., WANG, C.A., DEFTOS, R., TALAMO, J.,
   FISCHER, J.E.: Hyperparathyroidism: gastric acid secretion
   and gastrin. Ann. Surg. 23, 361 (1972
6. GLASS, J.O., SCHWARTZ, I.L., RODEVICH, W.: Enzymatic inactivation of peptide hormones possessing a C-terminal amide
   group. Proc. nat. Acad. Sci. (Wash.): 63, 1426 (1969)
7. DAVIDSON, W.O., MOORE, T.C., SHIPEY, W., CONOVALOF, A.J.:
   Effect of renal disease on renal uptake and excretion of
   insulin in man. Gastroenterology 66, 522 (1974)

.Dr. Robert I.C. Wesdorp, Department of Surgery, Sint Annadal-
Ziekenhuis, Maastricht/NL

49. Über die Bedeutung der Galle für das Streßulcus der Ratte

V. Schumpelick und D. Grossner

Chirurgische Universitätsklinik und Poliklinik Hamburg, Abteilung
Allgemeinchirurgie (Direktor: Prof. Dr. H. W. Schreiber)

Neben den bekannten pathogenen Faktoren der Stressulcusentste-
hung, wie Salzsäure und lokaler Schleimhautminderdurchblutung,
wird seit einiger Zeit dem Reflux von Duodenalinhalt in den Magen als Teilfaktor der Ulcerogenese Bedeutung beigemessen (1, 3).
Insbesondere den Gallensäuren wird eine entscheidende Rolle in
der Initialphase der Ulcusentstehung, d. h. bei der Zerstörung
der Magenschleimhautbarriere, zugesprochen (4, 5).

Wir untersuchten am Modell des "restraint stress" der Ratte (2)
den ulcerogenen Einfluß der Galle. Insbesondere interessierten
uns hierbei folgende Fragen:
1. Wie verändert sich die Stressulcusfrequenz nach
   a) Choledocho-Gastrostomie (CGS),
   b) Choledocho-Ileostomie   (CIS),
   c) Choledochus-Ligatur   (CL),
   d) Pyloroplastik nach Hei-
      neke-Mikulicz   (PP)
   gegenüber scheinoperierten Kontrolltieren?
2. Läßt sich die Ulcusfrequenz durch gallebindende Austauscherhar-
   ze vom Typ des Cholestyramin senken?

Material und Methoden

Verwendung fanden 152 männliche Albinoratten mit mittlerem Gewicht von 250 ± 50 g, die in Zweierkäfigen bei Raumtemperatur
gehalten wurden.

Operationen: 14 Tage vor Stressexposition in Äthernarkose mit
mikrochirurgischer Technik wie an anderer Stelle ausführlich
beschrieben (6). Nur die Choledochusligatur wurde 2 Tage vor
Stress angelegt, um sekundäre Veränderungen der Leber zu verhindern. Pro Gruppe (CGS, CIS, CL, PP, Cholestyramin) 20 Tiere, die
durch postoperative Todesfälle sich zum Teil auf 16 Tiere dezi-
mierte. Pro Versuchsgruppe gleiche Anzahl scheinoperierter Kontrolltiere. Sicherung der Durchgängigkeit der biliodigestiven
Anastomosen und der PP durch intravenöse Gallengangsdarstellung,
Rö-MDP, Autopsie.

Cholestyramin: (0,3 g/kg/Std) in 1 ml Ringerlösung, pH 4,4, über
mit Naht fixierter Magensonde während der Stressexposition. Kontrollgruppe gleiche Menge entsprechend gepufferter Ringerlösung.

<u>Stress</u>: Immobilisation in Gipsmanschetten nach 24stündiger Nahrungskarenz über 9 Std makroskopische Befundung. Bestimmung der Gesamtgeschwürsfläche, der Anzahl pro Ulcus-Größenklasse sowie des Ulcusindex. Angaben als Mittelwerte $\pm$ SEM. Signifikanzen nach dem χ-Quadrat-Test.

<u>Ergebnisse</u>

1. Tiere mit einer Choledocho-Gastrostomie (CGS) wie auch solche mit einer Pyloroplastik (PP) zeigten gegenüber scheinoperierten Kontrolltieren keine signifikanten Unterschiede hinsichtlich Ulcusverteilung, Gesamtgeschwürsfläche und Ulcusindex (s. Tabelle 1).

Tabelle 1. Gesamtgeschwürsfläche und Ulcusanzahl pro Größenklasse nach 9 Std Immobilisationsstress und Scheinoperation, Choledocho-Gastrostomie (CGS), Pyloroplastik (PP), Choledocho-Ileostomie (CJS), Choledochus-Ligatur (CL) oder intragastral appliziertem Cholestyramin. Mittelwerte $\pm$ SEM. = P<0,01

Gruppen	Gesamt-Ulcus-fläche (mm^2)	Ulcusanzahl / Größenklasse / Tier			
		0 - 1	1 - 2	2 - 5	5 mm^2
Scheinoperationen (n = 64)	13,2 $\pm$ 3,7	3,4 $\pm$ 2,5	2,8 $\pm$ 0,6	1,5 $\pm$ 0,6	0,7 $\pm$ 0,1
CGS (n = 16)	12,8 $\pm$ 2,7	3,8 $\pm$ 1,8	2,2 $\pm$ 1,0	1,2 $\pm$ 0,8	0,5 $\pm$ 0,1
PP (n = 2o)	13,6 $\pm$ 3,2	4,1 $\pm$ 1,9	2,7 $\pm$ 1,1	1,8 $\pm$ 0,7	0,8 $\pm$ 0,2
	*	*	*	*	*
CIS (n = 16)	6,3 $\pm$ 1,4	1,7 $\pm$ 1,0	1,6 $\pm$ 0,4	0,5 $\pm$ 0,2	0,1 $\pm$ 0
CL (n = 16)	6,4 $\pm$ 3,2	1,9 $\pm$ 1,0	1,6 $\pm$ 0,9	0,6 $\pm$ 0,1	0,04$\pm$ 0
Cholestyramin	4,6 $\pm$ 1,8	1,8 $\pm$ 0,9	1,6 $\pm$ 0,8	0,9 $\pm$ 0,2	0

2. Tiere mit einer Choledocho-Ileostomie (CIS) und solche mit Choledochusligatur (CL) hatten signifikant (p<0,01) weniger und kleinere Ulcera als scheinoperierte Kontrolltiere. Die Unterschiede zu den CGS- und PP-Tieren waren ebenfalls signifikant (s. Tabelle 1).

3. Mit stündlicher Cholestyramin-Applikation ließ sich die Ulcusfrequenz im gleichen Ausmaß senken wie durch Gallengangsligatur (CL) oder Ableitung der Galle ins Ileum (CIS). Die Unterschiede gegenüber den Kontrolltieren waren signifikant (p<0,01) (s. Tabelle 1).

Diskussion

Die erhobenen Befunde sprechen für eine Schlüsselrolle der Galle
auch bei der Pathogenese des Stressulcus der Ratte. Bei unbehin-
dertem Gallefluß findet sich eine doppelt so hohe Ulcusempfäng-
lichkeit wie nach Gallengangsligatur. Die direkte Einleitung des
Choledochus in den Magen steigert diese nicht, während eine Ableitung in tiefere Darmabschnitte die Ulcusfrequenz in gleicher Weise
senkt wie die Gallengangsligatur. Zusammengenommen sind diese Befunde ein Beweis für das Vorliegen eines stress-bedingten duodeno-
gastralen Refluxes, der sich auf Grund einer funktionellen Pylorus-
insuffizienz entwickeln dürfte. Eine operativ geschaffene Pylorus-
Verschlußunfähigkeit (PP) vermag zumindest den Reflux hinsichtlich
Ulcerogenität nicht zu steigern.

Diese Befunde stehen in guter Übereinstimmung mit den Ergebnissen
an anderen Versuchstieren (<u>1</u>, <u>4</u>). Wahrscheinlich ist das starke
Übergewicht der biogenen Amine - wie z. B. Serotonin - dafür verantwortlich, daß sich im Gegensatz zu anderen Versuchstieren bei
der Ratte auch nach Gallensäurenentzug noch vereinzelt Stressulce-
ra provozieren lassen. Doch unbeschadet davon ist auch bei der Ratte die Rolle der Galle als Teilfaktor der Ulcerogenese offensichtlich. Gallensäuren oder Spaltprodukte des Lecithins vermögen die
Schleimhautbarriere des Magens zu zerstören und damit der Rückdif-
fusion von Wasserstoffionen in die mangeldurchblutete Schleimhaut
den Weg zu öffnen (<u>5</u>) (s. Abb. 1). Eine pharmakologische Gallensäurenbindung mit Cholestyramin ist als prophylaktische Maßnahme
zu erwägen.

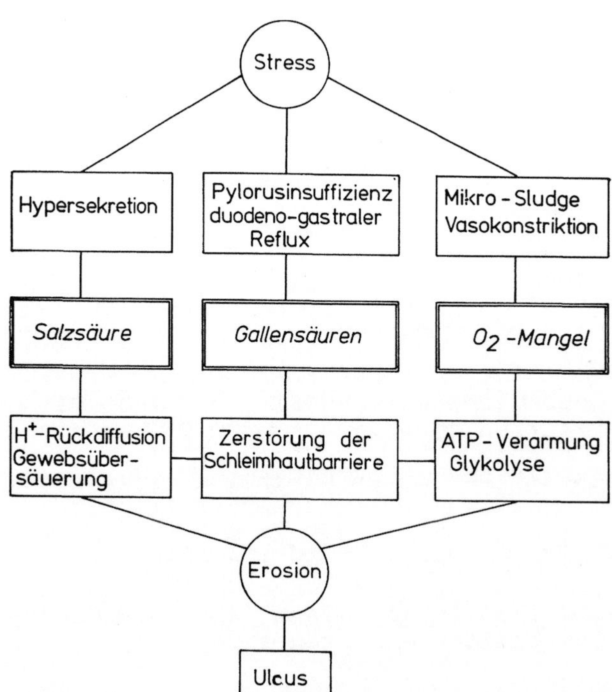

*Abb.1. Schematische Darstellung der Pathogenese des Stressulcus
unter besonderer Berücksichtigung der Funktion der Gallensäuren*

Zusammenfassung

An Ratten wird der Einfluß der Galle auf die Ulcusentstehung im Immobilisationsstress untersucht. Tiere mit einer Choledocho-Gastrostomie oder einer Pyloroplastik hatten die gleiche Ulcusfrequenz wie scheinoperierte Kontrolltiere. Eine Choledocho-Ileostomie oder eine Choledochusligatur reduzierte die Ulcusfrequenz auf die Hälfte. Eine pharmakologische Gallensäurenbindung durch intragastral appliziertes Cholestyramin hatte den gleichen Effekt.

Summary

The influence of bile on ulcer formation under restraint stress condition was studied in rats. Animals with a choledochogastrostomy or a pyloroplasty showed as many ulcers as the sham-operated controls. After choledochoileostomy or bile duct ligation the ulcer frequency was reduced by half. A pharmacologic binding of the bile salts by intragastral cholestyramine had the same effect.

Literatur

1. BRAUN, S.A., SAMSON, R.H., NORTON, L., EISEMAN, B.: Bile reflux in experimental stress ulcer. Surgery 73, 521-524 (1973)
2. BRODIE, D.A., HANSON, M.H.: A study of the factors involved in the production of gastric ulcers by restraint technique. Gastroenterology 38, 353-360 (1960)
3. GUILBERT, J., BONNOUS, G., GURD, F.N.: Role of intestinal chyme in the pathogenesis of gastric ulceration following experimental hemorrhagic shock. J. Trauma 9, 723 (1969)
4. NORTON, L. MATHEWS, D., AVRUM, L., EISEMAN, B.: Gastroenterology 66, 503-508 (1974)
5. RITCHIE, W.P.: Acute gastric mucosal damage induced by bile salts, acid and ischemia. Gastroenterology 68, 699-707 (1975)
6. SCHUMPELICK, V.: Der Einfluß der Galle auf das Stressulcus der Ratte. Langenbecks Arch. Chir. 338, 265 274 (1975)

Dr. V. Schumpelick, Chirurgische Universitätsklinik, Martinistraße 52, 2000 Hamburg 20

50. Niedrigdosierte Vitamin A-Behandlung zur Streßulcusprophylaxe beim Schwein*

L. von Gerstenbergk, M. Büsing, R. M. Seufert, J. Doertenbach und Ch. Hottenrott

Chirurgische Universitätsklinik (Direktor: Prof. Dr. F. Linder) und Pathologisches Institut (Direktor: Prof. Dr. W. Doerr) der Universität Heidelberg

Der protektive Effekt von Vitamin A auf die Magenschleimhaut soll klinisch zur Verhütung von Stressläsionen am Magen bei Risikopatienten genutzt werden. Bisherige experimentelle und klinische Studien sind widersprüchlich (1, 2, 4) und zeigen entweder nach langdauernder Vorbehandlung oder nach Gabe von klinisch nicht vertretbaren Dosen einen deutlichen präventiven Effekt. In dieser Arbeit wurde daher an einem geeigneten Versuchsmodell der Einfluß einer mit Beginn des Stresses einsetzenden Vitamin A-Behandlung in verschiedenen klinisch vertretbaren Dosierungen untersucht.

Methodik

Nach dem erstmals von NORTON (3) angegebenen experimentellen Modell am Schwein wurden 21 Ferkel (Göttinger Miniaturschwein, ca. 12 Wochen alt, Gewicht 10 - 16 kg) einem hämorrhagischen Schock mit mittleren arteriellen Blutdruckwerten von 40 mm Hg über 3 Std unterzogen. Die Schweine waren tracheotomiert und wurden volumengesteuert beatmet. Die Narkose wurde mit Nembutal[R] eingeleitet und mit einem Sauerstoff-Lachgas-Gemisch weitergeführt. Auf einem Direktschreiber wurden EKG, Herzfrequenz und arterieller Druck registriert. Nach Beendigung des 3stündigen Schockzustandes wurde die entzogene Blutmenge venös retransfundiert.

Es wurden 3 Versuchsgruppen gebildet (s. Tabelle 1).

Vitamin A-Palmitat[1] wurde in 6 Teildosen während des Versuchsablaufes intramuskulär in die Nackenmuskulatur injiziert.

---

[1]A-Vicotrat[R] (Fa. HEYL, Berlin)

* Diese Arbeit wurde unterstützt von der Deutschen Forschungsgemeinschaft SFB 90, Cardiovasculäres System, Projekt A 13

Tabelle 1

Gruppe I n = 8	Schock, kein Vitamin A (Kontrolle)
Gruppe II n = 6	Schock, 50.000 IE Vit.A/kg KG
Gruppe III n = 7	Schock, 5.000 IE Vit.A/kg KG

Von jeder Versuchsgruppe wurden die eine Hälfte der Tiere nach 12 Std, die andere nach über 24 Std getötet (s. Tabelle 2).

Tabelle 2. Überlebenszeiten

	12 Std	24 Std
Gruppe I n = 8	4	4
Gruppe II n = 6	3	3
Gruppe III n = 7	4	3

Der Magen, das Duodenum, die Gallenblase sowie Teile von Herz, Lunge, Leber, Dünndarm, Colon, Niere und Harnblase wurden entnommen und histologisch untersucht.

Ergebnisse und Diskussion

Alle 8 Tiere der Kontrollgruppe (Gruppe I) wiesen eine ausgedehnte Hyperämie der Magenschleimhaut mit multiplen oberflächlichen Erosionen und nach längerer Überlebensdauer zum Teil tiefreichenden Defekten auf (s. Tabelle 3).

Die mit der hohen Vitamin A-Dosis von 50.000 IE/kg KG behandelten Ferkel (Gruppe II) zeigten keine Veränderungen der Magenschleimhaut. Lediglich bei 2 Tieren fanden sich vereinzelte petechiale Einblutungen. Erosionen oder Ulcerationen waren selbst nach längerer Überlebensdauer nicht nachweisbar (s. Tabelle 3).

Bei der Gabe von 5.000 IE/kg KG Vitamin A (Gruppe III) kam es wie bei Gruppe II zu keinen Veränderungen der Magenschleimhaut. Lediglich in 3 Fällen wurden Diapedeseblutungen gesehen, wobei keinerlei Läsion des Magenschleimhautepithels histologisch nachweisbar war (s. Tabelle 3).

Diese Studie zeigt in Ergänzung zu Untersuchungen anderer Autoren, daß Vitamin A auch einen präventiven Effekt hat, wenn:
1. die Behandlung erst zu Stressbeginn einsetzt,
2. klinisch vertretbare Dosierungen verwendet werden.

Tabelle 3

	Petechien	Erosionen	Ulcera
Kontrollgruppe (kein Vitamin A) n = 8	8	4	4
Vitamin A (50.000 IE/kg KG) n = 6	2	O	O
Vitamin A (5.000 IE/kg KG) n = 7	3	O	O

Zwar sind unter Vitamin A-Behandlung auch Schockäquivalente zu beobachten, wie bei den Kontrolltieren ohne Therapie, doch bleibt eine Reaktion der Schleimhaut mit hämorrhagischer Infarcierung und sekundärer Epithelnekrose aus.

Darüber hinaus beruht der Vorteil des verwendeten Schockmodells am Ferkel auf den menschenähnlichen anatomischen und physiologischen Verhältnissen im oberen Gastrointestinaltrakt. Zusätzlich sind die bei diesem Schockmodell beobachteten stressbedingten Magenschleimhautveränderungen mit denen des Menschen am ehesten vergleichbar.

Zusammenfassung

Tierexperimentelle Untersuchungen am Ferkel unter Benutzung des von NORTON beschriebenen Stressmodells zeigen in der Kontrolle schwerste stressbedingte Magenschleimhautveränderungen. Die Vitamin A-Behandlung in klinisch vertretbarer Dosierung mit Einsetzen zur Zeit des Stressbeginns verhindert diese Veränderungen.

Summary

Hemorrhagic shock in 8 piglets (mean AoBP 40 mm Hg for 3 h) was followed by severe stress-induced gastric mucosal lesions (Gr. I). When vitamin A was administered simultaneously (50,000 IE/kg = Gr. II, n = 6 and 5,000 IE/kg = Gr. III, n = 7) during the procedure, no stress lesions were observed. The study shows that the simultaneous application of vitamin A during hemorrhagic shock, in a reasonable clinical dosage, protects the gastric mucosa against stress-induced lesions.

Literatur

1. INTHORN, D., ZUMTOBEL, V., SCHILDBERG, F.W., ERMANN, G.: Tierexperimentelle Untersuchungen zur Prophylaxe akuter Magenschleimhauterosionen mit Vitamin A. Langenbecks Arch. Chir. Suppl. 287-290 (1975)

2. LEMPINEN, M., KIVILAAKSO, E., KALIMA, T.: Vitamin A pretreatment of gastric stress ulceration in pigs. 10th Congress Europ. Soc. Exp. Surg., Paris, Abstracts 67 (1975)
3. NORTON, L.W., NOLAN, P., SALES, JEL, et al.: A swine stress ulcer model. Ann. Surg. 176, 133-138 (1972)
4. SCHELLERER, W., WAGNER, W., et al.: Vitamin A und Stressulcus. Münch. med. Wschr. 117 (42), 1701 (1975)

Dr. L. von Gerstenbergk, Chirurgische Universitätsklinik,
Im Neuenheimer Feld 110, 6900 Heidelberg

51. Calcium in der Prophylaxe des Streßulcus der Ratte

P. Hoffmann, P. O. Schwille, N. M. Samberger und W. Schellerer

Chirurgische Klinik der Universität Erlangen (Direktor: Prof. Dr. G. Hegemann)

Einleitung

Die Ulcusbildung im Fesselungs-Stress der Ratte geht mit Hypocalcämie einher (1). Hyperglucagonämie bzw. -calcitoninämie können ursächlich verantwortlich sein. Exogenes porcines Calcitonin (CT) verbessert den Ulcusindex (U.I.) bei intakten und thyreoparathyreoidektomierten Tieren (TPX) entscheidend (2). Gesteigerte CT-Freisetzung im Stress ist daher unwahrscheinlich, während eine Verminderung der CT-Konzentration im peripheren Blut als Teilursache der Ulcus-Prädisposition in Betracht kommt.

Unter Zuhilfenahme von Modell-Tieren sollten folgende Fragen studiert werden: 1. Vermag Calcium (Ca^{++}) als natürlicher CT-Stimulus die Ulcusanfälligkeit herabzusetzen und welche Applikationsform muß dabei gewählt werden (subcutan, intraperitoneal, via Magenfistel)? 2. Welche Bedeutung kommt dem Anion (Gluconat, Carbonat, Lactat) bzw. dem pH der Lösung zu? 3. Wie verhalten sich Tiere ohne CT-Bildungsstätten (TPX; Thyreoidektomie-TX) unter Ca^{++} bzw. läßt sich einem verbesserten U.I. eine Veränderung der Serum-Konzentration von CT und Gastrin zuordnen?

Methodik

Verwendet wurden männliche Sprague-Dawley-Ratten, ca. 200 g KG. Als Stress-Modell diente die Narkose-Fesselung beider Extremitätenpaare (Ätherrausch) mit anschließender Fixation in einer Drahtspirale (8 Std) unter zusätzlicher Applikation von Rechteck-Impulsen (Dauer: 250 msec; Intervall: 5 sec; Stärke: 3-4 mA).

Äußere Bedingungen: Konstante Raumtemperatur, 55% relative Luftfeuchtigkeit. Chirurgische Präparationen: Anlegen einer Magenfistel (Thomaskanüle), Mikrochirurgie von Schilddrüse, Nebenschilddrüsen oder beiden (3) eine bzw. zwei Wochen vor Versuchsbeginn. Analysen: Calcium (Komplexometrie), Radioimmunoassay für Gastrin (2) und Calcitonin (4). Berechnung des U.I.: nach OSTERLOH et al. (5). Statistik: Test nach KRUSKAL-WALLIS; U- bzw. t-Test.

Ergebnisse

Ad 1: 3-malige s.c. Verabreichung von 13,5 mg Ca^{++}/kg in Form des Gluconats hat bei intakten Tieren keinen Einfluß auf den U.I.

(Abb.1 A). Die Stress-Hypocalcämie bleibt aber aus (nicht dargestellt).

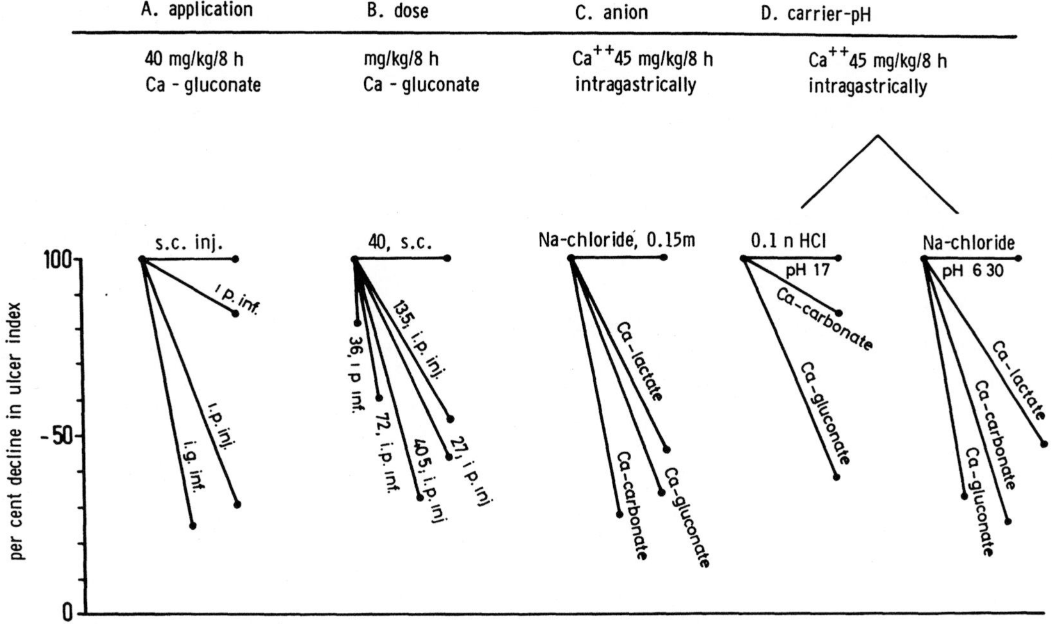

Abb.1. Die Komponenten der antiulcerogenen Wirkung von Calciumgaben im Fesselungsstress der Ratte. A: die Applikationsform; B: die Dosis; C: das Anion; D: das Lösungsmittel-pH. Die jeweilige Bezugsgruppe (= 100 Prozent) repräsentiert prophylaktische Unwirksamkeit. Die Punkte markieren Mittelwerte aus jeweils 7 - 11 Tieren/Gruppe

Unter i.p. Dauerinfusion von 36 mg Ca^{++}/kg bzw. 72 mg Ca^{++}/kg fällt der U.I. von 44,25 $\pm$ 5,0 (NaCl-Injektion) auf 23,0 $\pm$ 7,3 ($p<0,05$) bzw. auf 16,5 $\pm$ 3,2 ($p<0,001$). Ein dem letzteren Wert vergleichbarer (ca. 70% Abfall) wird bereits nach 3maliger i.p. Bolusinjektion von 40,5 mg Ca^{++}/kg beobachtet. Durch intragastrale Verabreichung dieser Dosis wird eine weitere Verbesserung erreicht (Abb. 1 B).

Ad 2: Die Wirkung von intragastralem Ca^{++}-Gluconat und -Carbonat ist jener von Ca^{++}-Lactat überlegen (Abb.1 C). Bei pH 1,7 ist Ca^{++}-Gluconat etwa 3x stärker wirksam als Carbonat (Abb.1 D). Auch solche äquimolaren Ca^{++}-Gaben verhindern den stressbedingten Abfall des Serum-Ca^{++} nicht völlig (nicht dargestellt). Serum-Gastrin ist am niedrigsten unter Ca^{++}-Gluconat (81 $\pm$ 11 pg/ml), am höchsten unter Calcium-Lactat (114 $\pm$ 11 pg/ml; $p< 0,05$). Serum-CT verhält sich umgekehrt (172 $\pm$ 19 bzw. 139 $\pm$ 14 pg/ml; n.s.). Zwischen Gastrin und CT bei intakten Tieren unter intragastraler Ca^{++}-Verabreichung besteht eine schwache negative Korrelation ($r = - 0,54$; $p = 0,05$); zwischen Gastrin und U.I. ist sie noch geringer ($r = 0,64$; $p< 0,10$).

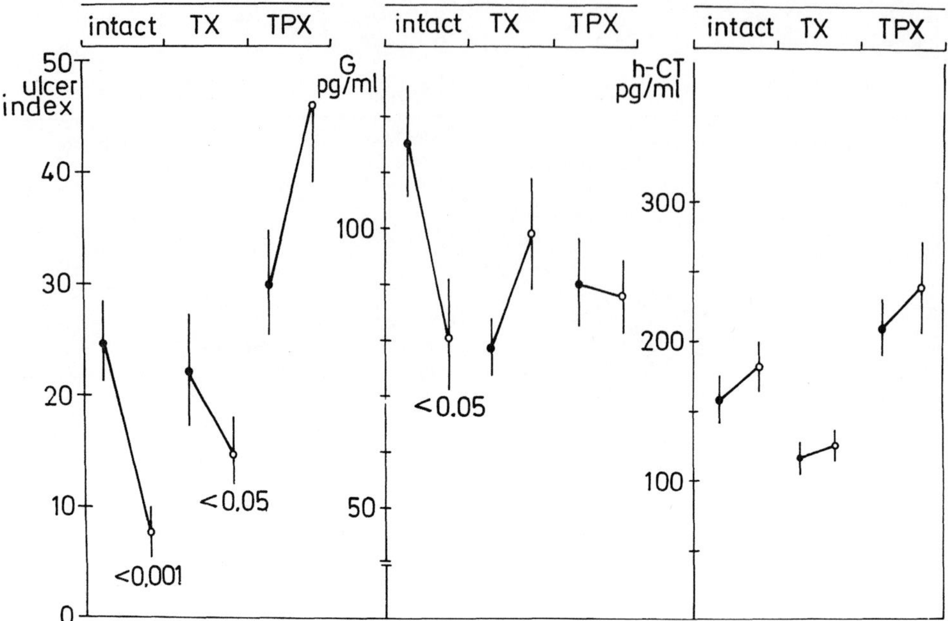

Abb.2. Der Einfluß von Stress (8 Std Dauer) und intragastraler Verabreichung von Calcium-Gluconat (45 mg/kg/8 Std) auf den Ulcus-Index der intakten, thyreoidektomierten (TX) und thyreoparathyreoidektomierten (TPX) Ratte, sowie auf die Konzentration von Gastrin (G) und Calcitonin (h-CT) im peripheren Venenblut Mittelwerte $\pm$ SEM
● Stress allein, ○ Stress + Calcium

Ad 3: Der imposanten Erniedrigung des U.I. bei intakten Tieren unter intragastraler Verabreichung von Ca^{++}-Gluconat (Abb. 2) steht ein Anstieg (n.s.) bei TPX-Tieren gegenüber. TX-Tiere (Nebenschilddrüsen intakt) haben ebenfalls einen günstigeren U.I. Das Serum-Gastrin reflektiert den jeweiligen U.I. nicht einheitlich: es fällt bei intakten Tieren unter Ca^{++}-Prophylaxe ab (konkordant), ist unverändert bei TPX-Tieren (stabil) und steigt an bei TX-Tieren (diskordant). Umgekehrt ist CT bei allen Tieren, unabhängig von der Präsenz oder Abwesenheit thyreoidaler C-Zellen, radioimmunologisch nachweisbar.

Diskussion

Die stimulierende Wirkung von Calcium-Ionen auf die sekretorische (Magen) bzw. inkretorische (antrale G-Zelle) Aktivität von Drüsen (sog. stimulus secretion coupling) und seine permissive Rolle zwischen spezifischer Erregung der Membran-Receptoren und Ingangsetzen der intracellulären Maschinerie (sog. third messenger) sind wohlbekannt. Diese vorläufigen Daten zeigen nun, daß im Stress bei geeigneter Versuchsanstellung ein prophylaktischer Effekt von Ca^{++} auf den U.I. leicht zu erzwingen ist und durch chirurgische Modifikation der Bildungsstätten für Ca^{++}-regulierende Hormone variiert werden kann.

Die Einzelschritte der wechselseitigen Beeinflussung von gastrointestinalen Hormonen (Gastrin) und CT/Parathormon im Stress sind
bisher unbekannt. Die von uns gefundene inverse Korrelation beider läßt die Existenz eines negativen Rückkoppelungsmechanismus
vermuten (s.o.). Da eine direkte Beziehung zwischen Gastrin und
U.I. nicht widerlegt werden kann (s.o.), könnte die Aktivität der
gastrischen Belegzelle unter diesen Versuchsbedingungen das Stell-
glied repräsentieren. Prophylaktisch wirksames endogenes CT ist
auch nach Entfernung der Thyreoidea im peripheren Blut nachweisbar.

Bei der Ratte müssen daher extrathyreoidale CT-Bildungsstätten
vorhanden und, wie im Stress, durch Ca^{++} stimulierbar sein. Als
solche konnten wir das Nebennierenmark identifizieren (5) und
belegen, daß der hohe U.I. adrenomedullektomierter Tiere auf Ca^{++}
nicht mehr anspricht.

Das Nichtansprechen des U.I. bei TPX-Tieren (Abb. 2) auf extra-
thyreoidal freisetzbares CT ist unklar. Unterschiede in der molekularen Struktur bzw. biologischen Wirksamkeit bei schwerer Hypocalcämie (TPX) oder Blockade der CT-Wirkung am bisher unbekannten Erfolgsorgan müssen diskutiert werden.

Zusammenfassung

Calcium-Gluconat, -Carbonat, -Lactat sind gegen das Stress-Ulcus
der Magenfistel-Ratte in der gleichen Reihenfolge stärker bzw.
weniger prophylaktisch wirksam, wenn sie bei pH 6,3 als intragastrale Dauerinfusion (45 mg/kg/8 Std) verabreicht werden. Da radioimmunologisch meßbares Gastrin und Calcitonin umgekehrt korre-
liert sind, könnte dem aus der Schilddrüse freisetzbaren Calcitonin eine Schlüsselrolle bei dieser Störung zukommen.

Summary

Calcium gluconate, carbonate, and lactate are potent antiulcero-
genic agents when administered intragastrically at pH 6.3 by
sustained infusion (45 mg/kg/8 h). In intact rats, by radio-
immunologically measurable serum, gastrin and calcitonin are
inversely correlated, whereas gastrin and ulcer index tend to
correlate directly. The findings imply a key role for thyroid-re-
leasable endogenous calcitonin in this disorder.

Literatur

1. SCHWILLE, P.O., SCHELLERER, W., REITZENSTEIN, M., HERMANEK, P.:
   Hyperglucagonemia, hypocalcemia and diminished gastric blood flow
   - Evidence for an etiological role in stress ulcer of rat. Experientia (Basel) 30, 824 (1974)
2. SCHWILLE, P.O., STEINER, H., SAMBERGER, N.M., SCHELLERER, W.:
   Role of calcitonin in stress ulcer formation of various rat mo-
   dels. Preliminary report. Res. exp. Med. 165, 291 (1975)
3. SCHWILLE, P.O., STEINER, H.: Mikrochirurgische Thyreoidektomie
   unter Schonung der Nebenschilddrüsen bei Ratten. Z.Vers.-Tierk.
   17, 304 (1975)

4. SCHWILLE, P.O., HOFMANN, P., SCHELLERER, W., THUN, R.: Effects
   of exogenous calcium salts in stress ulcer prophylaxis of rats
   with special regard to blood calcitonin. In preparation.
5. OSTERLOH, G., LAGLER, F., STAEMMLER, M., HELM, F.: Pharmakologische und toxikologische Untersuchungen über Benzilsäure-
   estermethylsulfat - ein neues Spasmolytikum. Arzneimittel-
   Forsch. <u>16</u>, 901 (1966)

Priv.-Doz. Dr. Dr. P.O. Schwille, Chirurgische Klinik mit Poliklinik der Universität Erlangen-Nürnberg, Maximiliansplatz,
8520 Erlangen

52. Tierexperimentelle Untersuchungen zur Pathogenese des peptischen Ulcus beim Neugeborenen

W. L. Brückner, B. Kernert, H. Loeweneck, W. Schmahl, F. Holle und E. W. Fonkalsrud

Chirurgische Poliklinik der Universität München (Direktor: Prof.
Dr. F. Holle), Kinderklinik des Städtischen Krankenhauses Mün-
chen-Harlaching (Direktor: Prof. Dr. H.D. Pache), Anatomisches
Institut der Universität München (Direktor: Prof. Dr. H. Frick),
Department für Kinderchirurgie der Universität von Kalifornien,
Los Angeles (Direktor: Prof. Dr. E.W. Fonkalsrud)

In den letzten Jahren ist eine deutliche Zunahme der Ulcushäu-
figkeit beim Neugeborenen zu beobachten. Während Pertsemlidis (4)
noch 1964 von 159 Neugeborenen mit einer Magenperforation, die
in der Weltliteratur zwischen 1826 und 1963 publiziert worden
waren, berichten konnte, überblicken wir bereits 5 Fälle einer
Magen- bzw. Duodenalperforation, die zwischen 1971 und 1975
operiert oder autopsiert worden sind. In Fortführung unserer
tierexperimentellen Untersuchungen (1, 2) sollte in vorliegender
Arbeit geklärt werden, inwieweit eine bereits in utero stimulierte Magensekretion für ein peptisches Ulcus beim Neugeborenen
verantwortlich zu machen ist.

<u>Methodik</u>

Die Untersuchungen wurden an insgesamt 188 Hundefeten (von 28
Bastard-Hunden) durchgeführt. Die durchschnittliche Tragzeit
beträgt beim Hund 63 Tage. Es wurde daher die Magensekretion
während der letzten bzw. vorletzten Woche ante terminum studiert.
Das Muttertier wurde nach 24stündiger Nahrungskarenz, bei genü-
gender Flüssigkeitszufuhr, in Allgemein-Narkose (Nembutal 30
mg/kg i.v.) operiert: Nach Eröffnung der Bauchhöhle durch eine
mediane Unterbauchlaparotomie erfolgte Inspektion des graviden
Uterus. Durch Palpation wurde die Lage der einzelnen Feten sowie deren Placenta bestimmt. Durch eine vorsichtige Hysterotomie,
unter sorgfältiger Schonung der ringförmigen Placenta, wurde
der einzelne Fet herausluxiert und neben den Uterus plaziert.
Hierauf wurde das Abdomen des Feten durch einen linksseitigen
Rippenbogenrand-Schnitt eröffnet. Der Pylorus wurde, unter sorgfältiger Schonung der Magengefäße, mit einem Seidenfaden (Nr. 2-O)
ligiert (sog. Shay-Präparation). Das Abdomen wurde durch mehrere
Seideneinzelnähte wieder verschlossen. Nachdem die Lagerung aller
Feten überprüft worden war, wobei besonders darauf geachtet wurde, daß die Nabelschnurgefäße nicht gezerrt oder torquiert wur-

den, wurde das Abdomen des Muttertieres durch Seideneinzelnähte
wieder verschlossen, um Bedingungen, ähnlich einer extrauterinen
Gravidität, nachzuahmen. 4 Std nach Pylorus-Ligatur wurden Muttertier und Feten relaparotomiert. Es wurde nunmehr eine zweite
Seidenfaden-Ligatur um die fetale Kardia gelegt und der Magen
in toto excidiert. Abschließend wurde der Fet durch eine Über-
dosis Nembutal getötet und mit der mobilisierten Placenta entfernt. Der Magen wurde, nachdem er durch eine Stichincision entlang der großen Kurvatur entleert worden war, anschließend fixiert und histologisch untersucht. Im Magensaft wurden, neben
Volumen und pH-Wert, die Pepsin- sowie die Kalium- und Chlorid-
Konzentration gemessen. Während bei einigen Feten auf diese Weise die Basalsekretion studiert werden konnte, wurde bei den restlichen Feten des betreffenden Muttertieres versucht, die Magensekretion zu stimulieren: Durch subcutane Injektion von Prota-
min-Zink-Insulin (Squibb)(0,5 IE/kg/Std), Histamin-Phosphat
(0,1 mg/kg/Std) bzw. Human-Gastrin I (I.C.I., Cheshire, Eng-
land)(5 µg/kg/Std). In einer zweiten Untersuchungsreihe wurde
versucht, die fetale Magensekretion via Placenta zu stimulieren,
d.h. Insulin bzw. Histamin wurde, in der gleichen Dosierung, dem
Muttertier injiziert. Das Human-Gastrin I wurde (in einer Dosierung von 25 µg/kg/Std) intravenös verabreicht.

Ergebnisse

Basalsekretion (während einer 4stündigen Sammelperiode) in der
letzten fetalen Woche: Magensaftvolumen durchschnittlich 0,73
ml. Der durchschnittliche pH-Wert liegt bei 7,06. Der durchschnittliche Pepsin-Gehalt beträgt 0,021 mg. Nach Stimulation
mit Histamin sehen wir einen Volumen-Anstieg auf 1,37 ml, einen
pH-Wert von 2,75 und einen Pepsin-Anstieg auf 0,064 mg. Nach
Injektion von Gastrin beträgt das durchschnittliche Magensaftvolumen 2,34 ml, der pH-Wert 1,93 und die Pepsinmenge 0,042 mg.
Nach Gabe von Insulin erhalten wir ein durchschnittliches Magensaftvolumen von 1,81 ml, einen pH-Wert von 3,46 und eine Gesamt-
pepsinmenge von 0,030 mg. Ein ähnliches Verhalten sehen wir bei
der Kalium- und Chlorid-Konzentration: Nach Stimulation kommt
es zu einem signifikanten Anstieg derselben.

Während der vorletzten fetalen Woche sehen wir in der Basalsekretion ein durchschnittliches Magensaftvolumen von 0,46 ml bei
einem durchschnittlichen pH-Wert von 8,05. Nach Stimulation
kommt es zu keiner signifikanten Änderung (Histamin: 0,61 ml,
pH 7,65; Insulin: 0,52 ml, pH 7,62). In keinem Magen konnte eine
meßbare Menge an Pepsin nachgewiesen werden. Aufgrund dieser Ergebnisse wurden in der zweiten Untersuchungsserie, zum Studium
der placentaren Passage von Histamin, Insulin und Gastrin, Feten
während der letzten fetalen Woche untersucht. Nach Injektion
von Histamin kommt es zu einem Anstieg des fetalen Magensaftvolumens auf durchschnittlich 2,16 ml bei einem pH-Wert von 5,92.
Unter Gastrin kommt es, bei unverändertem Magensaftvolumen (0,74
ml) zu einem durchschnittlichen pH-Wert von 4,88. Insulin führt
lediglich zu einer Steigerung des Magensaftvolumens auf 1,72 ml,
bei einem durchschnittlichen pH-Wert von 6,00.

Histologische Untersuchungen an der fetalen Magenschleimhaut
sollen unsere Ergebnisse ergänzen: Während in der vorletzten
fetalen Woche, neben einem stromareichen Grundgerüst, eine noch
wenig entwickelte Schleimhaut zu sehen ist, kommt es in der letzten fetalen Woche zu einer Differenzierung der Haupt- und Beleg-
zellen (Abb. 1).

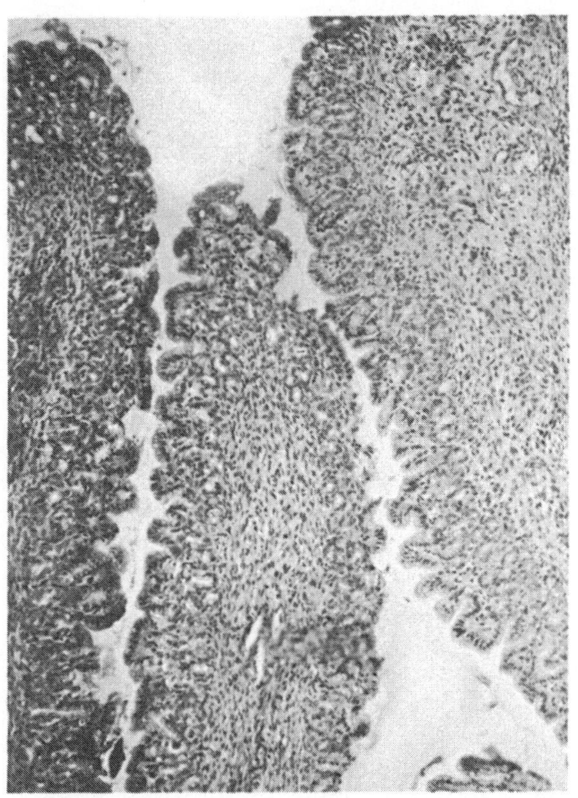

*Abb.1. Fetaler Hundemagen. Letzte Woche ante terminum. HE-Fär-
bung. Vergr. 280fach*

Diskussion

Unsere Untersuchungen zeigen eindeutig, daß die fetale Magenschleimhaut in der Lage ist, Säure und Pepsin zu secernieren.
Ab wann diese Sekretion einsetzen kann, ist allerdings bis heute noch nicht geklärt. SALENIUS (5) vermutet, daß die Säuresekretion in utero bereits kurz nach der Differenzierung der Beleg-
zellen (beim Menschen in der 11. Schwangerschaftswoche) beginnen
kann. Die Differenzierung der Hauptzellen soll bereits in der
12. Schwangerschaftswoche erfolgen. Bei einem menschlichen Feten
in der 26. Schwangerschaftswoche können wir eindeutig Beleg- und
Hauptzellen nachweisen (Abb. 2). Weitere Untersuchungen werden
zu klären haben, ob andere Stimulantien, außer Insulin, Histamin
und Gastrin, in der Lage sind, die Placenta zu passieren und die

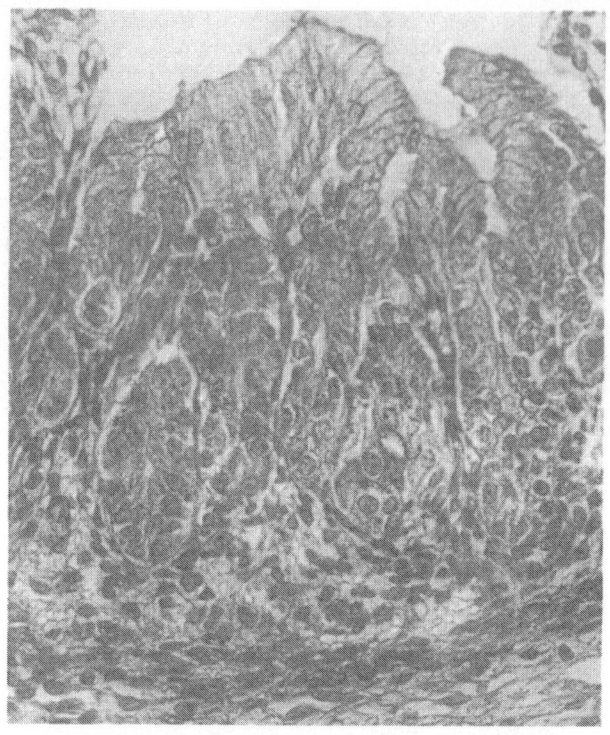

Abb.2. Fetale Magenschleimhaut (Mensch). 26. Schwangerschafts-
woche. HE-Färbung. Vergr. 400fach

fetale Magenschleimhaut zu stimulieren. Zweifellos spielt hierbei
das Nicotin eine bedeutende Rolle.

Unsere Ergebnisse sind zwar an Hundefeten gewonnen, können jedoch, mit Vorbehalt, auf den Menschen übertragen werden. Wie
MILLER (<u>3</u>) zeigen konnte, ist die Säuresekretion beim Neugeborenen sehr hoch, sinkt während der nächsten 10 Tage sehr stark
ab und steigt danach langsam wieder an, um am Ende des 1. Le-
bensjahres Werte zu erreichen, die denen eines Erwachsenen entsprechen.

Zusammenfassung

An 188 Hundefeten wurde die Basalsekretion sowie die mit Histamin, Insulin und Gastrin stimulierte Magensekretion untersucht.
Nach Stimulation konnte ein signifikanter Anstieg von Volumen,
Säure und Pepsin beobachtet werden, wenn die Untersuchungen während der letzten fetalen Woche durchgeführt wurden. Erfolgte
die Stimulation über das Muttertier via Placenta, konnte ebenfalls ein signifikanter Anstieg beobachtet werden.

Summary

Gastric secretion was studied in 188 fetuses of 28 pregnant dogs near term. Baseline secretory values were determined and gastric secretion was stimulated in additional fetuses with histamine, insulin, or gastrin. A significant increase in volume, acidity, and pepsin output was observed in fetuses stimulated during the last week of gestation. Following maternal stimulation the placental transfer of histamine, insulin, and gastrin are demonstrated.

Literatur

1. BRÜCKNER, W.L., SNOW, H.D., DAVIDSON, T., FONKALSRUD, E.W.: Normal and augmented gastric secretion in the canine fetus. Curr. Top. Surg. Res. 1, 277-285 (1969)
2. BRÜCKNER, W.L., DAVIDSON, T., FONKALSRUD, E.W.: Gastric secretion in the dog fetus following maternal stimulation with secretagogues. Surg. Forum 20, 348-349 (1969)
3. MILLER, R.A.: Observations on the gastric acidity during the first month of life. Arch. Dis. Childh. 16, 22-30 (1941)
4. PERTSEMLIDIS, D.: Neonatal gastric perforation. J.Mt Sinai Hosp. 31, 97-123 (1964)
5. SALENIUS, P.: On the ontogenesis of the human gastric epithelial cells. Acta anat. (Basel) Suppl. 1962, 46

Priv.-Doz. Dr. Walter L. Brückner, Chirurgische Poliklinik der Universität München, Pettenkoferstraße 8a, 8000 München 2

53. Tierexperimentelle Untersuchungen am Dünndarm-Invaginationsventil bei der kontinenten Ileoblase

H. Säuberli, H. J. Leisinger und H. Schauwecker

Chirurgische Universitätsklinik A (Direktor: Prof. Dr. Å. Senning)
und Urologische Universitätsklinik (Direktor: Prof. Dr. G. Mayor)
Zürich

Einleitung

Im Tierexperiment wurde eine kontinente Ileoblase entwickelt (2).

Dabei wurde nach KOCK durch Darmdoppelung ein druckentlastetes,
intraabdominales Dünndarmreservoir geschaffen, in welches die
Ureteren eingepflanzt wurden (1). Die Kontinenz einerseits und
die Refluxverhütung aus der Blase in die Ureteren andererseits
konnten durch Konstruktion zweier gleicher, in der Flowrichtung
jedoch gegeneinander gerichteten Dünndarmventile erreicht werden (2, 4).

Methode

Bei sechs Hunden wurde eine kontinente Ileoblase angelegt, und
vier Wochen postoperativ wurden Druckmessungen durchgeführt.
Die Untersuchungen erfolgten in intravenöser Penthotalnarkose.
Ein perfundierter Zweilochkatheter wurde durch das Kontinenz-
ventil in die Ileoblase eingeführt und mit einer konstanten
Rückzuggeschwindigkeit, analog den Messungen im Bereiche des
unteren Oesophagussphincters, zurückgezogen. Die Rückzuggeschwindigkeit betrug 2 mm/sec, die Perfusionsrate war 5 ml/min.
Es wurden immer vier vergleichbare Messungen durchgeführt. Neben
den Rückzugsmessungen wurden auch Messungen mit in der Blase und
in der Ventilzone gehaltenem Katheter durchgeführt. Zur Untersuchung des Antirefluxventiles wurden bei vier Hunden je zwei
Dünndarmschlingen isoliert und deren proximales und distales
Ende als cutanes Enterostoma fixiert (THIRY-VELLA-Loop). In
einer dieser Schlingen wurde ein Invaginationsventil konstru-
iert; die andere Schlinge diente jeweils als Kontrolle. Alle
Darmschlingen wurden röntgenologisch kontrolliert und manometrische Untersuchungen wurden im distalen und im proximalen Anteil
der isolierten Darmabschnitte sowie der Kontrollschlingen, ebenfalls mit perfundierten Kathetern unter Anwendung verschiedener
Perfusionsraten, durchgeführt.

<u>Resultate</u>

Die Messungen ergaben eine eindeutige Hochdruckzone, welche in
ihrer Länge dem Dünndarminvaginationsventil entsprach (Abb. 1).

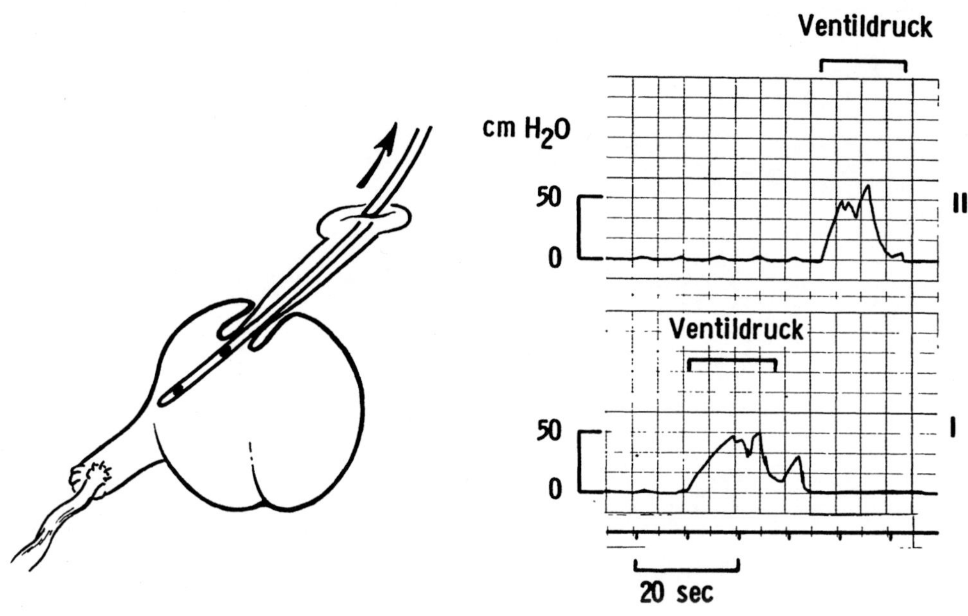

*Abb.1. Druckprofile (I und II) im Bereiche des Kontinenzventiles
aufgenommen mittels eines perfundierten Zweilochkatheters bei
leerer Blase*

Maximal- und Minimaldruck in der Hochdruckzone waren bei verschiedenen Messungen unterschiedlich hoch. Der Minimaldruck
im Ventilbereich sank weder bei Rückzug des Katheters, noch
wenn dieser eine Zeitlang in der Hochdruckzone belassen wurde,
auf intraluminale Druckwerte ab. War das Invaginationsventil
kürzer als 2,5 cm, konnte das Austreten von Wasser nicht verhindert werden und somit keine Kontinenz erreicht werden.
Nach Wasserinjektion in die Ileoblase wurde neben dem erhöhten
intraluminalen Druck auch ein erhöhter Ventildruck registriert.
Bei kontinuierlicher Blasenfüllung konnte eine konstante Druckdifferenz zwischen Ventil und Blase von ca. 50 cm Wassersäule
registriert werden. Auch bei starker Blasenfüllung blieb der
Druckgradient zwischen intraluminalem Blasendruck und Ventilruhedruck immer derselbe (Abb. 2). Durch Darmdoppelung und Fal-
tung entstand ein Darmreservoir, bei dem sich die peristaltischen Wellen in den verschiedenen Quadranten aufhoben und immer
niedrige·intraluminale Drucke entstanden (1). Im Gegensatz zu
einer isolierten Dünndarmschlinge oder zum Hochdruckventil ent-

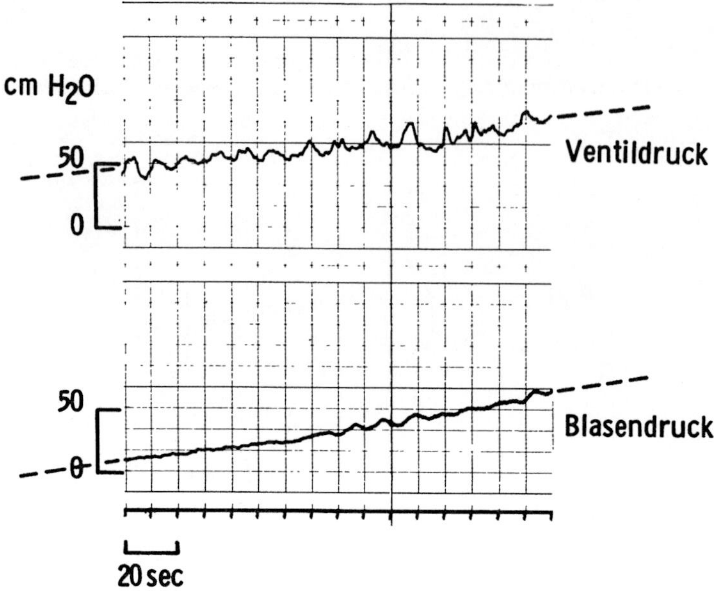

Abb.2. Ventil- und Blasendrucke bei gehaltenem Katheter unter zunehmender Füllung der Blase. Der Druckgradient zwischen intraluminalem Blasendruck und Ventilruhedruck ist konstant

stand ein Reservoir ohne Peristaltik, welches keine eigenen Druckerhöhungen entstehen ließ.

Die röntgenologischen Untersuchungen am Refluxventil der isolierten Dünndarmschlingen zeigten, daß das Kontrastmittel bei isoperistaltischer Injektionsrichtung ungehindert durchfließen konnte. Nach retrograder Injektion sah man freien Reflux durch die Kontrollschlinge ohne Ventil, wogegen das Ventil keinen Reflux zuließ. Bei den manometrischen Untersuchungen kam es bei retrograder Infusion ins Darmlumen nur in der Schlinge mit dem Ventil zu einem Druckanstieg. Die Infusion in isoperistaltischer Richtung ließ in keiner Schlinge eine Druckzunahme erkennen.

Diskussion

Durch Anwendung des Dünndarminvaginationsventils zur Kontinenzerhaltung einerseits und zur Refluxverhütung andererseits ist es gelungen, eine kontinente, intraabdominale Ileumersatzplastik aus Dünndarm zu schaffen. Die Verwendung des Invaginationsventils in isoperistaltischer Richtung in der afferenten Schlinge verhinderte zuverlässig Reflux in die Ureteren, ohne den Abfluß des Urins in das Reservoir zu erschweren (2). Das Invaginationsventil, gemäß des Ileostomiekontinenzventils nach KOCK in antiperistaltischer Richtung im abführenden Dünndarmschenkel, verhinderte, wenn es länger als 2,5 cm war, das Austreten von Wasser und Luft zuverlässig (2, 3, 4, 5). Schmerzhafte Kontraktionen im Bereich des durch Dünndarmdoppelung geschaffenen Reservoirs

konnten durch dessen besondere Konstruktion vermieden werden (1).
Bei gefüllter Blase lösen Druckerhöhungen durch Pressen oder Husten unmittelbar leicht schmerzhafte Kontraktionen im Reservoir im Ventilbereich aus, was als Miktionsreiz des Systems betrachtet werden kann.

Zusammenfassung

Durch Anwendung des Dünndarminvaginationsventils nach KOCK zur Kontinenzerhaltung einerseits und zur Refluxverhütung andererseits ist es gelungen, eine kontinente intraabdominale Ersatzblase aus Dünndarm zu schaffen. Die Anforderungen an eine solche Ersatzblase, wie Kontinenz, Reservoirfunktion und Refluxverhütung in die Ureteren, konnten in unserer experimentellen Studie erfüllt werden.

Summary

A method for constructing a continent ileal bladder was tested in dogs. The requirements for a continent ileal bladder: i.e., continency, reservoir function, and prevention of reflux, could be fulfilled in our experimental study.

Literatur

1. KOCK, N.G.: Intraabdominal "reservoir" in patients with permanent ileostomy. Arch. Surg. $\underline{99}$, 223-231 (1969)
2. LEISINGER, H.J., SCHAUWECKER, H., SCHMUCKI, O., HAURI, D., SAEUBERLI, H., MAYOR, G.: Continental Ileal Bladder. An Experimental Study in Dogs. Europ. Urol. $\underline{1975}$, 103-110
3. LEISINGER, H.J., SULMONI, A., HAURI, D., SCHMUCKI, O., UHLSCHMID, G.: Resultate der kontinenten Ileoblase beim Hund. Ber. Urol. Ges., 26. Tgg., S. 271 (1975)
4. SAEUBERLI, H., GEROULANOS, S., HAHNLOSER, P., SCHAUWECKER, H., KOCK, N.G.: Studies of the dynamics of the 'nipple valve' in dogs with continent colostomies. Dis. Colon. Rect. $\underline{17}$, 735 (1974)
5. SAEUBERLI, H., GEROULANOS, S., HAHNLOSER, P., SCHAUWECKER, H., KOCK, N.G.: Kontinente Kolostomie. Tierexp. Studie an Hunden. Helv. chir. Acta $\underline{42}$, 111 (1975)

Dr. H. Säuberli, Chirurgische Universitätsklinik A, Kantonsspital Zürich, Rämistraße 100, CH-8006 Zürich

54. Totale Colektomie mit Proctomucosektomie und Ileumdurchzug – Tierexperimentelle Untersuchungen

K. Griesenbeck, S. Langer und J. Fernholz

Abteilung Chirurgie (Vorstand: Prof. Dr. M. Reifferscheid) und
Abteilung Radiologie (Vorstand: Prof. Dr. W. Frik) der Medizi-
nischen Fakultät an der Rheinisch-Westfälischen Technischen
Hochschule Aachen

Bei 10 Hunden wurde eine totale Colektomie mit Proctomucosektomie
und Ileumdurchzug unter Erhaltung des sphincteren Verschlußappa-
rates durchgeführt (1, 2, 3).

In diesem Experiment sollte der bislang weitgehend ungelöste Mechanismus der funktionellen und morphologischen Integration der
durchgezogenen Ileumschlinge in den rectalen Muskelschlauch geklärt werden.

Hierzu wurden folgende Untersuchungen durchgeführt:

1. Allgemeine klinische und laborchemische Verlaufsbeobachtung.

2. Prä- und postoperative Übersichts- und Mikroarteriographien.

3. Elektromanometrische Untersuchungen am Kontinenzorgan.

4. Feingewebliche Studien am Operationspräparat.

Folgende Ergebnisse wurden erzielt:

1. In den ersten 7 postoperativen Tagen erhielt jeder Hund eine
parenterale Eiweiß- und Elektrolytsubstitution. Ein Hund verstarb
6 Tage nach der Operation an einem Dünndarmvolvulus, 9 Hunde
überlebten. In den ersten 3 postoperativen Monaten nahmen die
Hunde durchschnittlich um 20% ihres Ausgangskörpergewichtes ab.
Danach kam es zu einer durchschnittlichen Gewichtserhöhung um
10%.

2. Bei allen Hunden wurde prä- und postoperativ (6 Wochen, 12 Monate) eine selektive Arteriographie nach der Seldinger-Technik
über die Arteria mesenterica superior durchgeführt. Als Kontrastmittel wurde Conray 70%ig verwandt, zu Übersichtsaortographie
jeweils 40 ml, zur selektiven Gefäßdarstellung 12 - 15 ml. Die
Druckinjektion erfolgte mit einer Kontraktspritze mit einem Flow
bei der Übersichtsaortographie von 8 ml/sec, bei der selektiven
Darstellung mit 8 ml/sec. Die Angiographie wurde in 2 Ebenen
durchgeführt.

Die Gefäßverhältnisse des Hundes ähneln denen des Menschen. In Höhe der Grundplatte des 1. LWK entspringt eine kräftige Arteria mesenterica superior, in Höhe des 6. LWK die Arteria mesenterica inferior. Diese beschreibt einen S-förmigen Bogen und teilt sich dann in einen aufsteigenden Ast zum Colon und in einen absteigenden Ast, der zum Rectum zieht.

Bei den operierten Hunden war die Topographie der Abdominalgefäße wie folgt verändert:

Der Bogen der Arteria mesenterica superior war stark nach rechts ausgeweitet, insbesondere die distalen Äste verliefen etwas gespreizt. Die distalen Gefäßabschnitte verblieben nicht im Abdomen, sondern zogen gestreckt ins kleine Becken bis in die Gegend der Kreuzbeinhöhle. Hier bildeten sie ein Gefäßknäuel. Sie waren gut kontrastiert. Ihr Lumen war etwas enger als das der proximalen Gefäßabschnitte. Sie bildeten aber ein sehr dichtes Gefäßnetz, welches sich um den Endabschnitt des Darmes herumlegte. In der Capillarphase erkannte man, daß das ganze Gebiet sehr stark mit Kontrastmittel durchtränkt war. Ein weiteres, sehr intensiv vascularisiertes Gebiet lag in der Umgebung des Anus. Hier erfolgte aber die Vascularisation von Endverzweigungen der Arteria iliaca interna aus. Möglicherweise spielten sich im perianalen Gebiet dabei entzündliche Prozesse ab. Die Arteria mesenterica inferior fehlte. Die übrigen Gefäßgebiete zeigten ein unauffälliges Verhalten.

Die Befunde sprechen dafür, daß sich ca. 4 - 8 Wochen nach dem operativen Eingriff ein dichtes kommunizierendes Gefäßnetz zwischen durchgezogener Ileumwand und der Tunica muscularis des Rectumstumpfes ausbildete.

3. Das prä- und postoperative Kontinenzverhalten der Hunde wurde mit einer luftgefüllten Ballondruckmeßsonde unter Sedierung mit Combelen (0,03 ml/kg/KG) objektiviert. Es wurde der Ruhetonus im Analkanal und das Reflexverhalten des Musculus sphincter ani internus und externus nach Rectumdistension gemessen.

Die postoperativen Kontrollen ergaben nach anfänglicher Senkung des Ruhetonus eine Steigerung auf präoperative Werte nach durchschnittlich 4 - 6 Monaten. Die Hunde entleerten zu diesem Zeitpunkt täglich portioniert 6 - 8 dünnbreiige Stühle.

Die reflektorische Erschlaffung des Musculus sphincter ani internus und die Kontraktion des Musculus sphincter ani externus nach Rectumdistension entsprachen postoperativ den <u>vor</u> der Operation ermittelten Meßwerten. Die für die Erhaltung der Kontinenz notwendigen nervösen Regelkreise (Baro-Receptoren, zentripetale und -fugale Nervenfasern und glatter und quergestreifter Schließmuskel) blieben nach dem operativen Eingriff intakt (Abb. 1).

4. Bei 3 Hunden wurde 4 Monate nach der Operation das Operationspräparat in toto entnommen. Histologisch war die Serosa der durchgezogenen Ileumschlinge nicht mehr nachzuweisen. Die zirkuläre Muskelwandschicht des Rectumschlauches war über eine ge-

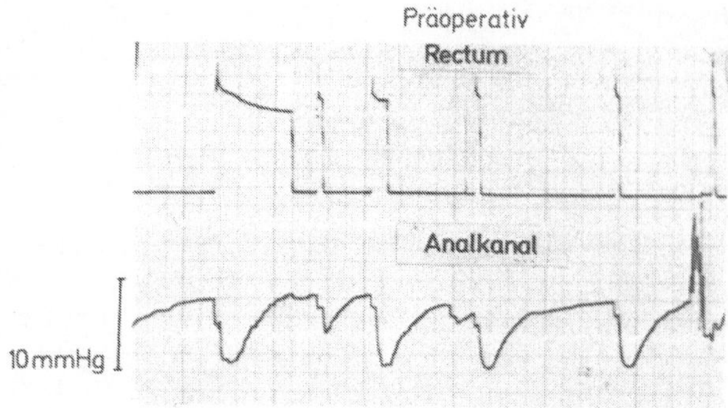

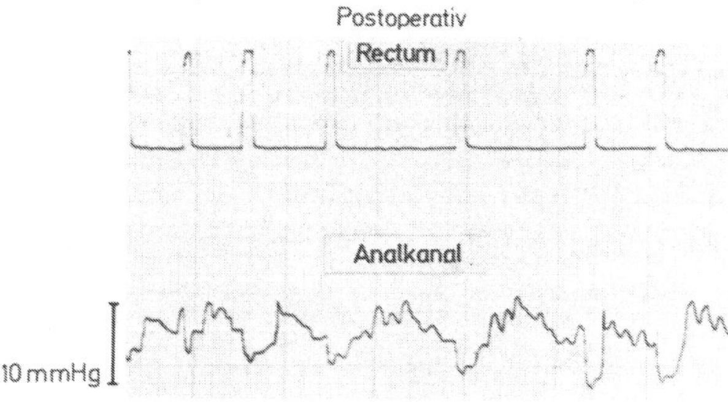

Abb.1. Manometrische Befunde im Analkanal vor und nach totaler Colektomie mit Proctomucosektomie und Ileumdurchzug

fäßreiche kollagene Bindegewebsschicht mit der Längsmuskelschicht der durchgezogenen Ileumschlinge innig verbunden. Die Auffüllung der Operationspräparate mit Mikropaque in einer Verdünnung 1:1 (nach HERZOG) über die Arteria mesenterica superior belegen eindrucksvoll die Befunde der postoperativen selektiven Arteriographie. Die Bilder beweisen, daß das obere und mittlere Drittel des Rectumstumpfes arteriell über die Arteria mesenterica superior versorgt wird (Abb. 2).

Schlußfolgerungen

1. 9 von 10 Hunden hatten nach Colektomie, Proctomucosektomie mit Ileumdurchzug einen ungestörten postoperativen Heilverlauf.

2. Die für die Kontinenzerhaltung wichtigen Strukturen wurden durch den operativen Eingriff funktionell nicht beeinflußt.

3. Angiographie und feingewebliche Untersuchung bewiesen die innige gewebliche Durchbauung der operativ aneinandergelegten Grenzschichten von Rectumstumpf und durchgezogener Ileumschlinge.

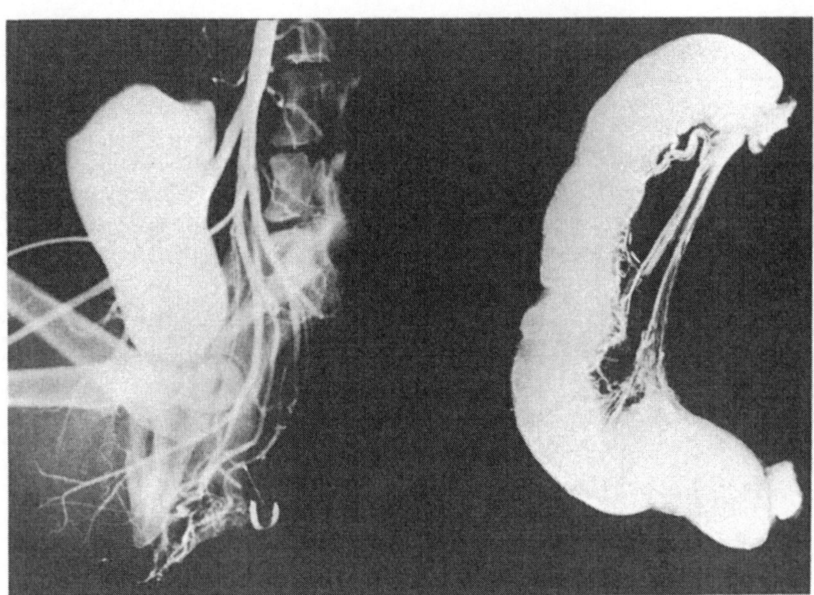

*Abb.2. Selektive Arteriographie über die Arteria mesenterica
superior 6 Wochen nach totaler Colektomie, Proctomucosektomie
und Ileumdurchzug (links). Über die Arteria mesenterica superior
mit Mikropaque (nach HERZOG) aufgefülltes Op-Präparat 3 Monate
postoperativ (rechts)*

Zusammenfassung

Bei 10 Hunden wurde eine totale Colektomie mit Proctomucosektomie und Ileumdurchzug unter Erhaltung des sphincteren Verschluß-
apparates durchgeführt. 9 Hunde überlebten, 1 Hund verstarb an
einem Dünndarmvolvulus. Angiographisch und feingeweblich wurde
eine vollständige morphologische Integration der durchgezogenen
Ileumschlinge in den rectalen Muskelschlauch nachgewiesen. Funktionell blieb das Kontinenzorgan intakt.

Summary

Resection of the rectal mucosa, total colectomy and continent
anal ileostomy was carried out on 10 dogs. Nine dogs survived.
One dog died of small bowel volvulus.

A complete morphologic integration of the ileum loop within the
rectal muscle tube could be demonstrated angiographically and
histologically. Continence was retained.

Literatur

1. DEVINE, J., WEBB, R.: Resection of the rectal mucosa, colectomy and anal ileostomy with normal continence. Surg. Gynec.
   Obstet. 92, 437 (1951)

2. REIFFERSCHEID, M.: Kontinenzerhaltung bei Radikaloperation
   der diffusen präkanzerösen Kolon- und Rektumpolypose. Dtsch.
   med. Wschr. 96, 1-5 (1971)
3. REIFFERSCHEID, M.: Colektomie mit Proctomucosektomie und
   Ileumdurchzug bei familiärer Adenomatose. Langenb. Arch. Chir.
   332, (Kongreßbericht 1972)

Dr. K. Griesenbeck, Abteilung Chirurgie der Medizinischen Fakultät an der RWTH Aachen, Goethestraße 27-29, 5100 Aachen

55. Der Heilungsverlauf der Dickdarmanastomose in Abhängigkeit vom Ausmaß der Gefäßskeletierung

S. Langer und R. Haberland

Abteilung Chirurgie der Medizinischen Fakultät an der Rhein.-
Westf. Techn. Hochschule Aachen (Vorstand: Prof. Dr. M. Reifferscheid)

Die zu ausgedehnte Skeletierung des anastomosentragenden Darmabschnittes gilt neben anderen Faktoren als Hauptursache einer
Nahtdehiscenz (1).

Während die Ligatur größerer Stammgefäße bereits intraoperativ die
Resektions- bzw. Skeletierungsgrenze sichtbar markiert, soll vorliegende tierexperimentelle Untersuchung den Stellenwert der Randarkade mit den sogenannten Vasa recta für die Anastomose aufzeigen.
Überdies soll eine Objektivierung und Standardisierung des Skele-
tierungsausmaßes in Abhängigkeit von der Nahttechnik erreicht werden.

Nach den Untersuchungen von MELIERE, A.W. FISCHER und jüngst auch
HANSEN darf folgende spezielle Gefäßanatomie zugrundegelegt werden,
die sich gemäß unserer eigenen Erfahrungen bedingt auch auf das
Rattencolon übertragen läßt (2).

Die sogenannte Marginalarterie verläuft als Randarkade parallel
zur Darmlängsachse. Sie gibt die Vasa recta ab, die zur Darmwand
ziehen. Hierbei versorgt der kurze Ast den mesenterialen Teil,
ein längerer Ast zieht zur kontramesenterialen Darmseite. Ein
dichtes intramurales Collateralnetz der Vasa recta führt zu einer
optimalen Durchblutung aller Darmwandschichten (Abb. 1).

Material und Methodik

An 50 Ratten wurden nach Durchtrennung und Resektion eines 1 cm
großen Dickdarmsegmentes definierte, unterschiedliche Skeletie-
rungsausmaße von 0,5 bis 3 cm geprüft (Abb. 2). Die Reanastomo-
sierung erfolgte in einer A-Reihe "einreihig auf Stoß" und einer
B-Reihe "zweireihig invertierend". Darüber hinaus wurde absor-
bierbares (Dexon) und nichtabsorbierbares Nahtmaterial (Suturamid)
verwandt und bewertet.

Neben einer allgemeinen klinischen und laborchemischen Verlaufsbeobachtung wurden folgende spezielle postoperative Untersuchungen
durchgeführt:

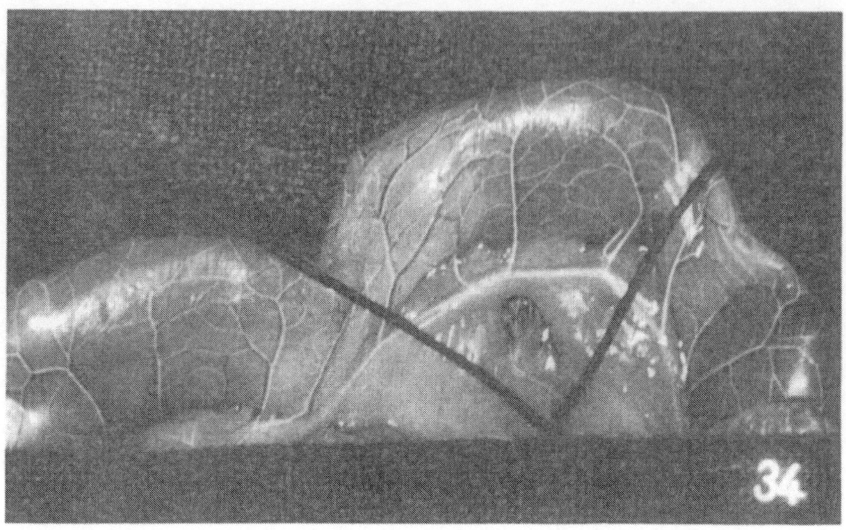

Abb.1. Rattencolon. Man erkennt die mit Kontrastmittel gefüllte parallel zur Darmwand verlaufende Randarkade und die davon ausgehenden Vasa recta mit den Collateralen

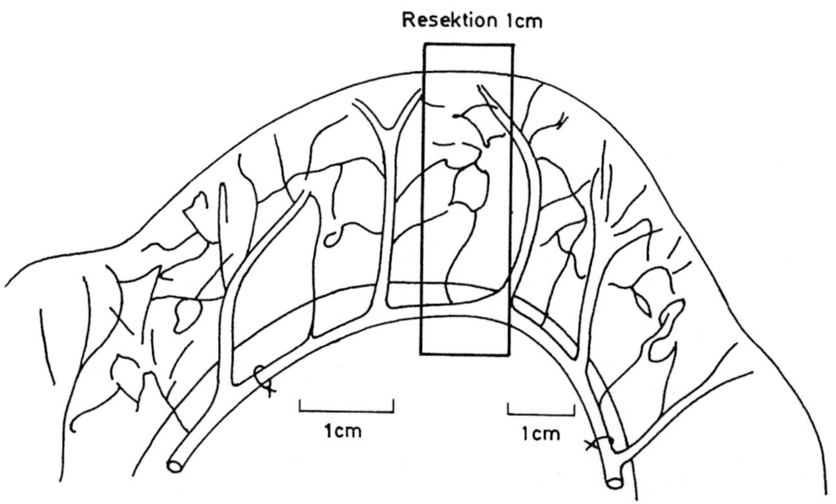

Abb.2

1. Mikroangiographische Studien der Anastomosen zu definierten
   Zeitpunkten (nach 24 Std, nach 48 Std, nach 1 Woche, nach 2 Wochen, nach 4 Wochen).
   Technik: In vivo Einlage eines Mikrokatheters in die Aorta tho-
   racica nach linksseitiger Thorakotomie. Eingeben eines Kontrast-
   mittels (Micropaque in 1 : 1 Verdünnung) unter konstantem Druck
   von 120 mm Hg. Nach Härten des Konstrastmittels Resektion des

anastomosentragenden Darmabschnittes mit den zugehörigen Gefässen. Röntgendarstellung und Mikrofotos (<u>3</u>).

2. Feingewebliche Studien der Anastomosen unter besonderer Berücksichtigung des Gefäßverhaltens.

Ergebnisse

1. Bei einer Skeletierungsweite von O,5 bis 1 cm weisen beide Untersuchungsgruppen einen unauffälligen postoperativen Verlauf auf. In der Mikroangiographie, aber auch in der feingeweblichen Untersuchung noch fehlende Revascularisation bei der zweireihigen Naht in der ersten postoperativen Woche.

2. In der Gruppe mit Skeletierungsweiten über 1 bis 2 cm findet sich ein deutlicher Anstieg der Insuffizienzraten in beiden Gruppen. Bei der zweireihigen Nahttechnik lag die Gesamtinsuffizienzrate mit letalem Ausgang bei 34%, die einreihige Anastomose erwies sich als stabiler, ihre Insuffizienzrate lag bei 12%. Eine Bestätigung dieser Befunde erbrachte die Angiographie mit einer kompletten Avascularität auch nach 1 1/2 Wochen im Bereich der zweireihigen Anastomose (Abb. 3), bei der einreihigen Naht beginnende Revascularisation. Im histologischen Bild war hier das Einsprossen großkalibriger Gefäße auffallend.

3. Bei einer über 2 cm hinausgehenden Skeletierung lag die Insuffizienzrate der B-Reihe bei 90%, in der A-Reihe bei 76%. In beiden Gruppen frühzeitige eitrige kotige Peritonitis mit breiten nekrotischen Darmwandrändern im anastomosentragenden Gebiet. Die Mikroangiographie in der frühen postoperativen Phase demonstriert deutlich die völlige Avascularität in beiden Gruppen. Bei den überlebenden Tieren der B-Reihe vermehrt Abscedierungen im Anastomosenbereich, dagegen reizlose Nahtverhältnisse bei den Spättieren der A-Reihe. Angiographisch erst nach 2 Wochen reproduzierbare Revascularisation in der B-Reihe, dagegen völliger Anastomosendurchbau nach 1 1/2 Wochen in der Gruppe mit einreihiger Nahttechnik.

4. Bei Verwendung des absorbierbaren Nahtmaterials beobachteten wir innerhalb der ersten 14 postoperativen Tage in den feingeweblichen Untersuchungen im Fadenbereich entzündliche Reaktionen unterschiedlicher Intensität. 4 Anastomosen zeigten bei Verwendung des nichtresorbierbaren Nahtmaterials über das Maß hinausgehende Fremdkörpergranulome. Das unterschiedliche Nahtmaterial hat jedoch für den Gesamtheilungsverlauf keine statistisch signifikante Bedeutung.

Diskussion und Schlußfolgerung

Die 1 cm-Skeletierung der Darmwand beiderseits der Lumendurchtrennung wurde von beiden Untersuchungsgruppen gut toleriert, wenn auch mit zeitlich unterschiedlichem Heilungsverlauf. Eine

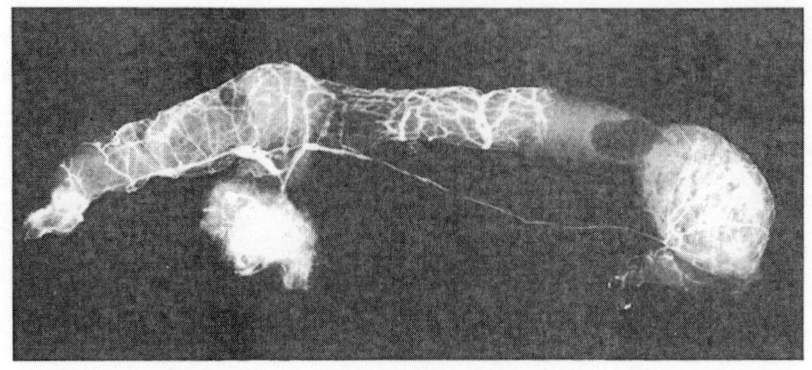

a

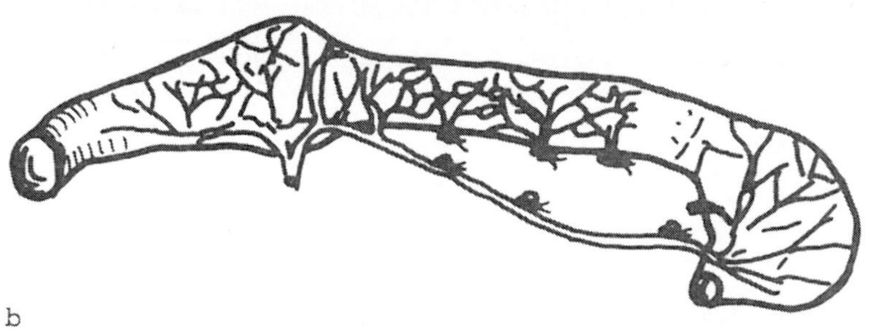

b

*Abb.3a u.b. Seitenangiographie des Rattencolon. Zweireihige Ana-
stomose. Skeletierungsweite 2 cm. Völlige Avascularität*

Erklärung hierfür findet sich einmal in der Erhaltung der Randarkade. Eine Durchtrennung der der Resektionsstelle unmittelbar
benachbarten Vasa recta ist somit für diese Skeletierungsweite
bedeutungslos, da über die benachbarten Vasa recta eine gute
Collateralisation nachzuweisen war. Die für die schnellere Wundheilung entscheidenden Kriterien erfüllt die einreihige Naht mit
ihrer schichtweisen Adaptation der Darmenden. Wie bereits in
früheren Untersuchungen dargelegt, liegt der Vorteil in einer
deutlich schnelleren Revascularisierung (4).

Die ansteigende Insuffizienzrate in den ausgedehnteren Skeletierungsweiten ohne signifikant unterschiedlichen Verlauf in beiden
Untersuchungsgruppen läßt die Schlußfolgerung zu, daß selbst bei
einer Erhaltung der Randarkade die Collateralenbildung nunmehr
zwischen den erhaltenen Vasa recta für eine Anastomosenheilung
nicht mehr ausreicht. Dies betrifft ganz besonders die zweireihige Naht, die durch die Einstülpung der Serosa und Muscularis mit
einer dadurch bedingten zusätzlichen Verzögerung der Gefäßneu-
einsprossung belastet ist.

Die eingangs an das Experiment gestellten Fragen lassen sich demnach wie folgt beantworten:

1. Eine zu proximale Ligatur der Randarkade sollte vermieden werden, da dies den Ausfall mehrerer Vasa recta zur Folge hat.

2. Die Vasa recta überbrücken durch ihre gute Collateralisation Defekte unter 2 cm.

3. Die über 1 cm hinausgehende Skeletierung der Darmenden führt zu einer deutlichen Steigerung der Insuffizienzrate.

4. Innerhalb der erlaubten grundsätzlichen Skeletierungsweite erweist sich die einreihige Naht der zweireihigen Technik als überlegen.

5. Das Nahtmaterial hat für die Heilung der Anastomose nur untergeordnete Bedeutung.

Zusammenfassung

Im Tierexperiment (Ratten) wurden ein- und zweireihige Dickdarmanastomosen nach unterschiedlich weiter Skeletierung vorgenommen. Klinische, angiographische und feingewebliche postoperative Untersuchungen zeigten, daß eine Skeletierung über 1 cm zu einer verzögerten Anastomosenheilung führt. Die zweireihige Naht zeigt eine höhere Insuffizienzrate.

Summary

Healing process of single- and double-layer sutures were demonstrated in rats after different degrees of mobilization. Clinical, angiographic, and histologic comparison demonstrates a prolonged healing process after more than 1-cm mobilization. Double-layer sutures showed a high rate of insufficiency.

Literatur

1. ALLGÖWER, M.: Colonresektionen. Chirurg 42, 1-10 (1971)
2. HANSEN, H.H., STELZNER, F.: Zur chirurgischen Anatomie der Arterienversorgung der Dickdarmwand. Langenbecks Arch. Chir. 340, 63-74 (1975)
3. HERZOG, B.: Mikroangiographische Studien am Rattendarm zur Prüfung verschiedener Anastomosenarten. Helv. chir. Acta 38, 179 (1971)

252

4. LANGER, S.: Complex investigation of the efficiency of large
   bowel anastomosis techniques. Clinical and experimental studies.
   Chir. Gastroent. (Gastroent. Surg.) 9, No 1, 69-80 (1975)

Dr. S. Langer, Abteilung Chirurgie der Medizinischen Fakultät an
der Rhein.-Westf. Techn. Hochschule Aachen, Goethestraße 27-29,
5100 Aachen

56. Zur Resorption von Fett und Kohlehydraten nach Magenresektion und Gastrektomie

B. Stallkamp, R. Häring, W. Hahn, P. Schürnbrand und L. C. Tung

Chirurgische Klinik und Poliklinik (Geschäftsf.Dir.: Prof. Dr.
H. Franke) und Klinik für Radiologie, Nuklearmedizin und Physi-
kalische Therapie (Geschäftsf.Dir.: Prof. Dr. H. Ernst) im Klinikum Steglitz der Freien Universität Berlin

Nach der totalen Entfernung des Magens werden Maldigestions- oder
Malabsorptions-Syndrome beobachtet, die zu schwerer Dystrophie
führen können. Um Ansatzpunkte für eine verbesserte Ernährung
und eine wirkungsvolle Substitution zu gewinnen, haben wir die
Resorption von Fett und Kohlenhydraten nach Gastrektomien im
Vergleich mit oberen und unteren Magenteilresektionen untersucht.

<u>Methodik</u>

Von 1969 bis 1975 wurden 101 Gastrektomien mit 71 Jejunuminter-
positionen und 30 Oesophago-Jejunostomien durchgeführt. Die primäre Letalität betrug 30,6%. Die Resorptionsuntersuchungen erfolgten 4 Wochen bis 5 Jahre nach Gastrektomie mit Jejunuminter-
position (n = 15) oder Oesophago-Jejunostomie (n = 5), Kardia-
Resektion (n = 6) und unterer Magenteilresektion (n = 5). Als
Kontrolle (n = 5) dienten Patienten ohne gastrointestinale Erkrankungen. Die Probanden erhielten mit einem Probefrühstück
0,5 µCi/kg · KG ^{14}C-markiertes Triolein und 0,5 ml/kg · KG nicht
markiertes Maiskeimöl und am folgenden Tag 50 µCi ^{125}J-Triolein.
Die Serum-Lipidaktivitäten wurden stündlich bis zur 6. Std sowie
nach 8, 12 und 24 Std bestimmt, wobei die ^{125}J-Aktivitäten vor
und nach Eiweißfällung verglichen wurden. Gleichzeitig wurde die
^{14}C-Ausscheidung im Urin (24 Std) und die ^{125}J-Stuhlausscheidung
(72 Std) gemessen. Parameter der Kohlenhydratresorption war die
Ausscheidung von D-Xylose im Urin (5 Std) nach oraler Belastung
mit 10 g D-Xylose. Die statistische Überprüfung erfolgte mit
dem T-Test (Tabelle 1).

<u>Ergebnisse</u>

Die orale Gabe von ^{125}J- bzw. ^{14}C-markierten Lipiden führt zu
Serumaktivitätsgipfeln nach 3 bis 6 Std (Abb. 1). Nach 24 Std
werden keine nennenswerten Aktivitäten mehr gemessen. Zum besseren Vergleich der verschiedenen Untersuchungsgruppen berechnen

Tabelle 1. Prüfung der Signifikanz im T-Test

Kontrolle gegen	^{14}C-Serum	^{14}C-Urin	125J-Serum Ges.-Akt.	125J-Serum Lip.geb.Akt.	D-Xylose (Urin)
	p<	p<	p<	p<	p<
2/3 Res.	0,100	0,400	0,200	0,700	0,001
Kardia	0,001	0,020	0,020	0,001	0,010
Longmire	0,001	0,020	0,010	0,001	0,001
Oes.-Jejun.	0,001	0,005	0,010	0,010	0,005

wir in Anlehnung an HENNING und Mitarb. eine Resorptionszahl aus den 4-, 5- und 6-Std-Werten.

$$RZ = \left(\frac{X_4}{4} + \frac{X_5}{5} + \frac{X_6}{6} \right) \cdot \frac{10}{3}$$

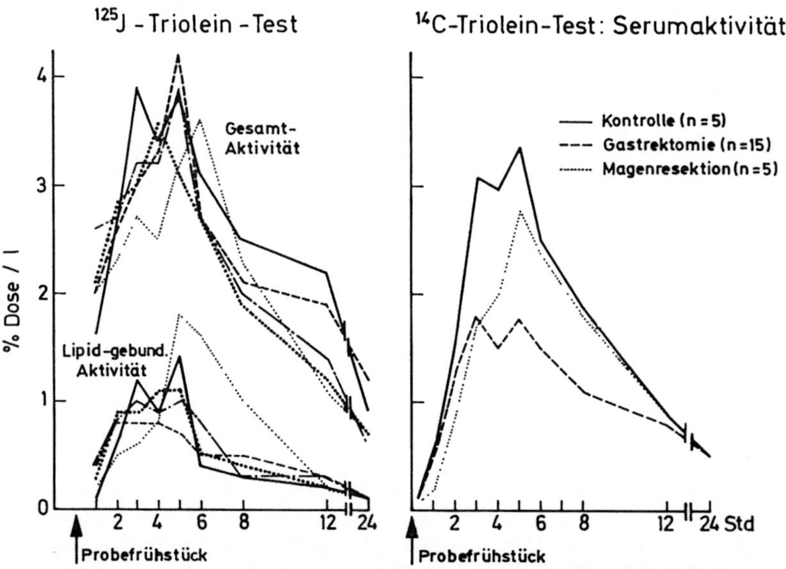

Abb. 1. Serumaktivitätskurven beim ^{125}J- und ^{14}C-Trioleintest: Einzelwerte von Kontrollen (li) und Mittelwerte (re)

Im ^{14}C-Trioleintest beträgt die Kontrollresorptionszahl 6,2. Nach Gastrektomie (3,3 bzw. 1,7) und Kardiaresektion (2,9) ist diese erheblich, nach 2/3-Resektion (4,8) aber nur mäßig erniedrigt (Abb. 2a). Bei gleicher Tendenz sind die Unterschiede im ^{125}J-Trioleintest (Abb. 2b) weniger signifikant. Die getrennte Bestimmung der lipidgebundenen Aktivität verbessert die Ergebnisse nur geringfügig (Abb. 2c). Die Ausscheidung von ^{14}C-markierten Molekülen im Urin ist bei den operierten Patienten vermindert

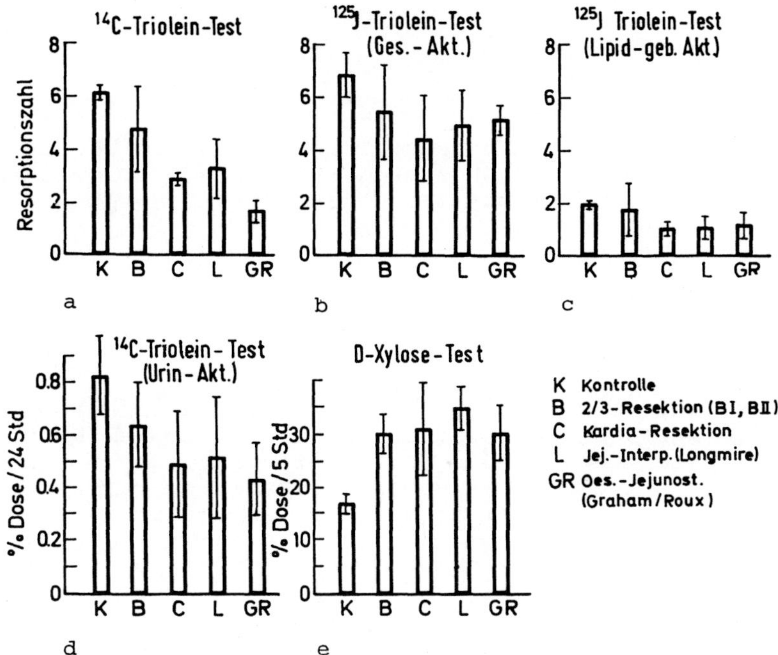

Abb. 2a-e. Ergebnisse der ^{14}C-Triolein-, ^{125}J-Triolein- und D-Xylose-Resorptionsteste nach Magenresektion und Gastrektomie

(Abb. 2d). Signifikante Unterschiede zu den Kontrollen finden sich aber nur nach Gastrektomie und Kardiaresektion. Die Ausscheidung von ^{125}J im Stuhl ist in unseren Untersuchungen nicht verwertbar. Die unterschiedlichen Mittelwerte sind statistisch nicht zu sichern.

Die Kohlenhydratresorption ist nach allen Magenoperationen verstärkt (Abb. 2e). Zwischen Resektion und Gastrektomie bestehen aber keine wesentlichen Differenzen.

Diskussion

Wegen der bekannten methodischen Mängel der Fett-Resorptionsuntersuchungen wurden mehrere Parameter überprüft. Dabei erwies sich die Stuhlaktivitätsmessung im Gegensatz zur Literatur als ineffektiv (2). Weiter ist darauf hinzuweisen, daß die Serumwerte nur einer Resultante aus Resorption und Elimination entsprechen. Unter der Annahme, daß die Elimination durch die Operation nicht verändert wird, geben die Serumaktivitäten einen guten Einblick in die Resorptionsverhältnisse der verschiedenen Gruppen. Aus den vorgelegten Ergebnissen lassen sich daher folgende Schlüsse ziehen:
1. Die Fettresorption ist nach Gastrektomie und Kardiaresektion signifikant erniedrigt. Wesentliche Unterschiede zwischen diesen Resektionsarten bestehen nicht.

2. Eine 2/3-Resektion des Magens führt nur zu geringer Fett-
   resorptionsstörung.

Die Kohlenhydratresorption ist nach Magenteilresektion und Gastrektomie in gleicher Weise signifikant gesteigert. Als Ursache dafür ist eine beschleunigte Entleerung des Magens oder
Ersatzmagens zu diskutieren. Die Frage der gegenseitigen Abhängigkeit von Fett- und Kohlenhydratresorption konnte nicht geklärt werden.

Zusammenfassung

Es wurden Fett- und Kohlenhydratresorptions-Untersuchungen bei
magenoperierten Kranken vorgenommen. Im ^{125}J- bzw. ^{14}C-Triolein-
test zeigte sich eine erhebliche Einschränkung der Fettresorption nach Kardiaresektion und Gastrektomie. Nach unterer Magenteilresektion ist die Fettresorption dagegen nur wenig gestört.
Die im D-Xylose-Test gemessene Kohlenhydratresorption ist nach
resezierenden Magenoperationen gesteigert.

Summary

^{125}I- and ^{14}C-labelled triolein were used for the examination
of fat absorption in patients after gastric surgery. Fat absorption decreased significantly after total and subtotal proximal
gastrectomy, but less after distal gastric resection. Carbo-
hydrate absorption, as measured by D-Xylose test, increased
in the same manner after both total and partial gastrectomy.

Literatur

1. HENNING, N., SCHÖN, H., FAHSOLD, W.: Untersuchungen über die
   Fettresorption beim Menschen. I. Mitteilung Dtsch. med. Wschr.
   85, 777 (1960)
2. WAGNER, A., ZUM WINKEL, K.: Signifikanz der Fettresorptions-
   prüfungen mit ^{131}J-markierten Lipiden. Med. Klin. <u>66</u>, 431
   (1971)

Dr. B. Stallkamp, Chirurgische Klinik im Klinikum Steglitz der
Freien Universität Berlin, Hindenburgdamm 30, 1000 Berlin 45

57. Therapeutische Beeinflussung strophanthinbedingter Durchblutungsstörungen des Darmes

G. F. Brobmann, H. Mikosch und M. Meyer

Chirurgische Universitätsklinik Freiburg im Breisgau (Direktor: Prof. Dr. M. Schwaiger)

Klinische (1, 2) und experimentelle (3, 4, 5) Untersuchungen haben gezeigt, daß Digitalistherapie und besonders Digitalisintoxikation zu Durchblutungsstörungen des Magen-Darm-Traktes führen können, die unter dem Begriff hämorrhagische Enteropathie bekannt sind. Die vorliegende Arbeit untersucht Möglichkeiten, die periphere vasoconstrictorische Wirkung von Herzglykosiden zu beeinflussen. Die nach Glykosidgabe bei narkotisierten Hunden beobachtete Abnahme des Herzminutenvolumens legt es nahe, für die ebenfalls beobachtete Abnahme der intestinalen Durchblutung eine kardiale Ursache zu suchen. Wir haben daher ein Verfahren angewandt, welches es erlaubt, ausschließlich extrakardiale Glykosideffekte zu messen.

Methodik

Wir verwendeten Bastardhunde, die nach einem Standardverfahren thorako- und laparotomiert wurden. Die Durchblutung in der A. mesenterica superior (AMS-Flow) wurde elektromagnetisch mit Hilfe eines Rechteckwellenflowmeters (Devices Instruments, Ltd.) gemessen. Der arterielle Druck (AD) in der Aorta abdominalis und der zentrale Venendruck (ZVD) im rechten Vorhof wurden mit Stathamdruckaufnehmern bestimmt. Nach Fibrillieren des Herzens wurde der Kreislauf künstlich durch intrathorakale mechanische Herzmassage mit Hilfe eines sog. cardiac assistor (Abb. 1) aufrechterhalten (Anstadt). Die Herzfrequenz lag entsprechend dem Wert vor dem Fibrillieren um 150/min. Beste Druckwerte (Amplitude und Druckprofil) ergaben sich bei einer Systolendauer von 46% und einer Drosselung von ca. 50%. Mit Hilfe dieses Verfahrens gelingt es, unabhängig von anderen Einflüssen eine konstante Perfusionsrate zu erhalten. Strophanthin-G (Purostrophan^R) wurde i.v. in einer Dosierung von 0,05 mg/kg - max. therapeutische Dosis - injiziert. Der Calcium-Antagonist (Ca-A.) Isoptin^R (Dosierung 0,5 mg/kg i.v.) wurde vor, gemeinsam mit und nach Strophanthingabe injiziert.

Ergebnisse

Die Effektivität der intrathorakalen mechanischen Herzmassage wurde in einer Kontrollgruppe über 4 Std überprüft. Der AD fällt

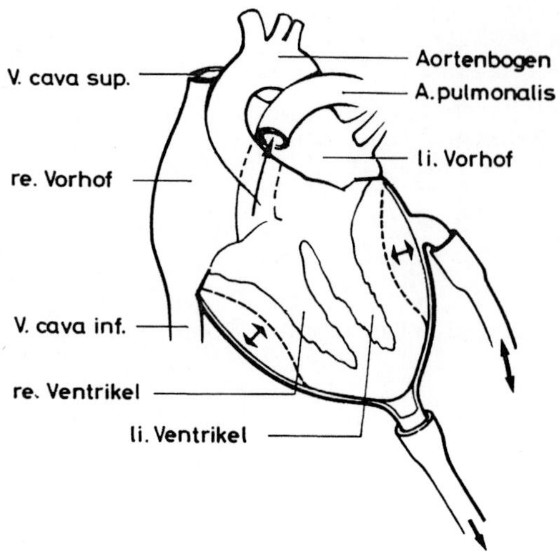

Abb.1. Schematische Darstellung des Versuchsaufbaus und der Wirkungsweise der Herztasse

nach Anlegen der Herztasse von 122 mm Hg auf 107 mm Hg ab, bleibt aber dann über 4 Std konstant. Strophanthingabe ruft eine signifikante (von 81 ml/min auf 48 ml/min nach 30 min) Abnahme des AMS-Flow hervor (p<0,01) und bewirkt gleichzeitig einen signifikanten Anstieg (p<0,01) des AD von 116 auf 129 mm Hg nach 10 und 20 min. Der geringfügige, temporäre Anstieg des ZVD von 14,8 auf 16,0 mm Hg nach 10 min ist nicht signifikant. Isoptingabe 30 min nach Strophanthinapplikation führt innerhalb von 3 min zu einer Durchblutungssteigerung von 200% (von 48 auf 132 ml/min). Der AMS-Flow bleibt für die restliche Versuchsdauer über den Kontrollwerten. Der AD fällt nach Isoptingabe innerhalb von 3 min signifikant um 27% (119 auf 79 mm Hg) ab, steigt jedoch dann wieder auf Werte um 95 mm Hg. Werden Isoptin und Strophanthin gemeinsam injiziert (Abb. 3), resultiert eine Steigerung des AMS-Flow innerhalb weniger min von 113 ml/min auf 162 ml/min. Die Durchblutungssteigerung bleibt während der gesamten Versuchsdauer erhalten, signifikant jedoch nur in den ersten 20 min nach Isoptingabe. Der AD änderte sich nur kurzfristig (Abfall von 106 auf 76 mm Hg), kehrte jedoch rasch zu den Ausgangswerten zurück. Eine signifikante Änderung des ZVD fand sich nicht. Isoptingabe allein ruft zunächst eine signifikante Steigerung des AMS-Flow um 61% (150 auf 242 ml/min) und einen signifikanten Abfall des AD von 111 auf 80 mm Hg hervor. Nach 20 min liegen die Durchblutungswerte wieder im Kontrollbereich (179 ± 20 ml/min), der AD bei Werten um 100 mm Hg. Strophanthingabe zu diesem Zeitpunkt läßt den AD wieder auf den Ausgangswert von 111 mm Hg ansteigen. Eine Änderung des AMS-Flow findet sich nicht (179 ml/min Ausgangswert, 177 ml/min nach 40 min). Eine signifikante Änderung des ZVD wurde in dieser Versuchsreihe nicht gefunden.

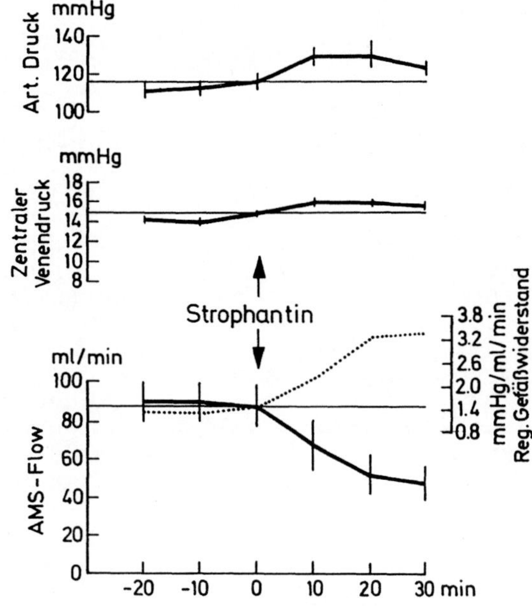

Abb.2. Effekt von Strophanthin auf art. Druck, zentralen Venendruck und AMS-Flow unter den Bedingungen einer konstanten Perfusion

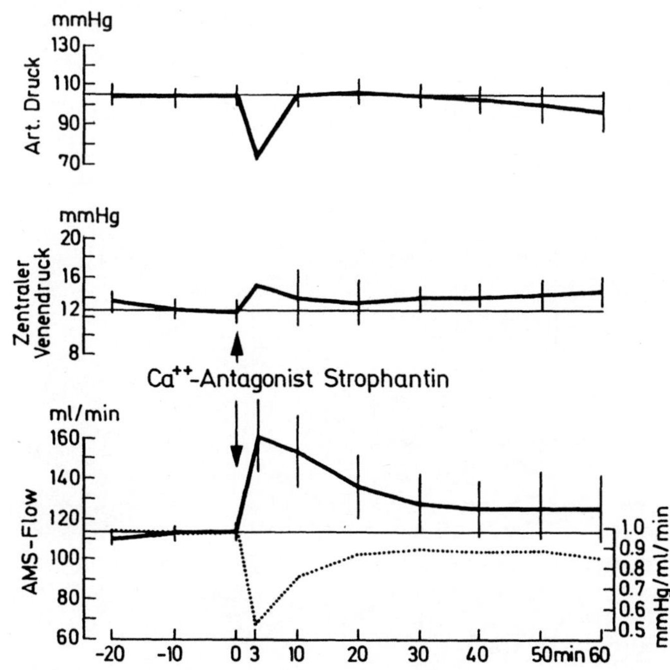

Abb.3. Effekt von Strophanthin und Ca^{++}-Antagonist auf art. Druck, zentralen Venendruck und AMS-Flow

Diskussion

Strophanthingabe führt unter den Bedingungen einer konstanten
Perfusion zu einer signifikanten Abnahme des AMS-Flow und einem
Anstieg des AD, der unter den Bedingungen einer konstanten Perfusionsrate einem prozentual identischen Anstieg des peripheren
Widerstandes entspricht. Die Abnahme des AMS-Flow bedeutet, daß
die in den Vorversuchen (ohne cardiac assistor) gefundene und
in der Literatur (3) beschriebene Veränderung des Herzminutenvolumens nach Strophanthingabe nicht für die Veränderungen im
Mesenterialkreislauf verantwortlich sein kann; es handelt sich
wahrscheinlich (zentrale Mechanismen mit einer Verminderung des
venösen Rückflusses sind in dieser Versuchsanordnung nicht mit
letzter Sicherheit auszuschließen) um eine Wirkung an der glatten Muskulatur (Anstieg des freien Ca^{++} in der Muskelzelle durch
Glykoside) der Gefäße der Peripherie. FLECKENSTEIN konnte die
vasodilatatorische Wirkung von Ca-A. nach Gabe von Herzglykosiden am Coronarstreifen mehrfach nachweisen. Mit Isoptin gelingt
es, im Tierexperiment die vasoconstrictorische Wirkung von Strophanthin im Bereich des Mesenterialkreislaufs völlig aufzuheben.
Ca-A. empfehlen sich nach unseren experimentellen Erfahrungen
zur Kombination mit Herzglykosiden, da sie auf der einen Seite
die periphere Vasoconstriction verhindern, auf der anderen Seite
die inotrope Wirkung - zumindest in den unteren Dosierungsbe-
reichen - nicht beeinflussen sollen (7).

Die vorliegenden Untersuchungen und die 1975 bereits vorgetra-
genen Ergebnisse lassen einen möglichen pathophysiologischen
Mechanismus der hämorrhagischen Enteropathie vermuten, wie er
in Abb. 4 angeführt ist.

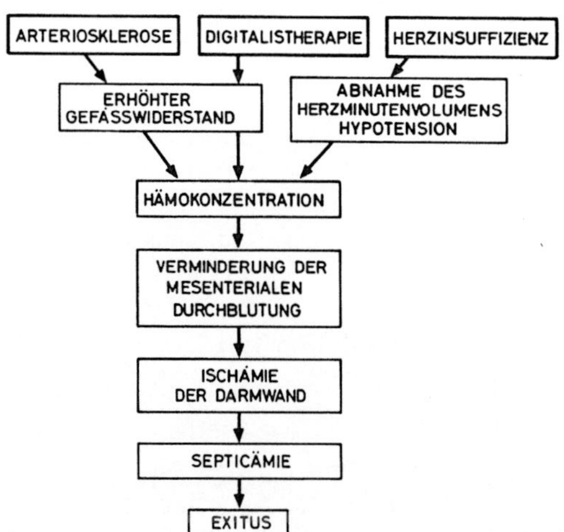

*Abb. 4. Möglicher pathophysio-
logischer Mechanismus der
hämorrhagischen Enteropathie*

Zusammenfassung

Mit Hilfe der intrathorakalen mechanischen Herzmassage gelingt
es, unter Ausschaltung kardialer Effekte die vasoconstrictorische
Wirkung von Digitalisglykosiden auf den Mesenterialkreislauf

nachzuweisen. Durch Gabe eines Calcium-Antagonisten vor, gemeinsam mit und nach Strophanthingabe gelingt es, die Vasoconstriction vollkommen aufzuheben bzw. zu verhindern. Die kombinierte Gabe von Herzglykosiden und Calcium-Antagonisten scheint nach unseren experimentellen Erfahrungen sinnvoll.

Summary

The vasoconstrictor effects of strophanthin on mesenteric hemodynamics were studied using mechanical ventricular massage to exclude the cardiac effects of the drug. The administration of a calcium antagonistic compound prior to digitalis, together with and after digitalis application, prevented the vasoconstrictor response completely. From our experimental experience the combination of cardiac glycosides with calcium antagonistic compounds seems rational.

Literatur

1. FERRER, M.I., et al.: Circulation __32__, 524 (1965)
2. PIERCE, G.E., et al.: Amer. J. Surg. __119__, 233 (1970)
3. SHANBOUR, L.L., et al.: Amer. J. dig. Dis. __17__, 826 (1972)
4. BROBMANN, G.F., et al.: Langenbecks Arch. Chir. Suppl. Forum 291 (1975)
5. LANCIAULT, G., et al.: Gastroenterology, in press (1976)
6. ANSTADT, G.L., et al.: Trans. Amer. Soc. Artif. Int. Organs __12__, 72 (1966)
7. FLECKENSTEIN, A.: Med. Klin. __70__, 1665 (1975)

Dr. G.F. Brobmann, Chirurgische Universitätsklinik, Hugstetter Straße 55, 7800 Freiburg im Breisgau

58. Der Ein- und Umbau von autologer Spongiosa und Compacta im ersatzschwachen Knochenlager

M. Rudzki, C. Burri und P. Hutzschenreuter

Abteilung für Unfallchirurgie und Abteilung für Experimentelle Chirurgie der Universität Ulm

In der Klinik geht man heute von der Annahme aus, daß autologe Spongiosa gegenüber Compacta ein besseres Stimulans für Knochenbildung darstellt (1). Eine Ursache hierfür schien in ihrer grösseren Oberfläche zu liegen. In dieser Studie gingen wir deshalb diesem Faktor weiter nach und verglichen die Umbaurate autologer Spongiosa mit einer oberflächenvergrößerten Compactasubstanz (Knochenmehl).

Versuchsanordnung

Bei 24 eineinhalb- bis zweijährigen männlichen Schafen, Gewicht 55 - 65 kg, frästen wir aus den Medialflächen beider Tibiae drei 7 mm im Radius messende und 2 mm tiefe Rundlöcher mit Spezialbohrern (Abb. 1) heraus. Die so entstandenen Compactalöcher besetzten wir bei je 8 Schafen innerhalb einer Versuchsgruppe alternierend, seitengleich, entweder mit einem schlüssig passenden Spongiosazylinder, gewonnen mittels Spezialgeräten aus dem linken Beckenkamm (Abb. 2a), oder einem Compactazylinder (Abb. 2b), gewonnen beim Bohrvorgang an der Tibia, von gleichem Gewicht (0,1 g). Das dritte Loch wurde nicht besetzt und diente zur Kontrolle.

Über alle Compactalöcher legten wir das zuvor türflügelartig abgelöste Periost und fixierten es durch Einzelknopfnähte mit der Gegenseite.

Postoperativ durchgeführte Markierungen mit Fluorescenzfarbstoffen (Calcein grün, Xylenol orange und Aureomycin) erfolgten in den einzelnen Versuchsgruppen in verschobenen Zeitabständen. Nach Tötung der Tiere entnahmen wir jeder Tibia 3 Knochensegmente mit dem jeweiligen Compactadefekt zur Einbettung in Methylmetacrylat und stellten von diesem nicht entkalkte Knochenschliffpräparate (2) her. Die Auswertung derselben erfolgte mittels Hellfeld- und Fluorescenztechnik. Die Umbaurate bestimmten wir mit dem 20-Punkte-Okular nach BLASCHKE.

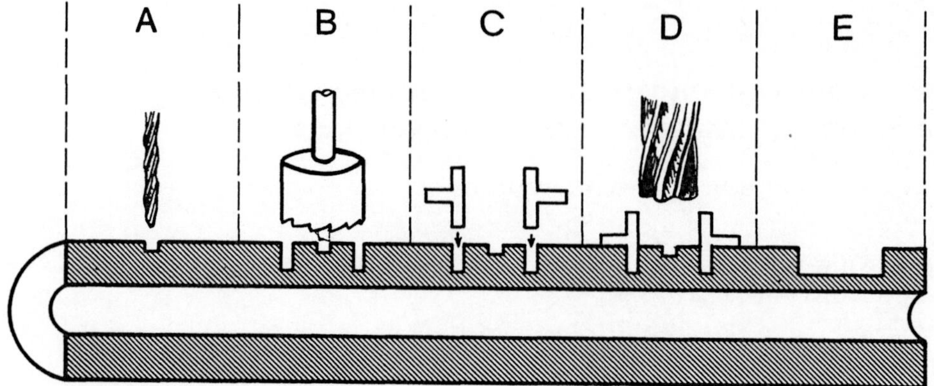

Abb. 1 A-E. Technik der Herstellung des genormten Compactalagers an der Tibia des Schafes (modifiziert nach WOLTER) (*2*): Bohren eines Corticalisdefektes (A) als Lager für den Führungsstift des Stanzbohrers (B). In den kreisrunden Corticalisdefekt Einbringen einer Bohrlochhülse (C). Ausfräsen der verbleibenden Corticalis in einer Tiefe von 2 mm mit dem Flügelbohrer, standardisiert durch einen Stellring (D). Lagermaße: 2 mm Tiefe, 7 mm Durchmesser (E)

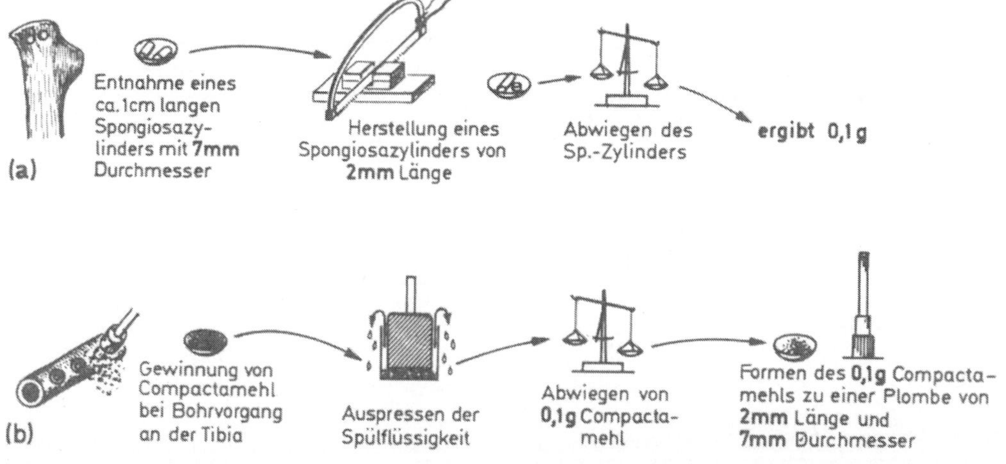

Abb. 2a u. b. Technik der Herstellung von einheitlichen Plomben zur Transplantation von Spongiosa und Compacta. Plombenmaße: 2mm Länge, 7mm Durchmesser, Gewicht 0,1 g

Ergebnisse

Die Um- oder Einbauvorgänge von autologer Spongiosa oder Knochenmehl in der Compacta der Tibia des Schafes verliefen nicht nur prozentual unterschiedlich (Tabelle 1), sondern zeigten auch sonst gewisse Gesetzmäßigkeiten auf: Nach 3 Wochen war im Spongiosazylinder eine beginnende Knochenneubildung nur basal an den Lagerwinkeln zu erkennen, beim Compactamehl dagegen mehr

eine diffuse Knochenneubildung in allen Transplantatabschnitten.
Beim Leerloch kam es neben einer mit dem Spongiosazylinder vergleichbaren Knochenneubildungsrate von ca. 3% am Boden zu einer
subperiostalen Einsprossung vom Rande der Compacta her. Ein signifikanter Unterschied der Umbauraten nach 3 Wochen Versuchsdauer konnte nicht nachgewiesen werden (Tabelle 1).

Tabelle 1. Mittelwerte mit Standardabweichungen (%) in den einzelnen Versuchsgruppen, entsprechend den Markierungszeiträumen

Vers.-Dauer	Leerloch	Sp.-Zyl.	Comp.-Mehl
3 Wochen	3,5 $\pm$ 6,3	2,7 $\pm$ 5,2	6,8 $\pm$ 9,6
6 Wochen	25,7 $\pm$ 18,7	29,1 $\pm$ 14,7	44,9 $\pm$ 16,5
12 Wochen	44,6 $\pm$ 12,1	42,9 $\pm$ 11,2	34,4 $\pm$ 9,4

Nach 6 Wochen wiesen der Boden und beide Randabschnitte des Spongiosazylinders, nicht aber das Zentrum, neue Knochensubstanz auf
(29,1% $\pm$ 14,7). Im Compactamehlzylinder ließ sich nach dieser
Versuchsdauer eine gegenüber Spongiosazylinder und Leerloch signifikant höhere Umbaurate (44,9% $\pm$ 16,5, p< 0,01) nachweisen.
Im Leerloch war ein Fortschreiten der Knochenneubildung am Boden und in den subperiostalen Abschnitten zu beobachten (25,7 $\pm$
18,7). Während zwischen Umbauraten im Leerloch und Spongiosazylinder keine Signifikanz bestand, ist diese gegenüber übertrage-
nem Compactamehl gegeben.

Nach 12 Wochen fanden wir bei Auffüllung des Compactadefektes
mit einem Spongiosazylinder eine Umbaurate von 42,9% $\pm$ 11,2. Daneben fielen jedoch vermehrt große Hohlräume auf. Was die Umbaurate des Leerloches betrifft, so liegt sie nur gering über
jener des Spongiosazylinders (44,6 $\pm$ 12,1). Nach dieser Versuchsdauer ging die prozentuale Umbaurate nach Übertragung des Com-
pactamehls leicht zurück (34,4% $\pm$ 9,4). In der ossären Struktur
erscheint sie jedoch neben dem Leerloch am solidesten.

Diskussion

Die herabgesetzte Umbaurate nach Transplantation eines autologen
Spongiosazylinders gegenüber Compactamehl bis 6 Wochen nach Implantation führen wir darauf zurück, daß übertragene Zellen zunächst größtenteils absterben und erst nach Revascularisation
die Knochenneubildung einsetzen kann. Die signifikant gesteigerte Knochenneubildung zwischen der 4. und 6. Woche bei Übertragung von Compactamehl führen wir u.a. auf eine vergrößerte Oberfläche zurück. Hier muß im Sinne von URIST' (3) auf einen ablaufenden Induktionsmechanismus geschlossen werden. Während im Com-
pactamehltransplantat die höchste Umbaurate zwischen der 4. und
6. Woche lag, erreichten die Umbauraten in Leerloch und Spongiosazylinder zwischen der 7. und 12. Woche ihre Höchstwerte. Nach
insgesamt 12 Wochen Versuchsdauer besteht zwar kein signifikanter Unterschied mehr hinsichtlich des Gesamtumbaues eines Com-
pactaleerloches und des Ein- und Umbaues eines Spongiosa- oder
Compactazylinders. Die prozentual gleich große Auffüllung des
Leerloches führen wir teilweise auf eine Lagerleistung, über-

wiegend aber auf eine periostale Knochenneubildung zurück. Über
Versuche zur Analysierung dieser Compartmente werden wir gesondert berichten. Der Vorteil der Verwendung von Compactamehl
scheint uns in der Frühphase (4. bis 6. Woche nach Transplan-
tatübertragung) zu liegen, was in klinischen Fällen bei Defekten,
z.B. nach Trümmerfrakturen, von Bedeutung sein könnte.

Zusammenfassung

An 24 Schafen wurden je zwei genormte Compactalager in beiden
Tibiae entweder mit Spongiosa- oder Compactazylinder schlüssig
aufgefüllt. Die Knochenneubildungsraten unterschieden sich beim
Vergleich mit dem Leerloch während der ersten 3 Wochen nicht
signifikant. Dagegen erreichte die Knochenneubildung im Compac-
tamehltransplantat zwischen der 4. und 6. Woche ihre höchste
Umbaurate, in Leerloch und Spongiosazylinder zwischen der 7. und
12. Woche. Unter dieser Versuchsanordnung ist das übertragene
Compactamehl dem intakten Spongiosazylinder in der Frühphase
überlegen, sowohl was die Menge, als auch die Struktur betrifft.
In der Klinik könnte deswegen auch das Compactamehl für die autologe Knochentransplantation nützlich sein.

Summary

Defined tissue defects were made in the tibiae of 24 sheep. In
each animal three defects were set; one of these was completely
filled with cancellous bone and the other one with ground compact bone, whereas the third one was not grafted and served as
control.
During the first 3 weeks no significant difference was seen in
the formation of new bone at any of the defects. Most of the
ground grafts were transformed into new bone between the 4th
and the 6th week; in contrast most new bone was made both in
the control defect and the cancellous graft between the 7th and
12th week. In the early phase of our experiment the graft made
of ground compact bone was superior to the graft formed from
cancellous bone with regard to the amount of new bone formed
as well as to its structure. Under clinical conditions, ground
compact bone could be useful for autologous bone grafting.

Literatur

1. BURRI, C.: Posttraumatische Osteitis. Bern: Huber 1974
2. WOLTER, D., HUTZSCHENREUTER, P., BURRI, C., STEINHARDT, B.:
   Einbau autologer Spongiosa am Kompaktaknochen in Abhängigkeit von der Vitalität der transplantierten Zellen. Langenbecks Arch. Chir. Suppl. Chir. Forum 1975, 338-387
3. URIST, M.R., DOWELL, T.A., HAY, P.H., STRATES, B.S.: Induc-
   tive Substrates for Bone Formation. Clin. Orthop. 1968, 59-96

Dr. M. Rudzki, Chirurgische Universitätsklinik, Abteilung für
Unfallchirurgie, Steinhövelstraße 9, 7900 Ulm-Safranberg

59. Untersuchungen zur Stimulierbarkeit und zur Differenzierung von Lymphocyten nach Traumen

M. Neher, M. Reitz und E. M. Lemmel

Institut für Medizinische Mikrobiologie der Universität (Direktor: Prof. Dr. P. Klein) Mainz

Traumatische Gewebsschäden haben nicht nur lokale Reaktionen zur Folge, sie können auch Veränderungen im Gesamtorganismus hervorrufen. Postoperativ wurde ein gehäuftes Auftreten von Komplikationen, die durch bekannte Mechanismen nicht voll erklärt werden können, beobachtet. Dazu gehören die Häufigkeit bakterieller, mykotischer und viraler Infektionen und die Beschleunigung der Metastasenbildung bei Carcinompatienten.

RIDDLE und BERENBAUM (5) wiesen in der postoperativen Phase eine reduzierte Stimulierbarkeit der Lymphocyten nach. CULLEN und Mitarb. (2) konnten zeigen, daß nach einer Halothan-Narkose ebenfalls die Stimulierbarkeit der Lymphocyten abnimmt.

In der vorliegenden Untersuchung wählten wir als Zellspender Unfallverletzte, die keine weiteren Erkrankungen aufwiesen und nicht primär operiert wurden. Somit schlossen wir den Einfluß von Narkotica auf die Lymphocytenstimulation aus.

Patienten und Methodik

Es wurden Verlaufsbeobachtungen der Stimulierbarkeit von Lymphocyten und der Differenzierung in T- und B-Zellen bei 7 Patienten in Zeitabständen über mehrere Wochen nach einem Trauma durchgeführt. Die erste Untersuchung wurde jeweils in den ersten 3 Tagen nach Aufnahme der Patienten vorgenommen. Es handelte sich in den meisten Fällen um Patienten mit Frakturen, die zumeist auch größere Weichteilverletzungen aufwiesen. Frühestens 10 Tage, durchschnittlich 20 Tage nach dem Trauma, wurden die Patienten operativ versorgt.
Die Lymphocyten wurden aus heparinisiertem, peripherem Blut durch Zentrifugation im Ficoll-Ronpacon-Dichtegradienten nach den Angaben von BÖYUM (1) gewonnen. Die isolierten Zellen wurden mit Hanks-Medium gewaschen und in 80% TC-Medium 199, pH 7,4, 15% hitzeinaktiviertem Kaninchen-Serum und 5% Penicillin-Streptomycin-Lösung kultiviert. Das Kulturvolumen betrug 2 ml; die Zellzahl 250 000 Zellen/ml Kulturlösung. Die Mitogenkonzentration pro ml Kulturvolumen betrug: Phytohämagglutinin (PHA) 2 µl/ml, Pokeweed-Mitogen (PWM) 20 µl/ml, Concanavalin A (Con A) 125 µg/ml. Kontrollkulturen blieben ohne Mitogenzusatz. Nach einer Sti-

mulationsdauer von 72 Std wurden die Kulturen für 4 Std mit
1 µCi/ml Kulturvolumen ^{3}H-Thymidin-Lösung bzw. ^{3}H-Uridin-Lösung
versetzt. Die Zellen wurden anschließend mit Trichloressigsäure
präcipitiert, das Präcipitat mit Trichloressigsäure und Äthanol
gewaschen und mit NaOH-Lösung gelöst. Die Messung der eingebau-
ten Radioaktivität erfolgte im Szintillationsmeßgerät Tri-carb
der Firma Packard.

Die T-Lymphocyten wurden mit Hilfe der Rosettentechnik nach
PANG und Mitarb. (3), die B-Lymphocyten mit Hilfe der Fluorescenztechnik nach RAFF und Mitarb. (4) nachgewiesen.

Tabelle 1. Verlaufsbeobachtung der PHA-Stimulation von Lympho-
cyten nach Traumen. Angegeben ist die ^{3}H-Thymidin-Incorporation
in cpm (Mittelwerte aus 3 Kulturen)
Patient 5: sekundäre Wundheilung; Patient 6: Bluttransfusion;
Patient 7: Osteomyelitis, Bluttransfusion. Normwerte: 50 gesunde
Zellspender

Patient

Woche	1.	2.	3.	4.	5.	6.	7.	Normwerte
1	19441	10358	285	3158	9621	9571	43957	50 000 -
2	11139	4998	14953	-	-	3223	6951	170 000
3	25598	40224	30892	13337	4386	2719	-	
4	63026	51973	-	-	6521	-	10432	
5	-	-	-	12174	-	3775	-	
6	-	-	-	-	-	3015	26174	
7	-	-	-	-	13941	6423	-	
8	-	-	-	-	29708	16805	17047	
30-37	61235	59010	53069	-	59782	75496	22028	

<u>Ergebnisse</u>

Die Incorporation von ^{3}H-Thymidin und ^{3}H-Uridin ist bei allen
untersuchten Patienten und bei allen eingesetzten Mitogenen deutlich gegenüber den Normwerten der gesunden Kontrollpersonen erniedrigt. Die Normalisierung der Incorporationsleistung ist bei
^{3}H-Uridin schneller erreicht als bei ^{3}H-Thymidin. Komplikationen
im Heilungsprozeß einerseits (2 Patienten) und Bluttransfusionen
andererseits (2 Patienten) verzögern eine Normalisierung der Incorporationsleistung. Bei einem Patienten mit Bluttransfusionen
und Komplikationen im Heilungsprozeß waren noch 30 Wochen nach
dem Unfall keine Normwerte zu beobachten.

Im Vergleich dazu waren bei 3 Patienten ohne Traumen in den ersten Tagen nach Bluttransfusionen bei allen eingesetzten Mitogenen die Incorporation von ^{3}H-Thymidin sehr stark und die Incorporation von ^{3}H-Uridin weniger stark gegenüber den Normwerten
gesunken.

Tabelle 1 zeigt die Verlaufsbeobachtung der PHA-Stimulation. Es ist nur die Incorporation von ^{3}H-Thymidin angegeben. Am Ende des Beobachtungszeitraumes nimmt in allen Fällen die Höhe der Stimulierbarkeit zu. Bei einer Nachuntersuchung bei 6 Patienten nach 30 - 37 Wochen lag die Stimulationshöhe wieder im Normbereich.

Tabelle 2 zeigt die Anzahl der fluorescenzmarkierten und rosettenbildenden Lymphocyten. Im Vergleich zu den Normwerten gesunder Kontrollpersonen ist nach Traumen die Prozentzahl der B-Lymphocyten bei allen Untersuchungen über einen Beobachtungszeitraum von 8 Wochen erhöht, die Zahl der T-Lymphocyten dagegen erniedrigt. Erst bei der Nachuntersuchung der einzelnen Patienten nach 30 - 37 Wochen hatten sich mit einer Ausnahme (fortbestehende posttraumatische Osteomyelitis) die Werte normalisiert. Bei Patienten ohne Traumen traten nach Bluttransfusionen keine Verschiebungen im Verhältnis zwischen T- und B-Lymphocyten ein, obgleich eine deutliche Reduktion der Stimulierbarkeit nachgewiesen wurde.

Diskussion

Nach Traumen ist in stimulierten Lymphocytenkulturen bei Verlaufsbeobachtungen die Syntheseleistung für DNA (^{3}H-Thymidin-Incorporation) und RNA (^{3}H-Uridin-Incorporation) in einem zeitlich unterschiedlichen Maße gestört. Als Folge dieser Beobachtung kann in der posttraumatischen Phase eine reduzierte Funktionsfähigkeit der Lymphocyten angenommen werden. Eine gesteigerte Infektionsanfälligkeit, wie sie vor allem nach operativen Eingriffen beobachtet wurde, könnte darin ihre Ursache haben.

Auf einen derartigen kausalen Zusammenhang weisen insbesondere die Beobachtungen an Patienten mit Komplikationen im Heilungsverlauf hin: gerade diese Patienten weisen eine besonders ausgeprägte und lang anhaltende Funktionseinschränkung der Lymphocyten auf. - Parallel zu der beobachteten posttraumatischen Funktionseinschränkung wird eine Verschiebung der Anteiligkeit peripherer Lympocyten zugunsten der B-Zellen beobachtet.

Eine sichere Erklärung für diese Befunde kann derzeit nicht gegeben werden. Es erscheint jedoch möglich, daß das Immunsystem bei der Beseitigung von traumatisch verändertem Gewebe beteiligt ist. Diese Annahme wird durch unsere vor 2 Jahren hier mitgeteilten Beobachtungen über das Auftreten von humoralen Antikörpern nach Polytraumen gestützt. Unter der Annahme einer derartigen Beteiligung des Immunsystems am "Abräumprozeß" würde für einen spezifischen (z.B. Infektionserreger) oder unspezifischen Reiz (z.B. Mitogene _in vitro_) ein vermindertes Reaktionspotential zur Verfügung stehen, wie es den klinischen Beobachtungen und den experimentellen Befunden entspricht.

Zusammenfassung

Bei 7 Patienten wurde nach einem Trauma in einer Verlaufsbeobachtung die Stimulierbarkeit der Lymphocyten auf Phytohämagglutinin,

Tabelle 2. Differenzierung von T- und B-Lymphocyten nach Traumen in %. Patient wie Tabelle 1.
Normwerte: 30 gesunde Zellspender

Patient

Woche	1. B	1. T	2. B	2. T	3. B	3. T	4. B	4. T	5. B	5. T	6. B	6. T	7. B	7. T	Normwerte
1	34,1	44,0	30,7	57,1	28,6	61,8	30,3	53,9	29,1	63,1	27,8	49,3	-	-	B-Zellen:
2	40,6	48,6	23,1	73,1	28,6	49,7	-	-	-	-	39,5	52,1	-	-	19,7
3	29,4	54,8	31,8	57,2	29,6	75,8	37,8	48,9	26,8	59,9	33,0	50,3	-	-	± 3,3%
4	44,4	62,8	33,1	53,4	-	-	-	-	31,6	29,4	-	-	39,6	53,5	
5	-	-	-	-	-	-	28,0	70,7	-	-	33,0	46,1	-	-	T-Zellen:
6	-	-	-	-	-	-	-	-	-	-	33,7	56,3	39,1	55,4	65,3
7	-	-	-	-	-	-	-	-	31,1	54,6	38,9	35,0	-	-	± 5,2%
8	-	-	-	-	-	-	-	-	30,7	47,4	32,5	52,4	38,8	50,6	
30-37	24,0	55,8	19,8	67,1	20,7	67,9	-	-	24,0	65,0	22,4	64,5	40,6	49,9	

Pokeweed-Mitogen und Concanavalin A und die Lymphocytendifferenzierung durch Fluorescenzmarkierung und Rosettenbildung untersucht. Die Syntheseleistung für DNA (^{3}H-Thymidin-Incorporation) und RNA (^{3}H-Uridin-Incorporation) ist in einem zeitlich und qualitativ unterschiedlichen Maß gestört. Das Verhältnis zwischen T- und B-Lymphocyten ist zugunsten der B-Lymphocyten verschoben.

Summary

In seven patients who underwent major trauma, stimulation of lymphocytes with phytohaemagglutinin, pokeweed mitogen, and concanavalin A was investigated. Furthermore the differentiation of lymphocytes into T-and B-cells was studied. The synthesis rates of DNA (^{3}H-thymidine incorporation) and RNA (^{3}H-uridine incorporation) are qualitatively depressed at different time intervals. The T- und B-cell relation is altered in favor of the B-lymphocytes.

Literatur

1. BÖYUM, A.: Isolation of mononuclear cells and granulocytes from human blood. Scand. J. clin. Lab. Invest. 21, Suppl. 97, 77 (1968)
2. CULLEN, B.F., SAMPLE, W.F., CHRETIEN, P.B.: The effect of halothane on phytohemagglutinin-induced transformation of human lymphocytes in vitro. Anesthesiology 36, 206 (1972)
3. PANG, G.T.M., RAGULEY, D.M., WILSON, J.D.: Spontaneous rosettes as a T-lymphocyte marker: a modified method giving consistent results SRBC rosettes. J. Immunol. Meth. 3, 41 (1974)
4. RAFF, M.C., STERNBERG, M., TAYLOR, R.B.: Immunoglobulin determinants on the surface of mouse lymphoid cells. Nature 225, 553 (1970)
5. RIDDLE, P.R., BERENBAUM, M.C.: Postoperative depression of the lymphocyte response to phytohemagglutinin. Lancet 1967, 746

Dr. M. Neher, Universitätskliniken Mainz, Chirurgische Klinik, Langenbeckstraße 1, 6500 Mainz

60. Antibioticaabgabe aus Knochenzement im Tierexperiment

M. Wannske, O. Trentz und R.-D. Schenck

Unfallchirurgische Klinik der Medizinischen Hochschule (Direktor: Prof. Dr. H. Tscherne) Hannover

Indikationen für die immer häufiger angewendete Zumischung von Antibiotica zum Knochenzement in der Unfallchirurgie und Orthopädie sind:
1. die Infektionsprophylaxe bei alloplastischem Gelenkersatz,
2. Infekttherapie und Rezidivprophylaxe beim Wechsel infizierter Endoprothesen.

Die zu erzielende Wirkung soll dadurch erreicht werden, daß das zugemischte Antibioticum in kleinen, aber therapeutisch ausreichenden Dosen vom Knochenzement abgegeben wird und seine prophylaktische oder therapeutische Wirkung in der Umgebung des alloplastischen Ersatzes entfaltet. Durch den unmittelbaren Kontakt zwischen Zement und Knochen und die Abgabe des Antibioticum aus dem Zement sollen hohe Spiegel an der Grenze beider erreicht werden. Diese Form der Applikation würde zudem mehrere pharmakokinetische Einschränkungen der Wirksamkeit, wie verminderte Resorption, metabolische Veränderungen, Ausscheidung und Abbau vermindern.

Ziel eigener tierexperimenteller Untersuchungen war, Informationen über folgende Fragen zu erhalten:
1. Ist in dem für Antibiotica schwer zugänglichen Gewebe der infizierten Corticalis kurzfristig oder noch nach Monaten ein therapeutisch ausreichender Wirkspiegel erreichbar?
2. Wie unterscheiden sich verschiedene Antibiotica in ihrer Diffusionsmöglichkeit aus dem Zement?

Material und Methode

Durchgeführt wurden die Versuche bei 24 ein- bis zweijährigen etwa 70 kg schweren und gesunden Schwarzkopfschafen. An der Tibia wurde durch Aufbohren der Corticalis und Kontamination mit virulenten Erregern eines Staphylococcus aureus eine posttraumatische Osteomyelitis erzeugt. Nach 5 - 6 Wochen führten wir eine Reoperation durch, bei der die Markhöhle entleert und gespült wurde. Anschließend füllten wir den Markraum mit Knochenzement Palacos^R aus. Dieser enthielt in je 20 g Pulver eines der folgenden Antibiotica: 2,5 g Carbenicillin, 2,5 g Lincomycin, 2,5 g Cephalotin oder 250 mg Gentamycin.

Die Tiere wurden nach dem 1., nach 4, 8, 14 und 22 Tagen getötet.
4 weitere Schafe, bei denen der Zement Gentamycin enthielt, tö-
teten wir nach 10, 26, 31 und 44 Wochen nach der Reoperation.
Zur Präparation und mikrobiologischen Untersuchung wurde die Tibia in dem Bereich, in dem die Markhöhle Knochenzement enthielt,
in Scheiben zersägt. Von diesen Präparaten entfernten wir sorgfältig sämtliche Weichteile und Spongiosareste und die noch haf-
tenden Teile des Knochenzementes. Die Corticalis zerkleinerten
wir nach Tiefgefrierung in flüssigem Stickstoff mechanisch, so
daß Knochenmehl entstand. Dieses wurde in Pufferlösungen extrahiert. Den Gehalt an dem jeweiligen Antibioticum bestimmten wir
mit Hilfe des Agar-Diffusionstestes. Maß für die Konzentration
waren Hemmhofdurchmesser der mit dem Teststamm des Staphylococcus
aureus beimpften und der Pufferlösung versetzten Agar-Platten.

Ergebnisse

Sämtliche getesteten Antibiotica wurden aus dem Zement abgegeben
und waren in der Corticalis nachweisbar.

Carbenicillin: Bei einer minimalen Hemmkonzentration (MHK) von
0,6 mcg/ml erreichte die Corticalis zunächst Wirkspiegel bis
zur 1000fachen MHK, nach steilem Abfall war die Substanz nach
3 Wochen nicht mehr nachweisbar (Abb. 1).

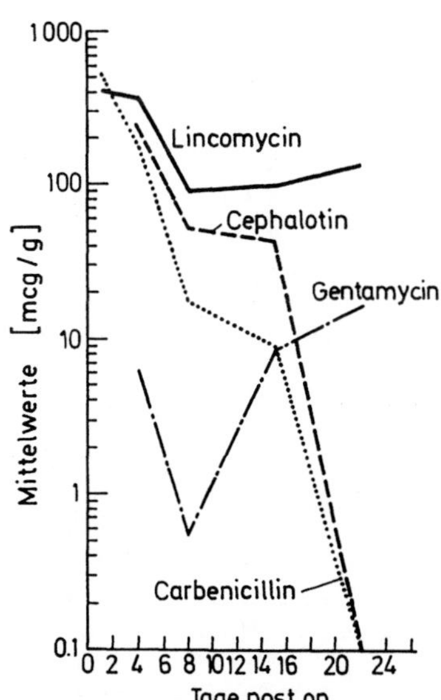

*Abb.1. Mittelwerte der Antibioticakon-
zentrationen in der infizierten Corticalis*

Cephalotin: Bei einer MHK von ebenfalls 0,6 mcg/ml fanden wir
einen ähnlichen Kurvenverlauf des Konzentrationsabfalles in drei
Wochen (Abb. 1).

Lincomycin: Die MHK betrug 2 mcg/ml. Die nachweisbaren Konzentrationen zeigten nach anfänglich sehr hohen Wirkspiegeln - im
Mittel 40fach MHK - einen Abfall und später einen erneuten Anstieg. Nach drei Wochen fanden wir im Mittel noch etwa 60fache
MHK (Abb.1).

<u>Gentamycin</u>: Die MHK gegenüber dem Teststamm betrug O,1 mcg/ml.
Die meßbaren Konzentrationen bis zu drei Wochen zeigten einen
ähnlichen Kurvenverlauf wie beim Lincomycin. Im längerdauern-
den Versuch über 10 Monate wurden die Proben zusammen nach dem
Töten des letzten Tieres untersucht, sie lagen also zum Teil
bis zu 8 Monaten tiefgekühlt bei -20°C. Wir fanden die höchsten
Werte bei den zuletzt entnommenen Proben. Die mittlere Konzentration 10 Monate nach der Reoperation betrug 8 mcg/g Knochengewebe und entsprach damit der 80fachen MHK (Abb. 2).

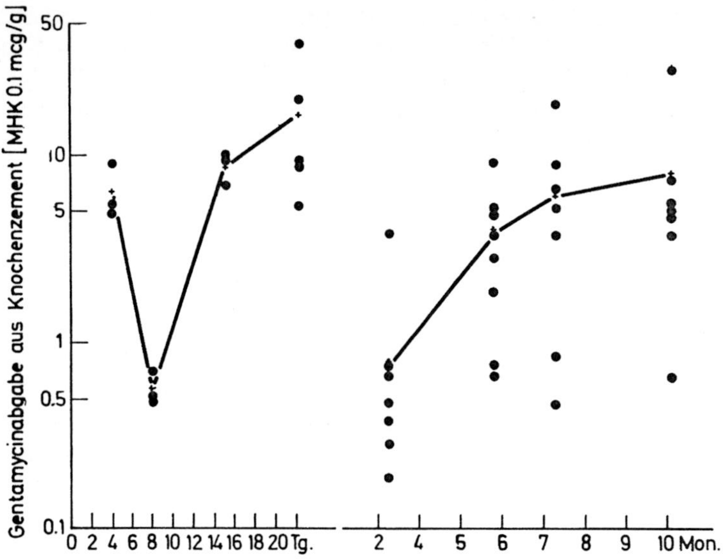

*Abb.2. Einzel- und Mittelwerte von Gentamycin in der infizier-
ten Corticalis*

Diskussion

Die klinischen und experimentellen Ergebnisse bei der Anwendung
von antibioticahaltigem Knochenzement, vorwiegend bei alloplastischem Gelenkersatz, wurden mehrfach dargestellt und diskutiert (BUCHHOLZ, WAHLIG, KOSCHMIEDER). Nach BUCHHOLZ bringt der
Antibioticazusatz eine signifikante Senkung der postoperativen
Infektionen bei der Implantation von Endoprothesen. Unsere Versuche sollten zeigen, ob die aus dem Zement abgegebenen verschiedenen Antibiotica überhaupt in dem am schwersten zugänglichen anatomischen Substrat, der infizierten Corticalis, in
biologisch wirksamer Form nachweisbar sind. Dabei blieben Fragen nach der Resistenzentwicklung der Erreger bei langdauernder
Applikation eines Antibioticums und nach den physikalischen Veränderungen der Zemente durch diesen Zusatz unberücksichtigt.

Die Ergebnisse zeigten, daß alle 4 verwendeten Substanzen in die
Corticalis diffundieren. Carbenicillin und Cephalotin waren über
drei Wochen nachweisbar, dann nicht mehr. Gentamycin und Lincomycin zeigten nach anfänglich hohen Wirkspiegeln einen Abfall

und in der dritten Woche einen erneuten Anstieg. Im Versuch
über 10 Monate war Gentamycin noch in 80facher MHK nachweisbar.
(Die geringeren Konzentrationen in der Zeit zwischen dem 2. und
10. Monat nach der Reoperation dürften auf die lange Konservierung der Präparate bei -20°C zurückzuführen sein.)

Bei der Infektionsprophylaxe stehen die organisatorischen und
operationstechnischen Maßnahmen im Vordergrund. Dazu gehören
sorgfältige Indikationsstellung, schonende Operationstechnik,
Verminderung der Keimzahlen im Operationsbereich sowie vor allem
die Disziplin des gesamten Personals. Ob sich darüber hinaus die
guten Ergebnisse der Antibioticaprophylaxe nach BUCHHOLZ allgemein bestätigen lassen, müssen Beobachtungen über mehrere Jahre
zeigen.

Sollte man sich bei infizierten Endoprothesen zu einem Wechsel
entschließen, so halten wir die Zumischung von Antibiotica, gezielt nach dem Antibiogramm, für angezeigt.

<u>Zusammenfassung</u>

Die Experimente zeigen die Abgabe von Antibiotica aus Knochenzement Palacos^R in infizierte Corticalis bei experimenteller
Osteomyelitis beim Schaf.

Carbenicillin und Cephalotin waren über 2 Wochen in hoher Konzentration in der Corticalis, nach drei Wochen jedoch nicht mehr
nachweisbar. Lincomycin und Gentamycin zeigten anfänglich hohe
Wirkspiegel, die nach erneutem Abfall wieder anstiegen. Gentamycin wurde über 10 Monate getestet und ließ sich nach dieser
Zeit noch in hoher Konzentration in der Corticalis nachweisen.

<u>Summary</u>

The release of antibiotics from bone cement palacos into cortical bone after experimental ostemyelitis in sheep was demonstrated by our experiments.
High carbenicillin and cephalothin concentration levels were
present for 2 weeks, but after 3 weeks were no longer evident.
Lincomycin and gentamicin in the first days showed high tissue
levels, then decreased and increased again after the 2nd week.
Gentamicin was examined over 10 months, producing high levels
after this time also.

Dr. M. Wannske, Medizinische Hochschule, Unfallchirurgische Klinik, Karl-Wiechert-Allee 9, 3000 Hannover-Kleefeld

61. Verhalten reaktiver Schaftpseudarthrosen des Hunderadius im elektrischen- und elektromagnetischen Wechselfeld

J. Blömer[1], H. J. Oestern[1], E. G. Suren[1], R. Achinger[1], K. P. Schmit-Neuerburg[2], H. Creutzig[3] und H. Fröhlich[4]

[1]Unfallchirurgische Klinik der Medizinischen Hochschule (Direktor: Prof. Dr. H. Tscherne) Hannover, [2]Abteilung für Unfallchirurgie Universitätsklinikum (Direktor: Prof. Dr. K.P. Schmit-Neuerburg) Essen, [3]Institut für Nuklearmedizin der Medizinischen Hochschule (Direktor: Prof. Dr. H. Hundeshagen) und [4]Institut für Röntgendiagnostik der Medizinischen Hochschule (Direktor: Prof. Dr. H.St. Stender) Hannover

Seit der Entdeckung elektrischer Potentiale am belasteten Knochen durch FUKADA und YASUDA haben BASSET, FRIEDENBERG, WEIGERT u.a. den Nachweis erbracht, daß unter dem Einfluß elektrischer Gleichspannungs- und Wechselfelder eine gesteigerte und beschleunigte Knochenneubildung experimentell und klinisch erzeugt werden kann. KRAUS und LECHNER, BASSET, PAWLUK und PILLA verwendeten elektromagnetisch induzierten niederfrequenten Wechselstrom und berichteten über beschleunigte Heilung tierexperimenteller Osteotomien sowie verzögert heilender Frakturen und Schaftpseudarthrosen beim Menschen. In den vorliegenden Untersuchungen wurde der Einfluß direkt am Knochen applizierten und elektromagnetisch induzierten niederfrequenten Wechselstroms auf die knöcherne Überbrückung 4 Monate alter reaktiver Schaftpseudarthrosen am Hunderadius geprüft.

Material und Methode

Bei 37 ausgewachsenen, 2 - 5 Jahre alten Beagles wurden durch 5 mm-Segmentresektion in Radiusschaftmitte beidseits reaktive Pseudarthrosen erzeugt (SCHENK und MÜLLER). Im Links-Rechts-Versuch wurde die linke Pseudarthrose 4 Monate später nach Implantation von 2 Elektroden beidseits der Pseudarthrose 50 Tage lang mit direkt appliziertem oder induziertem Wechselstrom stimuliert. Zur direkten Wechselstromapplikation wurde ein batteriebetriebener Impulsgeber entwickelt, subcutan implantiert und über Schrittmacher-Kabel mit den Elektroden verbunden. An diesen Elektroden wurde eine regelmäßig kontrollierte Rechteck-Wechselspannung von 1,5 V, 20 Hz und 200 - 300 µA gemessen. Der elektromagnetisch induzierte Wechselstrom wurde nach dem Verfahren von KRAUS und LECHNER durch ein pulsierendes Magnetfeld mit implantiertem Übertrager als Sekundärspule erzeugt. Die Beurteilung der Knochenneubildung im Bereich der behandelten Pseudarthrose im Vergleich zur unbehandelten Gegenseite erfolgte durch kon-

ventionelle und Feinfocus-Röntgenaufnahmen und 99mTc-Serien-
szintigraphie wöchentlich, intravitale Sequenzmarkierung mit
Tetracyclin, Xylenol und Calcein 2wöchentlich. Nach Versuchsende wurden die Extremitäten mit Mikropaque perfundiert und nach
Anfertigung 1 mm dicker Längsschnitte sowie 60 µ dicker Quer- und
Längsschliffe mikroangiographisch, mikroradiographisch und histologisch ausgewertet.

Die Einteilung der Versuchstiere erfolgte in 4 Gruppen:

1. Bei je 3 Hunden wurde direkter Wechselstrom über 2 senkrecht
   zur Schaftachse angebrachte Elektrodenschrauben oder parallel
   zur Schaftachse am Pseudarthrosenspalt plazierte Schlingen-
   Elektroden appliziert, ohne zusätzliche Stabilisierung der
   Pseudarthrose.
2. Bei 6 Hunden wurden die Pseudarthrosen beidseits mit einer
   5-Loch-Platte stabilisiert. Die linke Pseudarthrose wurde
   mit direktem Wechselstrom stimuliert, über 2 senkrecht zur
   Schaftachse und gegeneinander um 90° um die Schaftachse gedrehte Stift-Elektroden (Abb. 1).

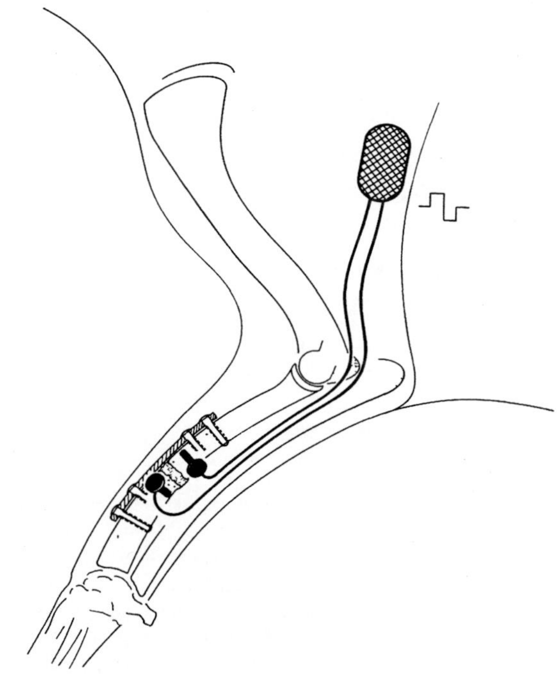

Abb.1. Feldaufbau durch implantierten Wechselstromimpulsgeber

3. Bei 7 Hunden wurden die Pseudarthrosen beidseits mit 5-Loch-
   Platte stabilisiert. Die linke Pseudarthrose wurde mit elektromagnetisch induziertem Wechselstrom in der Versuchsanordnung nach KRAUS und LECHNER stimuliert (Abb. 2).

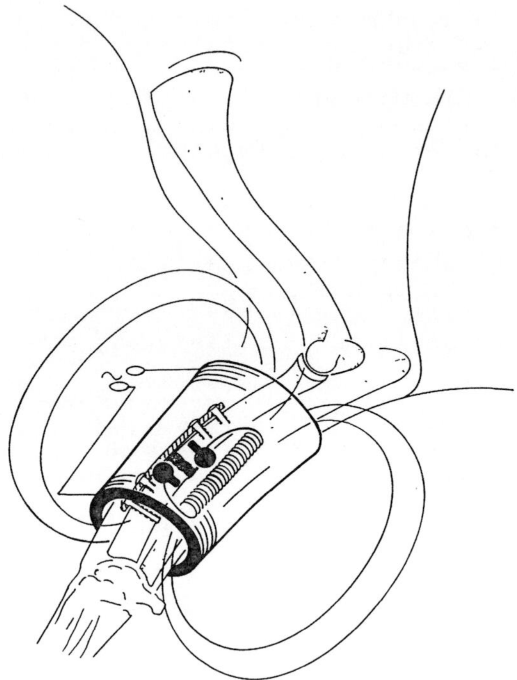

Abb.2. Feldaufbau durch Induktion einer Wechselspannung im elektromagnetischen Wechselfeld

4. Bei 8 Hunden wurden an der intakten Tibia beidseits senkrecht
   zur Schaftachse und gegeneinander um 90° um die Schaftachse
   gedrehte Stift-Elektroden implantiert, Elektrodenabstand
   15 mm, wie in den übrigen Versuchsgruppen. An der linken
   Tibia wurde direkter Wechselstrom appliziert.

Ergebnisse

Von der Gesamtzahl der 49 Versuchstiere, bei denen reaktive Radiusschaft-Pseudarthrosen erzeugt wurden, mußten 12 Tiere vor
Versuchsbeginn und 2 während des Versuches wegen Ermüdungsbruch
der distalen Ulna und spontanem Durchbau der Radiuspseudarthrose
ausscheiden. 3 Tiere konnten wegen Infektion, 5 Tiere wegen
Krankheit, technischen Versagens der Impulsgeber und Narkosezwischenfall nicht zur Auswertung herangezogen werden. Bei 27
Versuchstieren wurden folgende Ergebnisse erzielt:

1. Bei direkter Wechselstromapplikation ohne Stabilisierung war
   vermehrte Knochenneubildung unmittelbar angrenzend an die
   Schraubenelektroden zu beobachten, die jedoch mit Ausnahme
   einiger endostaler Callusbrücken keinen knöchernen Durchbau
   der Pseudarthrose bewirkte. Unter dem parallel zur Schaftachse angelegten Schlingen-Elektroden kam es zur deutlich
   verstärkten periostalen Callusbildung, der im Sinne eines
   Brückencallus die Pseudarthrose stabilisierte.

2. Plattenstabilisierung führte in allen Fällen zum knöchernen
   Durchbau der Pseudarthrosen. Zusätzliche Wechselstromapplikation ergab keinen signifikanten Unterschied. Röntgenologisch
   war der Durchbau der Pseudarthrose auf der stimulierten Seite je 2x beschleunigt, verlangsamt und identisch. Szintigraphie, Histologie und Morphometrie ergaben keine vermehrte
   Knochenneubildung unter dem Einfluß direkt applizierten Wechselstroms.

3. Plattenstabilisierung bewirkte in fast allen Fällen den knöchernen Durchbau der Pseudarthrosen. Die zusätzliche Behandlung mit elektromagnetisch induziertem Wechselstrom ergab
   keinen signifikanten Unterschied. Röntgenologisch war die
   Durchbauung der Pseudarthrose 3x beschleunigt, 1x verlangsamt und 3x identisch im Vergleich mit der unbehandelten Gegenseite. Szintigraphisch wurde im interindividuellen Vergleich aus den Tagesquotienten der einzelnen Hunde ein Mittelwert gebildet. Dieser schwankt zwischen O,91 und 1,24 und ist
   statistisch nicht signifikant. Die morphometrischen und histologischen Untersuchungen der Quer- und Längsschliffe ergaben keine signifikant vermehrte Knochenneubildung unter
   dem Einfluß elektromagnetisch induzierten Wechselstroms. Im
   Mikroangiogramm wurde keine vermehrte Gefäßbildung auf der
   stimulierten Seite nachgewiesen.

4. Direkt applizierter Wechselstrom an der intakten Tibia zeigte
   im Vergleich zur unbehandelten Gegenseite keinen gesteigerten
   Knochenumbau und keine vermehrte Osteogenese.

Zusammenfassung

An 27 ausgewachsenen Beagle-Hunden wurde bei 19 das Verhalten
reaktiver Schaftpseudarthrosen und der intakten Tibia bei 8 Hunden im elektrischen und elektromagnetischen Wechselfeld untersucht. Mit Ausnahme einer deutlich vermehrten Callusbildung unter
Schlingenelektroden, die parallel zur Schaftachse beidseits am
Pseudarthrosenspalt angelegt wurden, war in allen anderen Fällen
röntgenologisch, szintigraphisch und morphometrisch keine signifikante Beschleunigung des knöchernen Durchbaus der Pseudarthrosen und keine signifikant vermehrte Knochenneubildung festzustellen.

Summary

In 27 beagles, 19 radius shaft pseudarthroses and 8 tibia were
stimulated either by directly applied alternating current of
low frequency and strength, delivered from an implanted battery
source, or by a pulsing electromagnetic field inductively cou-
pled to bone. Increase of periosteal callus was only found beneath
parallel sling electrodes placed on pseudarthroses parallel to
the radius shaft. Stimulation by transverse electrodes implanted
into bone produced no significant increase of osteogenesis and
bone healing, evaluated by x-rays, scintigrams, and morphometry
when compared with contralateral leg controls.

Literatur

1. BASSETT, C.A.L., PAWLUK, R.J., BECKER, R.O.: Nature $\underline{204}$, 652 (1964)
2. BASSETT, C.A.L., PAWLUK, R.J., PILLA, A.A.: Science $\underline{184}$, 575 (1974)
3. FRIEDENBERG, Z.B., HARLOW, M.C., BRIGHTON, C.T.: J. Trauma $\underline{11}$, 883 (1971)
4. KRAUS, W., LECHNER, F.: Münch. med. Wschr. 114, 1814 (1972)
5. WEIGERT, M.: Hefte Unfallheilkunde $\underline{115}$ (1974)

Dr. J. Blömer, Unfallchirurgische Klinik der Medizinischen Hochschule Hannover, Karl-Wiechert-Allee 9, 3000 Hannover

62. Die Beeinflussung der Pseudarthrosenheilung durch magnetische Wechselfelder in vivo

H. Blümlein, J. McDaniel, W. J. Ziegler und S. M. Perren

Laboratorium für Experimentelle Chirurgie, Schweizerisches Forschungsinstitut, Davos

Die von KRAUS und LECHNER (<u>1</u>, <u>2</u>) beschriebene Methode der Behandlung mit sogenannten "strukturbildenden elektrodynamischen Potentialen" enthält zwei Komponenten: 1. Ein alternierendes Magnetfeld und 2. eine Wechselspannung, die in implantierten Überträgern durch das Magnetfeld induziert wird. Als Teil einer tierexperimentellen Überprüfung der vorgeschlagenen Methode soll hier untersucht werden, inwiefern das Magnetfeld allein eine Wirkung auf die Pseudarthrosenheilung ausübt. Nach KRAUS bewirkt das Magnetfeld allein eine Förderung der Knochenheilung durch Gefäßneubildung und vermehrte Neubildung von Osteonen, wobei der sogenannte magnetisch stimulierte Knochen sowohl dem Kontrollknochen (<u>3</u>) als auch dem elektrisch stimulierten Knochen (<u>4</u>) überlegen sei. Es ist Ziel dieser tierexperimentellen Arbeit, die Wirkung des reinen Magnetfeldes auf die Heilung von Pseudarthrosen zu untersuchen.

<u>Methodik</u>

An beiden Radii von neun vier- bis fünfjährigen weiblichen Beagle-Hunden erzeugten wir nach dem Modell von MÜLLER, SCHENK und WILLENEGGER (<u>5</u>) durch Resektion eines 3,5 mm langen Schaftsegmentes ein Klaffen der Fragmentenden mit nachfolgender Bildung beidseitiger Pseudarthrosen. Diese fanden paarweise für die nachfolgende Untersuchung Verwendung.

Das magnetische Wechselfeld applizierten wir über in Kunstharz eingegossene Spulen, die uns von Ingenieur KRAUS geliefert wurden. Diese Spulen erzeugten in unserem Experiment ein magnetisches Feld von 30 Gauß bei 20 Hz, wobei die Feldlinien parallel zur Knochenlängsachse verliefen. Zur Kontrolle verwendeten wir eine ähnliche Konstruktion, die bei gleichem Gewicht und gleicher Form nur eine Abschirmung enthielt.

Wir legten die an den "Funktionsgenerator" angeschlossene Magnetspule sowie die "Kontrollspule" täglich 5 Std an 5 Wochentagen während dreier Monate an. Vor Anlegen der Magnetspule ist die Intensität des Magnetfeldes in der Spule jeweils kontrolliert worden. Die Zuordnung der rechten und linken Radiuspseudarthrose zu Magnetfeld oder Kontrolle erfolgte zufällig. Die Einzelheiten

der Magnetfeldbehandlung sind mit Herrn KRAUS vor Versuchsbeginn
abgesprochen worden. Während der dreimonatigen Versuchsdauer im
Magnetfeld wurden vor Beginn, drei, sechs und elf Wochen danach
sowie bei Versuchsende, Röntgenbilder angefertigt. In der gleichen Zeitspanne wurde der Knochenumbau in regelmäßigen Abständen mit verschiedenen Fluorochromen markiert.

Bei Versuchsende angiographierten wir die Tiere mit Tusche. Danach wurden Makroradiographien in zwei Ebenen angefertigt (Faxi-
tron) und die Radii für die Histologie präpariert: Jeder Radius
wurde in drei Blöcke (zwei für Quer- und einer für Längsschnitte)
zerteilt (Abb. 1) und in Methacrylat eingebettet. Wir verarbeiteten die Blöcke zu 10 Sägeschnitten in Längs- und 48 in Querrich-

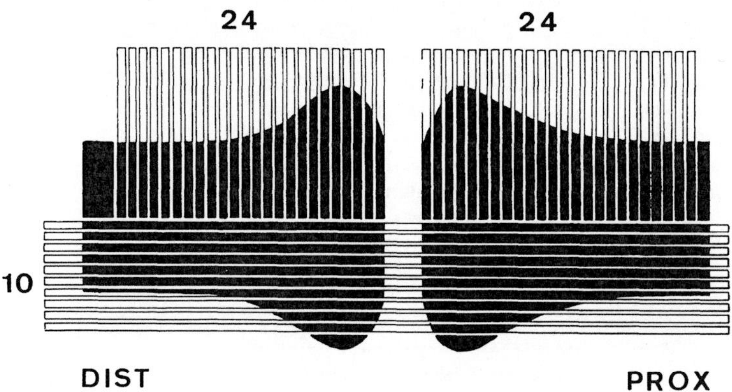

Abb.1. Histologische Verarbeitung der Pseudarthrosen

tung. Von insgesamt 696 unentkalkten Schnitten mit einer Dicke
von 80 µm wurden 68 Mikroradiographien hergestellt. Die Auswertung des Versuches erfolgte anhand der Röntgenbilder. Hierbei
wurde drei Chirurgen, die die Zuteilung der Röntgenbilder zu
den Gruppen nicht kannten, je ein Bild vor und eines nach Abschluß der Magnetfeldbehandlung vorgelegt und nach acht Kriterien bewertet: 1. Allgemeiner Eindruck; 2. Menge des periostalen
Callus; 3. Menge des endostalen Callus; 4. Dichte des periostalen Callus; 5. Dichte des endostalen Callus; 6. Breite des Pseud-
arthrosenspaltes; 7. Verkalkungen im Pseudarthrosenspalt; 8. Beurteilung der Fragmentenden-Sklerose. Die statistische Bewertung
wurde sowohl auf Übereinstimmung der einzelnen Gutachter (zwei-
fache parameterfreie Varianzanalyse nach FRIEDMAN) als auch auf
die Wirkung der Behandlung (Vorzeichentest) angesetzt.

Die Auswertung der histologischen Schnitte erfolgte im Hellfeld,
im Fluorescenzlicht und anhand der Mikroradiographien. Die drei
Techniken sind durch zwei Begutachter im Blindverfahren nach folgenden Kriterien ausgewertet worden: Anteil der Gefäßräume in
Callus und Cortex sowie der Anteil neugebildeten Knochens im
Cortex. Zusätzlich wurde von jeder Pseudarthrose jeweils die Mi-
kroradiographie des vierten Querschnittes nach proximal vom Pseud-

arthrosenspalt mit Hilfe eines elektronischen Planimeters (Numonics) morphometriert. Hierbei wurde der Gefäßanteil im Cortex gemessen.

Ergebnisse

Bei allen Hunden verlief die Wundheilung komplikationslos. Drei Versuchstiere fielen aus: Zwei wegen knöchernen Durchbaus und eines wegen Ulnafraktur. Es kamen somit zwölf Pseudarthrosen mit einem Alter von 6 - 10 Monaten an sechs Hunden zur Behandlung und Auswertung. Während der Magnetfeldbehandlung beobachteten wir keine lokalen oder allgemeinen Besonderheiten.

Die Beurteilung der Röntgenbilder ergab bei einem der drei Begutachter keinen Unterschied zwischen Kontrolle und Magnetfeld. Bei zwei weiteren fanden sich in der Kontrollgruppe größere Heilungserfolge (p = 0,005). Es ist zu erwähnen, daß während der dreimonatigen Magnetfeldbehandlung je zwei Pseudarthrosen knöchern heilten, je eine in der Kontroll- und in der Magnetfeldgruppe.

Die Beurteilung der mikroskopischen Präparate im Hellfeld und Fluorescenzlicht zeigte keine objektivierbaren Unterschiede nach den oben genannten Kriterien.

Die zusammenfassende mikroradiographische Auswertung aller genannten Kriterien ergab hinsichtlich einer verbesserten Heilung der Pseudarthrosen (Tabelle 1):

Tabelle 1. Resultate der Auswertung der Mikroradiographien im Blindversuch

22 x positiv für Kontrolle
22 x positiv für Magnetfeld
46 x kein Unterschied
4 x keine Entscheidung

Die morphometrische Auswertung von 12 Mikroradiographien zeigte beim Vergleich zwischen Magnetfeld- und Kontrollseite, daß bei 3 Hunden die Magnetfeldseite und bei ebenso vielen Hunden die Kontrollseite einen höheren Gefäßanteil im Cortex aufweist.

Diskussion

Die röntgenologischen, mikroradiographischen und histologischen Befunde lassen sich zusammengefaßt dahingehend interpretieren, daß das magnetische Wechselfeld von 30 Gauß und 20 Hz an dem von uns verwendeten Pseudarthrosemodell keine Wirkung gezeigt hat. Diese Aussage bezieht sich nicht auf die Magnetfeldbehandlung insgesamt, sondern auf die spezifische Methode nach KRAUS und LECHNER. Die von uns verwendeten Pseudarthrosen sind röntgenologisch als hypertroph zu bezeichnen. Bei Betrachtung der Schnitte im Fluorescenzlicht war allerdings deutlich zu erkennen, daß es sich hier um Pseudarthrosen "ausgebrannter" Aktivität handelt. Es ist das Ziel einer weiteren Versuchsserie, zu klären, inwieweit sich oligotrophe Pseudarthrosen durch das magnetische Wechselfeld beeinflussen lassen.

Wir haben in der Literatur bisher keine statistisch gesicherte, nach den Methoden des Doppelblindversuchs durchgeführte Untersuchung der Wirksamkeit des Magnetfeldes nach KRAUS gefunden. Unsere eigenen Versuche ließen keine positive Wirkung des Magnetfeldes auf die Pseudarthrosenheilung im Tierexperiment erkennen. Diese Beobachtung steht im Einklang mit den Befunden von GERBER et al. (6), die mit dem gleichen Magnetfeld keine Wirkung auf das Wachstum embryonaler Knochenanlagen gefunden haben. Die erwähnten Untersuchungen ergänzen die Befunde des vorliegenden Experiments dahin, daß durch unterschiedliche Orientierung des Magnetfeldes ebenfalls keine Wirkung objektivierbar war. Es wird notwendig sein, zusätzlich die Wirkung des Magnetfeldes allein an oligotrophen Pseudarthrosen und zum anderen die kombinierte Wirkung des Magnetfeldes und der durch implantierte Überträger erzeugten Wechselspannung an hyper- und oligotrophen Pseudarthrosen zu untersuchen. Die vorliegenden Experimente geben keine Auskunft über die Wirkung von Magnetfeldern anderer Intensität, Amplitudenform und Frequenz (8).

Zusammenfassung

Die Magnetfeldkomponente der Methode KRAUS/LECHNER wurde an tierexperimentellen Pseudarthrosen auf ihre Wirkung bezüglich Knochen- und Gefäßneubildung untersucht. Im Rechts/Links-Versuch an 12 beidseitigen Pseudarthrosen bei Beagles fanden wir nach dreimonatiger Behandlung bei Auswertung im Blindversuch keine Wirkung.

Summary

The effect of the magnetic field according to the Kraus-Lechner model was investigated on experimental pseudarthroses in beagle dogs. Double-blind evaluation of the 12 experimental pseudarthroses demonstrated that the magnetic field, applied for 3 months, had no effect on healing.

Literatur

1. KRAUS, W.: Die Geweberegeneration mit strukturbildenden elektro- und magnetodynamischen Potentialen. Im gleichen Heft.
2. LECHNER, F.: Die Beeinflussung gestörter Frakturheilung durch elektro-magnetische Felder. Hefte zur Unfallheilkunde 114, 325 (1972)
3. KRAUS, W.: Wirkung langsam alternierender elektrischer und magnetischer Potentiale auf defektes Knochengewebe. Langenbecks Arch. Chir. Suppl. 1973

4. KRAUS, W.: Zur Biophysik der Knochenbruch- und Wundbehandlung durch funktionelle elektrische und magnetische Potentiale. Langenbecks Arch. Chir. Suppl. 1974
5. MÜLLER, J., SCHENK, R., WILLENEGGER, H.: Experimentelle Untersuchungen über die Entstehung reaktiver Pseudarthrosen am Hunderadius. Helv. chir. Acta 35, 301 (1968)
6. GERBER, H., CORDEY, J., PERREN, S.M.: Der Einfluß von Magnetfeldern auf Wachstum und Regeneration in der Organkultur. Langenbecks Arch. Chir. Suppl. 1976
7. WEBER, B.G., CECH, O.: Pseudarthrosen. Bern: Huber 1973
8. BASSETT, A.L., PAWLUK, R.J., PILLA, A.A.: Acceleration of fracture repair by elektromagnetic fields. A surgically noninvasive method. Ann. N. Y. Acad. Sci. 238, 242 (1974)

Dr. H. Blümlein, Laboratorium für Experimentelle Chirurgie, Schweizerisches Forschungsinstitut, CH-7270 Davos

63. Der Einfluß von Magnetfeldern auf Wachstum und Regeneration in der Organkultur

H. Gerber, J. Cordey und S. M. Perren

Laboratorium für Experimentelle Chirurgie, Schweizerisches Forschungsinstitut, Davos

Einführung

Zwei Jahrhunderte, nachdem der Wiener Tierarzt MESMER die Magnetfeldtherapie vorgeschlagen hatte, stehen wir noch vor der offenen Frage, inwiefern niederfrequente und statische Magnetfelder sich therapeutisch verwenden lassen. Im Folgenden soll über Untersuchungen berichtet werden, die der Kontrolle der Magnetfeldtherapie verzögerter Knochenbruchheilung dienen.

Verschiedene Autoren haben teils diametral entgegengesetzte Meinungen über die Wirkung des Magnetfeldes auf Wachstum und Regeneration publiziert. Literaturangaben über Arbeiten, die positive Wirkungen, negative Wirkungen und beides beschreiben, finden sich bei BARNOTHY et al. (1). Im Hinblick auf die verwirrenden Ergebnisse der erwähnten Untersuchungen erwies es sich von Interesse, den Einfluß von Magnetfeldern auf das Wachstum und die Regeneration am Knochen zu quantifizieren.

Die Organkultur von embryonalen Knochenanlagen bietet sich für den Versuch an, da sie klar definierbare Wachstumsbedingungen bietet und deshalb Nebeneinflüsse gut kontrolliert werden können. Zudem ist anzunehmen, daß embryonales Gewebe empfindlicher reagiert als adultes.

Material

Embryonen von SPF-Albino-Ratten[1] im 17. - 18. Trächtigkeitstag dienten für den Versuch. Die Technik der Organkultur von Knochenanlagen ist andernorts im Detail beschrieben (2). Jeweils eine Knochenanlage stand rechts/links alternierend für den Test zur Verfügung, und die andere diente als Kontrolle (s. Abb. 1). Es wurde im Gegensatz zu früheren Experimenten rein synthetisches Nährmedium verwendet (BGJ - GIBCO).

---

[1] Stamm Füllinsdorf

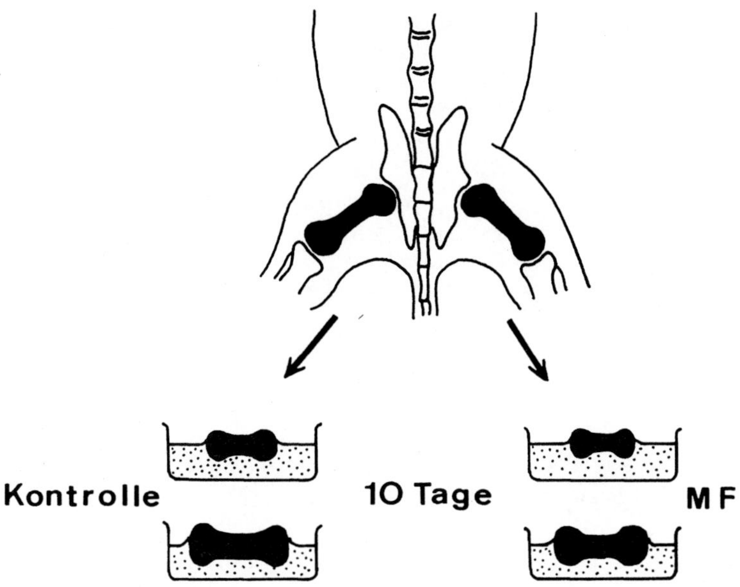

Abb.1. Versuchsmodell Organkultur

Methode

Die Wirkung eines Magnetfeldes auf das Wachstum und die Regeneration von embryonalen Rattenfemora wurde untersucht. Alle Versuche erfolgten bei einer Feldstärke von 30 Gauß und einer Frequenz von 20 Hz während 5 Std pro Tag - verteilt auf fünf 60-min-Intervalle. Speziell geachtet wurde auf mögliche Artefakte durch unterschiedliche Temperatur.

In der 1. Versuchsserie wurde die Wachstumswirkung des Magnetfeldes (MF) dadurch getestet, daß 2 Kunststoffgitter mit je 3 Knochenanlagen und den notwendigen Kulturschalen und Nährmedium in eine MF-Spule gesetzt wurden. Die Femora wurden in Längsrichtung zur MF-Achse angeordnet. Eine identische Anordnung mit gleich viel Knochenanlagen war außerhalb der MF-Spule im gleichen Kulturschrank eingesetzt. Im Test- und Kontrollmedium erfolgten täglich im gleichen Intervall während der MF-Exposition Temperaturkontrollen mittels Thermistoren, und das Vorhandensein bzw. das Fehlen des Magnetfeldes wurden ebenfalls überprüft.

In der 2. Versuchsserie ist eine identische Anordnung gewählt worden, doch waren die Kulturen vor der Wärmewirkung der MF-Spule geschützt: Ein Ventilator vor der MF-Spule erzielte Wärmeabführung, und die Kulturschalen wurden mit reflektierender Aluminiumfolie gegen die Wärmestrahlung der MF-Spule abgeschirmt. Die Temperatur- und MF-Kontrollen erfolgten wie in der 1. Versuchsserie. Die Femora wurden teils in Längs-, teils in Querrichtung zur MF-Achse angeordnet (s. Tabellen 1-3).

In der 3. Versuchsserie wurde das Regenerationsverhalten getestet.
Vor Versuchsbeginn wurde deshalb an Test- und Kontrollfemora die
distale Epiphyse quer zur Femurlängsachse zur Hälfte durchtrennt.
Die Temperaturkontrolle erfolgte analog Versuchsserien 1 und 2,
und die Testfemora wurden so orientiert, daß die MF-Achse längs
zum Einschnitt in der Epiphyse lag.

In erster orientierender Versuchsserie wurden nur Naßgewichte
bestimmt. In der 2. Versuchsserie (Hauptserie) wurden sowohl
Naß- als auch Trockengewichte bestimmt. In der 3. Versuchsserie
wurden aufgrund der Resultate von Serie 2 nur Naßgewichte bestimmt.

Resultate

In den drei Versuchsserien wurden insgesamt 70 Femorapaare getestet, wobei keines wegen Infektes oder atypischen Wachstums
ausgeschlossen werden mußte.

In der 1. Versuchsserie bei Untersuchung der Wachstumswirkung
des MF resultieren anhand der Naßgewichte von 20 Femorapaaren
und Temperaturkontrolle folgende Werte (Tabelle 1):

Tabelle 1

| | | Naßgewicht (NG) | Temperatur | |
	MF mg	Kontrolle mg	MF $^{\circ}$C	Kontrolle $^{\circ}$C
Mittelwert $\bar{X}$	6,5	5,5	40,1	37,55
SE	O,34	O,18	O,18	O,07

Der Unterschied der NG zwischen Test- und Kontrollfemora beträgt
ca. 20% und ist signifikant (student-t-test p<0,01). Dabei wurden im MF Temperaturen von $\bar{x}$ = 40,1 $\pm$ O,2 gegenüber der Kontroll-
temperatur von $\bar{x}$ = 37,6 $\pm$ O,1 gemessen.

In der 2. Versuchsserie bei Untersuchung der Wachstumswirkung
des MF unter vergleichbaren Temperaturbedingungen von Test- und
Kontrollfemora ergaben sich anhand der Naß- und Trockengewichte
von 38 Femorapaaren folgende Werte (Tabelle 2).

Tabelle 2

	MF längs (50 Femora) mg				MF quer (26 Femora) mg			
	NG MF	NG Kontrolle	TG MF	TG Kontrolle	NG MF	NG Kontrolle	TG MF	TG Kontrolle
Mittelwert								
X̄	4,69	4,65	0,42	0,41	4,10	4,18	0,39	0,38
SE	0,29	0,27	0,02	0,02	0,12	0,09	0,02	0,01

Temperatur längs und quer

	MF °C	Kontrolle °C
Mittelwert		
X̄	37,71	37,55
SE	0,04	0,07

Daraus ist kein Unterschied zwischen Test- und Kontrollfemora
bei vergleichbaren Temperaturen im Test- und Kontrollmedium ersichtlich. In der 3. Versuchsserie bei Untersuchung der Regene-
rationswirkung des MF unter identischen Temperaturbedingungen
von Test- und Kontrollfemora ergaben sich anhand der Naßgewichte
von 12 Femorapaaren folgende Werte (Tabelle 3).

Tabelle 3

	Naßgewicht (NG) MF mg	Kontrolle mg	Temperatur MF °C	Kontrolle °C
Mittelwert				
X̄	5,66	5,79	37,71	37,55
SE	0,11	0,10	0,04	0,07

Daraus ist kein signifikanter Unterschied zwischen Test- und
Kontrollfemora bei vergleichbaren Temperaturen im Test- und Kontrollmedium ersichtlich.

Bei allen drei Versuchsserien zeigten sich in der Histologie keine Unterschiede zwischen Test- und Kontrollfemora. Die Regeneration der in Versuchsserie 3 verletzten Femora erfolgte makroskopisch ohne Unterschied zwischen Test- und Kontrollfemora.

Diskussion

Die Organkulturen ließen weder einen positiven noch einen negativen Einfluß des Magnetfeldes auf Wachstum und Regeneration embryonaler Rattenfemora erkennen. Die signifikanten Unterschiede in

der ersten Versuchsserie erklärten sich als Temperaturartefakte.
Selbstverständlich sind der Organkultur wie auch der Gewebekultur Grenzen gesetzt. Einerseits handelt es sich hier um ein
künstliches System ohne Blutzirkulation und ohne mechanische Belastung. Andererseits sind aber die Bedingungen gut standardi-
sierbar, und es handelt sich um ein System wachsender Zellen, von
dem zu erwarten ist, daß es sehr empfindlich und rasch reagiert.
Es kann argumentiert werden, daß die Organkultur nicht das geeignete Substrat zur Untersuchung der Magnetfeld-Wirkung darstellt.
Das Magnetfeld nach Angaben von KRAUS hat aber auch in vivo an
Pseudarthrosen des Hundes (6) im Blindversuch zu keiner erkenn-
baren Wirkung geführt. Die Frage, inwiefern andere Intensitäten
und Applikationszeiten wirksam wären, ist - da es sich um die
Kontrolle einer spezifischen Methode handelt, deren experimentelle
Bedingungen mit dem Erfinder abgesprochen wurden - nicht beantwortet. Es darf nicht außer acht gelassen werden, daß Experimen-
tatoren, die sowohl positive als auch negative Wirkungen des
Magnetfeldes beschrieben, die unterschiedliche Einwirkungszeit
hervorhoben (1). Für diese Erklärung fehlen aber schlüssige Be-
weise.

Als mögliche Wirkung von Magnetfeldern im molekularen Bereich
werden von PAULING und CORYELL (5) die Änderung physikalischer
Eigenschaften eisenhaltiger Komponenten, von LEVENGOOD (1) genetische Einflüsse - sichtbar in teratogenen Effekten - und von
MÜHLBAUER (4) das Ausrichten von Kollagenmolekeln genannt. Für
eine derartige Erklärung der Wirkung sind aber nach STEINEMANN
wesentlich stärkere Magnetfelder notwendig. Die übertragene Energie bei 30 Gauß und 20 Hz ist minimal. In anderen Arbeiten über
Magnetfeldwirkung auf biologische Systeme benutzten die Autoren
durchwegs Felder in der Größenordnung von mehreren Tausend Gauß
(1). Zusammen mit den Resultaten von in vivo Versuchen und theo-
retischen Überlegungen ergibt sich aus dem vorliegenden Experiment keine Grundlage für die klinische Anwendung des niederfrequenten Magnetfeldes allein.

Zusammenfassung

In der Organkultur embryonaler Rattenfemora wurde der Einfluß
von magnetischen Wechselfeldern (30 Gauß, 20 Hz) auf das Wachstum und die Regeneration untersucht. Die sich erwärmende Magnetspule bewirkte Temperaturartefakte, das Magnetfeld allein blieb
wirkungslos.

Summary

The influence of alternating magnetic fields (30 Gauss, 20 Hz)
on the growth and regeneration of embryonic rat femora in organ
culture was investigated. A pure magnetic field was ineffective
at a constant temperature.

Literatur

1. BARNOTHY, M.F., et al.: Biological Effects of Magnetic Fields,
   Vol. 1 (1974), Vol. 2 (1969). New York: Plenum Press

2. GERBER, H., et al.: Quantitative Bestimmung der Gewebsverträglichkeit von Korrosionsprodukten in der Organkultur. Langenbecks Arch. Chir. Suppl. Chir. Forum 1975, 389
3. KRAUS, W.: Zur Biophysik der Knochenbruch- und Wundbehandlung durch funktionelle elektrische und magnetische Potentiale. Langenbecks Arch. Chir. 337, 627 (1974)
4. MÜHLBAUER, W.: Der Einfluß magnetischer Felder auf die Wundheilung. Langenbecks Arch. Chir. 337, 637 (1974)
5. WEBER, T.: Inhibition of Tumor Growth by the Use of Non-Homogeneous Magnetic Fields. Cancer (Philad.) 28, 340 (1971)
6. BLÜMLEIN, H., McDANIEL, J., ZIEGLER, W.J., PERREN, S.M.: Die Beeinflussung der Pseudarthrosenheilung durch magnetische Wechselfelder in vivo. Langenbecks Arch. Chir. Suppl. 1976

Dr. H. Gerber, Laboratorium für Experimentelle Chirurgie, Schweizerisches Forschungsinstitut, CH-7270 Davos

64. Langzeitergebnisse nach Knorpeltransplantation*

W. Hesse und I. Hesse

Unfallchirurgische Klinik (Direktor: Prof. Dr. H. Tscherne) und
Anatomie 2 (Direktor: Prof. Dr. Dr. Lippert) der Medizinischen
Hochschule Hannover

In der Literatur ist bisher mit unterschiedlichem Erfolg über
die Knorpeltransplantation berichtet worden. Da diese Versuche
nur lichtmikroskopisch ausgewertet worden sind, konnten nur begrenzte Aussagen über die Transplantatzellen und ihre Leistungen
gemacht werden. Ebenso ist die Mikromorphologie der Transplan-
tatoberfläche, die von entscheidender Bedeutung für die Gelenkfunktion ist, bislang nicht erfaßt worden.

Methodik

Die Untersuchungen wurden an 120 ausgewachsenen Kaninchen durchgeführt. In der Belastungszone des medialen Femurcondylus wurden
Knochen-Knorpel-Defekte gesetzt, die fast die ganze Breite des
Condylus einnahmen. Die Defekte wurden mit autologen und unterschiedlich konservierten homologen Knochen-Knorpel-Transplantaten gedeckt. Postoperativ erfolgte keine Ruhigstellung. Die operierte Extremität wurde sofort belastet.

Nach 2, 4, 6, 12, 18 und 24 Monaten wurden jeweils 5 Tiere aus
jeder Transplantationsgruppe getötet. Die Auswertung des entnommenen Gewebes erfolgte lichtmikroskopisch, transmissions-
und rasterelektronenmikroskopisch sowie autoradiographisch.

Ergebnisse

Nach einem Untersuchungszeitraum von 2 Jahren ergeben die Rönt-
genaufnahmen von den autologen und in flüssigem Stickstoff konservierten homologen Transplantaten keinen Hinweis für arthroti-
sche Veränderungen. Schlechte Ergebnisse mit zunehmender Arthro-
sebildung sehen wir nach 10tägiger Konservierung in physiologischer Kochsalzlösung und in Cialitlösung. So soll im folgenden
nur noch von den autologen und in flüssigem Stickstoff konservierten Transplantaten berichtet werden.

---

* Mit Unterstützung der Deutschen Forschungsgemeinschaft

Die Transplantate machen zunächst regressive Veränderungen durch,
die ihren Höhepunkt nach 2 - 4 Monaten erreichen. Lichtmikroskopisch sind zwar primär die Transplantatzellen unverändert.
Im Transmissionselektronenmikroskop (TEM) jedoch sind bereits
viele untergehende und untergegangene Zellen festzustellen. Bei
den autologen Transplantaten überleben weniger als die Hälfte
aller Chondrocyten, bei den in flüssigem Stickstoff konservierten
nur wenige Knorpelzellen.

Auf diese regressive Phase folgen reparative Vorgänge. Die Zellzahl nimmt zu. Im TEM sind die Zellen der oberen Transplantat-
zone vorwiegend als Fibrocyten zu erkennen. Die mehr basal gelegenen Zellen sind hyalinen Knorpelzellen sehr ähnlich. Nach
12 - 24 Monaten kommen Fibrocyten nicht mehr vor. Weite Bezirke des Transplantats werden von kleinen Zellen eingenommen, die
meist gruppenförmig zusammenliegen. Viele Mikropinocytosevesikel,
ein gut ausgebildeter Golgiapparat und ein stark ausgeprägtes
endoplasmatisches Reticulum sind charakteristisch für diese
stoffwechselaktiven Zellen. Die zweite Zellform entspricht normalen Knorpelzellen. Sie haben gleichmäßig über die Oberfläche
verteilte Zellfortsätze und besitzen einen für hyaline Knorpelzellen typischen Saum aus feinen kollagenen Fibrillen. Autoradiographisch ist ein normaler Einbau von ^{35}S nachweisbar.

Rasterelektronenmikroskopisch (SEM) weist die Oberfläche der
Transplantate nach 2 Jahren eine geordnete und regelmäßige Struk-
tur auf. Teils strangartige Vorwölbungen, teils kuppenartige
Erhebungen sind typisch (Abb. 1). Bei einigen autologen Trans-

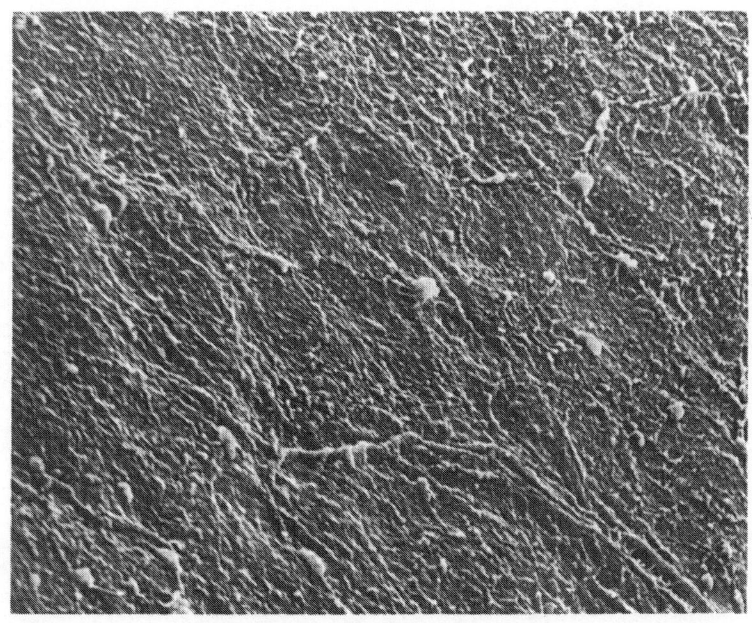

*Abb.1. Oberfläche eines autologen Knorpeltransplantats, 2 Jahre
nach Transplantation. Vergr. 800 x*

plantaten ist in ihrem Zentrum eine weitgehende Ähnlichkeit mit
dem ursprünglichen Gelenkknorpel festzustellen.

Diskussion

Alle Transplantate durchlaufen primär eine regressive Phase.
Welche Gründe sind dafür in Betracht zu ziehen? Bei den konservierten Transplantaten ist der Vitalitätsverlust durch die Konservierung verursacht. Für die frischen autologen Transplantate
sind die veränderten Bedingungen im Vergleich zum unverpflanzten
Knorpel entscheidend. Das Transplantat ist vorübergehend vom
subchondralen Knochen getrennt. Dies kann die Ernährung möglicherweise so erheblich beeinträchtigen, daß zahlreiche Zellen
zugrunde gehen. Als weitere Faktoren sind die frühe Vollbela-
stung und die Nichtbeachtung der Vorzugsrichtung bestimmter Fi-
brillenbündel in Erwägung zu ziehen.

Die zweite Phase der autologen und in flüssigem Stickstoff konservierten Transplantate ist durch reparative Vorgänge gekennzeichnet. Das größtenteils erhaltene Gerüst der kollagenen Fasern und in geringem Maße auch der Matrix kann als Leitsystem
und als biomechanische Protektion für das sich neu bildende Er-
satzgewebe angesehen werden. Diese günstige Voraussetzung ist
bei den größeren belassenen Knochen-Knorpel-Defekten nicht gegeben. Höhlenbildungen, die oft nur von wenigen Fasern überbrückt werden, vermitteln dort den Eindruck einer insuffizienten
Reparatur (Abb. 2).

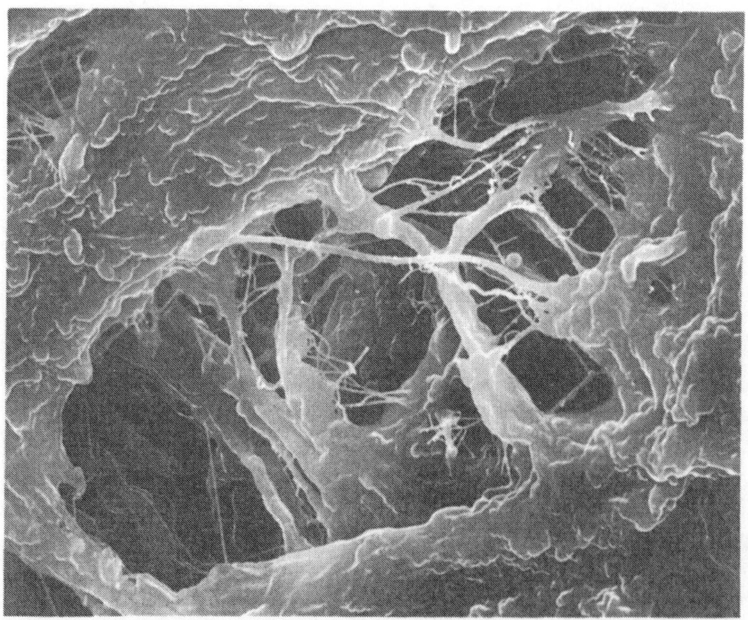

*Abb.2. Gelenkoberfläche, 2 Jahre nach Knochen-Knorpel-Defekt
ohne Transplantation. Vergr. 600×*

Zusammenfassung

Im Tierexperiment untersuchten wir licht- und elektronenmikros-
kopisch die Struktur des Gelenkknorpels nach Transplantation.
In den medialen Femurcondylus von Kaninchen wurden Knochen-Knorpel-Defekte gesetzt, die mit autologen und unterschiedlich konservierten homologen Knochen-Knorpel-Transplantaten gedeckt wurden. Nach 2, 4, 6, 12 und 24 Monaten wurden die Tiere getötet.
In der ersten Phase des Einheilungsprozesses überwiegen regressive Prozesse. Die zweite Phase ist gekennzeichnet durch reparative Vorgänge. So stellt die Knorpeltransplantation unter bestimmten Voraussetzungen eine therapeutische Möglichkeit dar,
zumindest eine zeitlich begrenzte Reparatur von Knorpelschäden
unter Erhaltung der Gelenkfunktion zu bewerkstelligen.

Summary

The authors' experimental work is concerned with the structure
of articular cartilage after transplantation. In the medial condylus of the femur of the rabbit, bone-cartilage defects were
produced and filled with bone-cartilage autografts and homografts
preserved by different methods. At 2, 4, 6, 12, and 24 months
after operation animals were sacrificed. The first phase of the
healing process shows regressive processes. The second phase is
marked by reactions of repair. The results of the experiment
indicate that transplantation of cartilage can be regarded as
a possibility of therapy in order to heal bone-cartilage lesions.

Literatur

1. HESSE, W., HESSE, I.: Experimentelle Grundlagen der Knorpeltransplantation. Hefte zur Unfallheilkunde (1976 ; im Druck)
2. HERNDON, C.H., CHASE, S.W.: Experimental studies in transplantation of whole joints. J. Bone Jt Surg. 34 A, 564 (1952)
3. WAGNER, H.: Möglichkeiten und klinische Erfahrungen mit der
   Knorpeltransplantation. Z. Orthop. 110, 708 (1972)

Dr. W. Hesse, Medizinische Hochschule, Unfallchirurgische Klinik,
Abteilung 632, Karl-Wiechert-Allee 9, 3000 Hannover-Kleefeld

65. Tierexperimentelle Untersuchungen zum mikrostrukturellen Verhalten des hyalinen Gelenkknorpels nach Immobilisation und Remobilisation

H. J. Refior

Orthopädische Klinik und Poliklinik der Universität München
(Direktor: Prof. Dr. A.N. Witt)

Daß die Immobilisierung eines Gelenkes zu degenerativen Veränderungen des hyalinen Gelenkknorpels führen kann, ist durch zahlreiche experimentelle Untersuchungen (1, 3, 4, 5) und klinische Beobachtungen (2, 4) belegt worden. Zur Frage der Reversibilität derartiger Veränderungen sind jedoch kaum Untersuchungen bekannt (3).

Mit den vorliegenden tierexperimentellen Untersuchungen am Kaninchen-Kniegelenk wurde nun versucht, die immobilisationsbedingten Veränderungen des hyalinen Gelenkknorpels mikromorphologisch zu erfassen und deren Reversibilität nachzugehen.

Die Untersuchungen wurden an 18 jungen, ausgewachsenen Kaninchen durchgeführt, deren rechter Hinterlauf in spitzwinkeliger Beugestellung durch eine äußere Schienung für 2 bzw. 4 Wochen immobilisiert wurde. Nach Ablauf dieser Zeit wurde die erste Versuchsgruppe mikromorphologisch aufgearbeitet, wobei das linke Kniegelenk als Individualkontrolle diente. Die verbliebenen Versuchstiere wurden für ein halbes Jahr remobilisiert, um dann histologisch, rasterelektronen- und transmissionelektronenmikroskopisch ausgewertet zu werden.

Schon nach einer Immobilisationsdauer von 2 Wochen fanden sich histologisch erste Veränderungen in der Tangentialfaser- und Übergangszone, die sich in einer teilweise veränderten Kernfärbung, sowie in einer angedeuteten Schrumpfungsneigung der Chondrocyten, insbesondere in der Deckzellschicht, dokumentierten.

Im Rasterelektronenmikroskop (REM) ließ sich eine umschriebene Freilegung von fibrillären Strukturen mit geordneter Ausrichtung beobachten, ohne daß es dabei zu einem Verlust des typischen Oberflächenmusters des hyalinen Gelenkknorpels gekommen wäre.

Nach einer Versuchsdauer von 4 Wochen ließ sich eine zunehmende Schädigung des feinstrukturellen Aufbaues der Tangential- und Übergangszone registrieren. Sie dokumentierte sich histologisch in Zellschrumpfungen sowie in einer veränderten Anfärbung der amorphen Grundsubstanz bei gleichzeitig zu beobachtenden Rupturierungen der Tangentialfaserschicht. Im REM imponierten jetzt ausgeprägte Freilegungen von fibrillären Strukturen, mit Ruptu-

rierungen und Fragmentierungen derselben sowie umschriebene fein-
lamelläre Abhebungen der sonst glatten Oberfläche.

Transmissionselektronenmikroskopisch fanden sich deutliche Defekte in der Lamina splendens sowie eine gegenüber der Norm zum Teil
aufgelockerte bzw. dichtere Kollagenfibrillen-Packung. Zellschä-
digungen waren nachweisbar.

Alle Befunde wurden im wesentlichen im Bereich der Knorpel-Kon-
taktzonen gefunden, die auf Grund der durchgeführten Immobilisa-
tionsart als Belastungszonen aufgefaßt werden müssen.

Die nach durchgeführter Remobilisation erhobenen Befunde ergaben
in beiden Versuchsgruppen keine Hinweise auf eine Reversibilität
der beobachteten Veränderungen. Vielmehr ließen sich insbesondere
in der Versuchsserie mit 4-wöchiger Immobilisation zunehmende degenerative Knorpelveränderungen nachweisen, die dem morphologischen Bild der Arthrose entsprachen.

Diese Tatsache wird dadurch verständlich, daß nach OTTE die Wachs-
tumskinetik der Chondrocyten von den gelenknahen Zellschichten
ihren Ausgang nimmt. Da aber gerade diese Zonen des hyalinen Gelenkknorpels versuchsabhängig einer zunehmenden Desintegration
unterlagen, erscheinen die nach der Remobilisation beobachteten
degenerativen Veränderungen als pathogenetische Konsequenz.

Die von EVANS et al. vermutete Reversibilität der Knorpelschäden
nach einer Immobilisationsperiode unter 30 Tagen konnte nicht bestätigt werden.

Einigkeit besteht jedoch darin, daß der Ausprägungsgrad degenera-
tiver Knorpelveränderungen abhängig ist von der Art der Immobilisation sowie von deren Dauer. Wie schon von anderen Autoren
(1, 3, 5) experimentell nachgewiesen, führt die gleichzeitige
Belastung eines immobilisierten Gelenkes im Gegensatz zur voll-
kommenen Ruhigstellung beschleunigt zu degenerativen Gelenkknor-
pelveränderungen. Gleichzeitig vorhandene Wackelbewegungen, wie
sie in der angewandten Versuchsanordnung gegeben waren und wie
sie mehr oder weniger im Gipsverband vorhanden sind, stellen eine
zusätzliche mechanische Noxe dar.

MATTHIASS und GLUPE bezeichnen daher für die Klinik die unvoll-
kommene Fixation von Gelenken mit Recht als keineswegs indiffe-
rente Maßnahme.

Selbst wenn die vorliegenden tierexperimentellen Ergebnisse nicht
ohne weiteres auf den Menschen zu übertragen sind, scheint doch
die Annahme berechtigt, daß es zum Beispiel nach therapeutischer
Immobilisation des menschlichen Kniegelenkes im Gipstutor oder
im Gehgips zu vergleichbaren degenerativen Gelenkknorpelverände-
rungen kommen kann. Als Konsequenz sollte daher bei therapeutischen Immobilisationen der unteren Extremität die gleichzeitige
Belastung derselben auf das Notwendigste beschränkt werden.

<u>Zusammenfassung</u>

Beginnende degenerative Knorpelveränderungen am Kaninchenkniege-
lenk, die durch Immobilisation und gleichzeitige Belastung erzeugt wurden, sind nicht reversibel. Nach einer Remobilisations-
dauer von einem halben Jahr fand sich eine Zunahme der degenerativen Veränderungen bis zur Arthrose. Die klinische Bedeutung
dieser Befunde wird betont.

<u>Summary</u>

Early degenerative changes of the articular cartilage in knee
joints of rabbits were observed after immobilization and weight
bearing. These changes were not reversible. After remobilization
there was an increase in the alterations. The clinical signifi-
cance of these findings is discussed.

<u>Literatur</u>

1. ELY, L.W., MENSOR, M.C.: Studies on the immobilization of the
   normal joints. Surg. Gynec. Obstet. <u>57</u>, 212 (1933)
2. ENNEKING, W.F., HOROWITZ, M.: The intra-articular effects of
   immobilization on the human knee. J. Bone Jt Surg. <u>54 A</u>, 973
   (1972)
3. EVANS, E.B., EGGERS, G.W., BUTLER, J.K., BLUMEL, J.: Experimental immobilization and remobilization of rat knee joints.
   J. Bone Jt Surg. <u>42 A</u>, 737 (1960)
4. MATTHIASS, H.H., GLUPE, J.: Immobilisation und Druckbelastung
   in ihrer Wirkung auf die Gelenke. Arch. orthop. Unfall-Chir.
   <u>60</u>, 380 (1966)
5. MÜLLER, W.: Biologie der Gelenke. Leipzig: J.A. Barth 1929
6. OTTE, P.: Über das Wachstum der Gelenkknorpel. Heidelberg:
   Dr. A. Hüthig 1965

Priv.-Doz. Dr. H.J. Refior, Harlachinger Straße 51,
8000 München 90

66. Revascularisierung hypertrophischer Pseudarthrosen nach Druckplattenosteosynthese*

F. Eitel, F. Klapp, L. T. Dambe und L. Schweiberer

Unfallchirurgische Abteilung der Chirurgischen Universitätsklinik
Homburg/Saar (Direktor: Prof. Dr. L. Schweiberer) und Abteilung
für Experimentelle Chirurgie der Chirurgischen Universitätsklinik
Homburg/Saar (Direktor: Prof. Dr. G. Harbauer)

Mangelnde Stabilität am Frakturspalt und gestörte Durchblutung der
Fragmente beeinträchtigen die Frakturheilung maßgeblich. Am häufig-
sten entstehen Pseudarthrosen durch Instabilität im Bruchbereich.
Klinisch finden sich von Callus kolbig aufgetriebene Fragmente, der
Pseudarthrosespalt wird trotz reichlich periostaler Callusbildung
nicht knöchern durchbaut. Tierexperimentelle Untersuchungen (1)
derartiger hypertrophischer Pseudarthrosen haben gezeigt, daß die
röntgenologisch schattendichten Enden der kolbig aufgetriebenen
Fragmente überreichlich mit Gefäßen versorgt sind. Deshalb ist diese Art Pseudarthrosen als <u>biologisch</u> reaktionsfähig anzusehen (2),
und Heilung ist zu erwarten, wenn die <u>Instabilität</u> am Pseudarthrosespalt beseitigt wird.

Ziel der vorliegenden Untersuchung war, den Heilungsmodus hypertrophischer Pseudarthrosen unter Stabilisierung durch Druckplatten
zu untersuchen, wobei vor allem das Verhalten des Gefäßsystems in-
teressierte.

Als Versuchsmodell diente der Radius ausgewachsener Schäferhundba-
starde, an dem sich nach einseitiger, querer Osteotomie mittels
mangelnder, postoperativer Ruhigstellung hypertrophische Pseudarthrosen sicher erzeugen lassen (3, 4, 5). Bei 6 Tieren wurden nach
durchschnittlich 24 Wochen röntgenographischer und klinischer Verlaufsbeobachtung die entstandenen hypertrophischen Radiuspseudar-
throsen auf der Zuggurtungsseite mit 4- oder 6-Loch-Kompressions-
platten stabilisiert. Nach 2, 3, 4, 12, 14 und 18 Wochen wurden
die Pseudarthrosen mit einer mikroangiographischen Methode (6, 7),
mittels derer die capillären Aufzweigungen der arteriellen Strombahn dargestellt werden können, in entkalkten Serienlängsschnitten
auf die Gefäßverteilung hin untersucht.

---

* Mit Unterstützung der Deutschen Forschungsgemeinschaft

Ergebnisse

Bei Aufrechterhaltung der mechanischen Störfaktoren biegen die Arteriolen am Pseudarthrosespalt büschelartig ab, der interfragmentäre Bereich bleibt avasculär (Abb. 1). Die spaltnahen Enden der Fragmente sind hypervascularisiert.

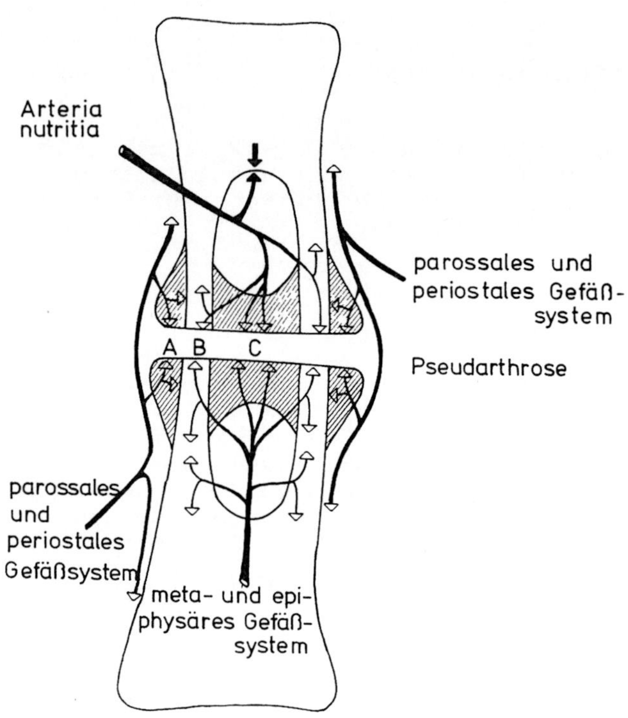

Abb.1. Schema der Vascularisation hypertrophischer Pseudarthrosen im Längsschnitt am langen Röhrenknochen. A. periostale, B. corticale und C. medulläre Arterien dringen, sich verzweigend, bis an den Pseudarthrosespalt vor. Der Spalt selbst bleibt avasculär. Gestrichelt dargestellt sind periostaler und endostaler Callus

Werden die mechanischen Störfaktoren beseitigt, so ändert sich das Gefäßverteilungsmuster schon innerhalb der ersten 14 Tage. In den Pseudarthrosespalt sprossen von beiden Fragmenten her, und zwar meist aus dem Markraum, Gefäße ein. Trotz Isolierung der Fragmente versuchen vor allem die Markraumgefäße eine Verbindung zwischen proximalem und distalem Fragment herzustellen. Sie treffen sich etwa in der Mitte und anastomosieren. Die Hauptaktivität liegt somit beim medullären Gefäßsystem. Nach 3 bis 4 Wochen hat die Gefäßneubildung im interfragmentären Bereich und dessen Überbrückung vorwiegend im medullären und corticalen Bezirk soweit zugenommen, daß der ursprünglich avasculäre Spalt breit von anastomosierenden Gefäßen überwunden wird (Abb. 2). Im periostalen Gefäßbezirk bestehen noch avasculäre Zonen, das periostale Gefäßnetz wird vom Medullarraum her durch transcorticale Anastomosen erreicht. Mit fortschrei-

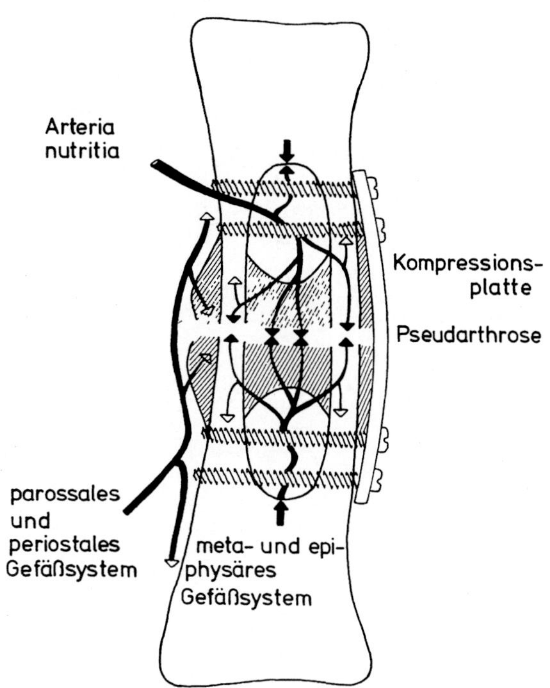

*Abb.2. Schema der Revascularisation hypertrophischer Pseudarthro-
sen nach Stabilisierung durch Druckplattenosteosynthese. Arterielle Gefäße überbrücken den Pseudarthrosespalt von beiden Fragmenten
her und anastomosieren. Die Spaltüberbrückung findet vorwiegend im
zentralen und corticalen Bereich statt*

tender Revascularisierung des interfragmentären Bereiches zeigen
die einzelnen Röntgenbilder auch eine zunehmende, kalksalzhaltige
Verschattung des Spaltes. Ein deutlich abgrenzbarer Pseudarthrosespalt besteht 4 Wochen nach Stabilisierung röntgenographisch und
mikroangiographisch nicht mehr. Nach 3 Monaten ist der knöcherne
Durchbau soweit fortgeschritten, daß sich die Hypervascularisation
der ersten Wochen im zentralen Bereich zurückbildet, gleichlaufend
werden die Callusmanschetten abgebaut. Dies ist das Stadium, in
welchem die ursprüngliche Form des Knochenrohres wieder hergestellt
wird. Ausdruck hierfür ist die unverändert starke Gefäßaktivität
im Bereich der Corticalis, die im ehemaligen Pseudarthrosebereich
durch Haversschen Umbau wieder hergestellt wird. Neben der Wiederherstellung einer durchgehenden Corticalis, Bildung einer Markhöhle
und Abbau der periostalen Manschette wird das physiologische Gefäßverteilungsmuster wieder hergestellt. Der Heilungsmodus bei den
hypertrophischen, stabilisierten Pseudarthrosen ist demjenigen bei
der knöchernen Sekundärheilung zu vergleichen, wo nach Stabilisierung durch den Fixationscallus die Wiederherstellung der ursprünglichen Form der Corticalis durch Revascularisation des Bruchspal-
tes eingeleitet wird.

Zusammenfassung

Bei 6 ausgewachsenen Bastardhunden wurden hypertrophische Radius-
pseudarthrosen erzeugt und mittels Kompressionsplatten-Osteosyn-
these stabilisiert. Das sich daraufhin ändernde Gefäßverteilungsmuster wurde mikroangiographisch untersucht. Die Revascularisierung des interfragmentären Bereiches war frühzeitig zu beobachten,
wobei die Gefäßneubildung von den Medullargefäßen beider Fragmente
ausging. Die Gefäßsprossen anastomosierten im interfragmentären Bereich. Mit zunehmendem "remodeling" trat die medulläre und periostale Hypervascularisation zurück, die corticale Gefäßaktivität hingegen bestand noch nach 3 Monaten unverändert.

Summary

In 6 adult mongrel dogs hypertrophic pseudarthroses in the radius
were produced. The pseudarthroses were stabilized by compression
plate osteosynthesis. The changes in the pattern of vascularization
in pseudarthroses under stabilization were studied by means of microangiography. The interfragmental gap revascularization started
early and came from medullary vessels of both fragments. Vessel
anastomoses in interfragmental areas were observed. With time, medullary and periosteal hypervascularization were reduced. However,
the hypervascularization in the remodeled corticalis was still evident after 3 months.

Literatur

1. JUDET, R., JUDET, J., ROY-CAMILLE, R.: La vascularisation des
   pseudarthroses des os longs d´après une étude clinique et ex-
   perimentale. Rev. chir. Orthop. 44, 5 (1958)
2. Weber, B.G., CECH, O.: Pseudarthrosen. Bern-Stuttgart-Wien:
   Huber 1973
3. MARTIN, B.: Über experimentelle Pseudarhtrosebildung und die
   Bedeutung von Periost und Mark. Arch. klin. Chir. 114, 665 (1920)
4. MÜLLER, J., SCHENK, R., WILLENEGGER, H.: Experimentelle Untersuchungen über die Entstehung reaktiver Pseudarthrosen am Hunderadius. Helv. chir. Acta 35, 3011 (1968)
5. EITEL, F., DAMBE, L.T., KLAPP, F., MÜLLER, I., SCHWEIBERER, L.:
   Experimentelle Pseudarthrosen und Revaskularisierung instabiler
   Diaphysen. Akt. Traumatologie 4, 175 (1974)
6. RHINELANDER, F.W., BARAGRY, R.A.: Microangiography in Bone Healing. J. Bone Jt Surg. 44 A, 1273 (1962)
7. DAMBE, L.T.: Revascularisation der Diaphyse langer Röhrenknochen
   nach Fraktur und Osteosynthese. Inauguraldissertation - Medizin.
   Fakultät der Universität des Saarlandes 1971

Dr. F. Eitel, Universitätsklinik im Landeskrankenhaus Homburg/Saar,
Unfallchirurgische Abteilung, 665 Homburg /Saar

67. Revascularisation devitalisierter Corticalissegmente unter stabilisierenden Cerclagen*

F. Klapp, F. Eitel, L. T. Dambe und L. Schweiberer

Abteilung Unfallchirurgie (Direktor: Prof. Dr. L. Schweiberer) und Abteilung Experimentelle Chirurgie (Direktor: Prof. Dr. G. Harbauer) der Chirurgischen Universitätsklinik Homburg/Saar

Häufige Ursache gestörter Knochenbruchheilung sind isolierte Fragmente, die durch das Trauma oder durch posttraumatische Instabilität von der Gefäßversorgung abgeschnitten wurden. Spontane oder operative Stabilisierung ermöglichen erst eine Revitalisierung avitaler Knochenbezirke (6). Ziel der durchgeführten Tierexperimente ist, die Revascularisation devitaler Corticalisfragmente unter weitgehender Ausschaltung biomechanischer Störfaktoren zu untersuchen.

Material und Methodik

Am Radius von 10 ausgewachsenen Bastardhunden wurde nach Abschieben des Periostes ein 2 cm langes und bis zur Mitte des Knochenrohres reichendes, keilförmiges Corticalisfragment mit einer feinen Handsäge ausgesägt. Die Strombahn der A. nutritia wurde durch Auslöffeln der Markhöhle unterbrochen. Die Kontinuität des Knochenrohres blieb zur Hälfte erhalten, so daß nach Einpassen und Fixation des Keiles mit 2 schlüssig aufsitzenden Cerclagen Stabilität bestand. Die avasculären Fragmente wurden durch zwei bis drei 2-mm-Bohrlöcher perforiert. Die behandelten Extremitäten wurden unmittelbar postoperativ zur Belastung freigegeben. Der Heilungsverlauf wurde klinisch und röntgenologisch kontrolliert. Nach 8 und 14 Tagen wurde jeweils ein Hund nach einer Methode angiographiert, mit der sich die arteriellen Aufzweigungen des Gefäßsystems darstellen (5, 1). 2 Hunde wurden nach 3 Wochen und je 3 Hunde nach 4 bzw. 6 Wochen angiographiert. Die gewonnenen Präparate wurden entkalkt und in Serienlängsschnitten von 1 mm Dicke auf Spezialfolien geröntgt.

Ergebnisse

Unter physiologischen Verhältnissen wird die Corticalis langer Röhrenknochen im diaphysären Bereich vorwiegend vom Markraum

---

* Mit Unterstützung der Deutschen Forschungsgemeinschaft

über die A. nutritia vascularisiert (1, 2, 3). Das periostale
Gefäßsystem tritt in seiner mikroangiographischen Darstellbar-
keit deutlich zurück. In den vorliegenden Versuchen wurden sowohl die medullären als auch die periostalen Gefäße im Bereich
des ausgesägten Corticalissegmentes zerstört. Die Segmente waren
dadurch regelmäßig devitalisiert.

8 Tage nach der Operation sind die periostalen und die medullären
Gefäße im operierten Bereich noch nicht durchgängig wiederhergestellt. Eine erste Gefäßreaktion im Sinne einer medullären Hypervascularisation ist im Operationsgebiet jedoch erkennbar. Die
Corticalis ist in entfernten Abschnitten wie unter physiologischen Bedingungen vascularisiert. Im ausgesägten Corticalissegment ist noch kein Gefäß nachzuweisen.

Nach 14 Tagen hat die medulläre Gefäßaktivität weiter zugenommen.
Jetzt ist die proximale A. nutritia über einen Nebenast wieder
mit dem peripheren Anteil des Markraumgefäßsystems verbunden.
Feinste Verzweigungen der Markraumarterie erreichen das devitale
Corticalissegment und dringen an einer Stelle bereits in dieses
ein. An der periostalen Oberfläche der devitalen Corticalis sind
nur vereinzelte Gefäße sichtbar, eine periostale Callusbildung
bzw. eine dem Markraumgefäßsystem vergleichbare Hypervascularisation ist noch nicht eingetreten. Durch ein Bohrloch im Corticalissegment sprossen medulläre Gefäße gegen den periostalen Bereich vor.

Nach 3 und insbesondere nach 4 Wochen ist auch die Kontinuität
der periostalen Gefäße wiederhergestellt. Nun besteht eine hypervascularisierte periostale Callusmanschette. Die Markraumhy-
pervascularisation ist zu diesem Zeitpunkt unverändert. Weiter
fortgeschritten erscheint die Revascularisierung des Corticalissegmentes: Vom Markraum treten jetzt an mehreren Stellen Gefäße
in das Segment ein und verzweigen sich in axialer Richtung. Während nach 3 Wochen der Sägespalt noch avasculär ist, finden sich
dort nach 4 Wochen Gefäße, wobei das medulläre mit dem periostalen Gefäßsystem zu anastomosieren scheint. Derartige Anastomosen
sind auch im Bereich des Bohrloches sichtbar. Außerdem sind vermehrt vom Markraum gespeiste Gefäße in den fragmentnahen Anteilen der intakten Corticalis nachweisbar.

Das Corticalissegment ist nach 6 Wochen revitalisiert und röntgenologisch eingebaut. Vom Markraum sind zahlreiche Gefäße auf
der ganzen Länge des Segmentes eingedrungen, der Sägespalt ist
nicht mehr nachweisbar. Hier besteht jetzt eine deutliche Gefäßaktivität in Form von Anastomosen zu den Gefäßen der an-
grenzenden Corticalisbezirke. Über dem revitalisierten Corticalissegment liegt eine spindelförmige, hypervascularisierte Callusmanschette, die von transcorticalen Markraumanastomosen erreicht wird. Die periostalen Gefäße sind an der äußeren Circum-
ferenz der Corticalis scharf abgesetzt und tragen somit nicht
zur Revitalisierung der Corticalis bei. Beim Vergleich mit experimentellen Untersuchungen über die Revitalisierung avitaler
Corticaliszylinder, welche durch Plattenosteosynthese stabilisiert wurden (4), läßt sich kein hindernder Einfluß der Cerclagen auf die Reparationsvorgänge feststellen.

Die vorliegenden Mikroangiographien zeigen, daß bei der Revitalisierung stabil fixierter Corticalissegmente zunächst das zerstörte Markraumgefäßsystem wiederhergestellt wird und dann von dort Gefäße in das avitale Segment einsprossen. Der knöcherne Einbau des Fragmentes ist nach 6 Wochen vollzogen und zeigt mikroangiographisch den Heilungsmodus der sog. Spaltheilung (8). Ohne sichtbare Beteiligung des periostalen Gefäßsystems laufen die Revascularisierungsvorgänge in Richtung auf eine Wiederherstellung des physiologischen Gefäßverteilungsmusters ab.

Zusammenfassung

Bei 10 ausgewachsenen Bastardhunden wurden isolierte Corticalissegmente der Radiusdiaphyse wieder eingepaßt und mit Cerclagen stabilisiert. Die Änderungen im Gefäßverteilungsmuster des Knochens und die Revitalisierung des devitalen Fragmentes wurden mikroangiographisch untersucht. Die Revascularisierung erfolgte von den Markraumgefäßen her, die in das avasculäre Fragment eindrangen. Nach 6 Wochen war das isolierte Fragment wieder eingebaut, der Frakturspalt wurde durch intracorticale Anastomosen überbrückt. Die Revascularisierungsvorgänge liefen in Richtung auf eine Wiederherstellung des physiologischen Gefäßverteilungsmusters.

Summary

In 10 adult mongrel dogs isolated cortical fragments of the diaphysis of the radius were reimplanted and stabilized by encircling wires. The changes in the pattern of vascularization and the revitalization of the avascular fragment were investigated by microangiography. The revascularization arose from the medullary vessels that penetrated the avascular fragment. The fracture gap was bridged by intracortical anastomoses. After 6 weeks fracture healing was noted and the vessels showed a restoration of the physiologic pattern of vascularization.

Literatur

1. DAMBE, L.T.: Revascularisation der Diaphyse langer Röhrenknochen nach Fraktur und Osteosynthese. Inaug. Dissertation, Medizin. Fakultät der Universität des Saarlandes 1971
2. GÖTHMAN, L.: Local Arterial Changes Associated with Experimental Fractures of the Rabbit's Tibia Treated with Encircling Wires (Cerclage). Acta chir. scand. 123, 17-27 (1962)
3. MORGAN, J.D.: Blood supply of growing rabbit's tibia. J. Bone Jt Surg. 41 B, 185-203 (1959)
4. OLERUD, S., DANCKWARDT-LILLIESTRÖM, G.: Fracture Healing in Compression Osteosynthesis. Acta orthop. scand. Suppl. No. 137 (1971)
5. RHINELANDER, F.W., BARAGRY, R.A.: Microangiography in Bone Healing. J. Bone Jt Surg. 44 A, 1273 (1962)
6. RHINELANDER, F.W.: The Normal Microcirculation of Diaphyseal Cortex and Its Response to Fracture. J. Bone Jt Surg. 50 A, 784 (1968)

7. SCHWEIBERER, L., VAN DE BERG, A.P., DAMBE, L.T.: Das Verhalten der intraossären Gefäße nach Osteosynthese der frakturierten Tibia des Hundes. Therapiewoche $\underline{20}$, 1330 (1970)
8. WILLENEGGER, H., PERREN, S.M., SCHENK, R.: Primäre und sekundäre Knochenbruchheilung. Chirurg. $\underline{42}$, 6. Heft, 241-252 (1971)

Dr. F. Klapp, Universitätskliniken im Landeskrankenhaus, Abteilung Unfallchirurgie, 6650 Homburg (Saar)

68. Die Konservierung von Hundeextremitäten durch hypotherme Perfusion*

W. Stock, P. Biertz, E. Geppert und W. Isselhard

Chirurgische Universitätsklinik (Direktor: Prof. Dr. Dr. H. Pichlmaier) und Institut für Experimentelle Medizin (Direktor: Prof. Dr. W. Isselhard), Köln-Lindenthal

In zunehmendem Maße wird über Replantationen traumatisch amputierter Extremitäten berichtet (1). Entscheidend für den Erfolg sind neben der Beherrschung entsprechender Operationstechniken ein kurzes ischämisches Intervall unter dem Schutz konservierender Maßnahmen. Methoden zur Konservierung werden je nach Autor nicht oder empirisch angewandt. Unter der Frage einer optimalen Konservierungstechnik wurden Versuche an Hunden durchgeführt.

Methodik

Bei insgesamt 24 Boxer-Hunden wurde in standardisierter Narkose durch einen hüftgelenksnahen Gummitourniquet eine Ischämie für bis zu 10 Std erzeugt. Zur Perfusion der Extremitäten wurden Arteria und Vena dorsalis pedis kanüliert. Die Temperaturkontrolle von Stamm, Kontroll- und ischämischer Extremität erfolgte mit Thermoelementen (Fa. ELLAB). Als Parameter für das Ausmaß der ischämischen Schädigung des Muskelgewebes diente der Status des Energiestoffwechsels sowie das Gewebe-pH. Muskelbiopsien wurden in 2-stündlichen Abständen mit der Gefrierstopmethode entnommen und nach eingeführten Methoden zur Analyse der Metaboliten des Adenylsäure-Phosphokreatinsystems aufgearbeitet. Weiterhin wurden in der Skeletmuskulatur pH-Messungen mit Einstichelektroden vom Typ der Einstabmeßketten (Fa. INGOLD, Frankfurt/Main) durchgeführt. Die Untersuchungen erfolgten in 3 Gruppen, wobei die Extremitäten folgenden Bedingungen unterworfen wurden:

1. Kontrollen (Lagerung bei Raumtemperatur, n = 6)
2. Perfusion der Extremitäten mit Collins-Lösung bei Raumtemperatur (500 ml/Std, n = 5)
3. Lagerung der Extremitäten in Eiswasser mit Perfusion gekühlter Collins-Lösung (500 ml/Std, n = 4)

---

* Mit Unterstützung der Deutschen Forschungsgemeinschaft

Ergebnisse und Diskussion

Die Ischämie führte in den Kontrollextremitäten bei Raumtemperatur zu einem raschen Zusammenbruch der energiereichen Phosphate
(3) mit Anhäufung von Lactat (Tabelle 1). Phosphokreatin (Pkr)
lag nach 4 Std bei 0,17 und Adenosintriphosphat (ATP) bei 1,06
± 0,65 µmol/g F.G. Lactat war in diesem Zeitraum von 2,73 ±
1,54 auf 51,63 ± 0,09 µmol/g F.G. angestiegen. Die pH-Werte des
Muskelgewebes fielen nach 8-stündiger Ischämie von 7,48 ± 0,07
auf 5,97 ± 0,06 ab. Durch Schwerkraftperfusion der ischämisch
belasteten Extremitäten mit Collins-Lösung bei Raumtemperatur
wurde ein deutlicher konservierender Effekt auf den Status der
energiereichen Phosphate erzielt. Die Zunahme der Gewebe-Acidose
verlief deutlich langsamer als in der Kontrollgruppe (Abb. 2).

Die günstigste Wirkung bezüglich einer Verlangsamung der kata-
bolen Stoffwechselprozesse wurde durch Perfusion mit kalter
Collins-Lösung mit zusätzlicher Hypothermie erreicht. Während
in der ischämischen Extremität die Temperatur nach 8 Std von
34,2°C auf 29,5°C abfiel, erreichten die gekühlten Extremitäten
nach 1 Std eine Temperatur von 9,2°C und nach 2 Std 3,2°C. Das
ATP lag in dieser Gruppe nach 10 Std bei 3,79 ± 1,45 µmol/g F.G.,
Lactat stieg lediglich auf 24,39 ± 2,32 µmol/g F.G. an. Das Gewebe-pH lag zu diesem Zeitpunkt bei 6,53 ± 0,08 (Abb. 1).

Ein Vergleich der Stoffwechselanalysen beider Kollektive läßt
den Schluß zu, daß durch den konservierenden Einfluß von Hypothermie und Perfusion der Stoffwechselstatus nach 10 Std dem
Metabolitmuster nach 2-stündiger Ischämie in der Kontrollgruppe
entspricht. Aus den vorliegenden Untersuchungen lassen sich
Richtlinien für die Praxis ableiten, jedoch sind Rückschlüsse
auf die maximale Ischämiedauer durch Konservierung nicht möglich.
Hierzu sind langdauernde Überlebensversuche notwendig, zumal als
limitierender Faktor die geringe Ischämietoleranz des Nervenge-
webes (3) die Prognose einer Replantation einzuschränken scheint.

Zusammenfassung

Während langdauernder Extremitätenischämie beim Hund wurden verschiedene Methoden zur Konservierung untersucht. Durch Hypothermie und Perfusion konnte erreicht werden, daß der Status des
Energiestoffwechsels nach 10-stündiger Konservierung dem Metabolitmuster der Kontrollgruppe nach 2-stündiger Ischämie entsprach.

Summary

Different methods of preservation are examined in long-lasting
extremity ischemia in dogs. After preservation of 10 h duration
by hypothermia and perfusion the status of energy-rich phospha-
tes and pH was equivalent to the status after 2 h of ischemia
under control conditions.

Tabelle 1. Metaboliten des Adenylsäure-Phospokreatinsystems und Glykolysecyclus (µmol/g F.G.) und Gewebe-pH der Skeletmuskulatur des Hundes während bis zu 10stündiger Ischämie. K = Kontrollen, Lagerung der Extremitäten bei Raumtemperatur (n = 6). Hy + C = hypotherme Lagerung der Extremitäten in Eiswasser mit hypothermer Perfusion der Extremitäten mit Collins-Lösung (n = 4). (Mittelwerte und Standardabweichung)

t		ATP	ADP	AMP	SAN	PKr	FKr	GKr	Glyk.	Gluc.	Lact.	pH
0	K	5,39 ± 0,28	0,52 ± 0,11	0,06 ± 0,02	5,80 ± 0,31	14,74 ± 2,03	12,37 ± 2,87	27,11 ± 2,90	51,23 ± 12,70	1,50 ± 0,23	2,73 ± 1,54	7,48 ± 0,07
	Hy+C	5,61 ± 0,59	0,86 ± 0,39	0,05 ± 0,03	6,51 ± 0,94	17,65 ± 1,63	17,26 ± 5,33	34,91 ± 3,71	59,50 ± 18,20	1,36 ± 0,49	1,29 ± 1,36	7,47 ± 0,05
4	K	1,06 ± 0,65	0,68 ± 0,22	0,20 ± 0,09	1,93 ± 0,87	0,17 ± 0,20	23,89 ± 2,37	24,06 ± 2,31	17,57 ± 8,40	1,10 ± 0,70	51,63 ± 9,09	6,10 ± 0,12
	Hy+C	4,71 ± 0,61	0,81 ± 0,31	0,06 ± 0,03	5,58 ± 0,58	2,32 ± 0,36	26,66 ± 3,08	28,97 ± 3,28	57,19 ± 10,78		9,94 ± 0,91	6,91 ± 0,09
8	K	0,04 ± 0,05	0,27 ± 0,18	0,11 ± 0,05	0,41 ± 0,16	0,01 ± 0,02	24,10 ± 2,31	24,11 ± 2,32	33,69 ± 14,26	2,10 ± 0,66	59,12 ±13,39	5,97 ± 0,06
	Hy+C	4,19 ± 0,39	0,93 ± 0,33	0,18 ± 0,26	5,34 ± 1,06	1,24 ± 0,56	27,03 ± 8,10	29,24 ± 8,50	48,43 ± 10,15		20,21 ± 6,80	6,62 ± 0,08
10	Hy+C	3,79 ± 1,45	1,30 ± 0,25	0,23 ± 0,11	5,32 ± 1,28	0,54 ± 0,28	35,69 ± 5,05	36,23 ± 4,85	42,77 ± 11,42		24,39 ± 2,32	6,53 ± 0,08

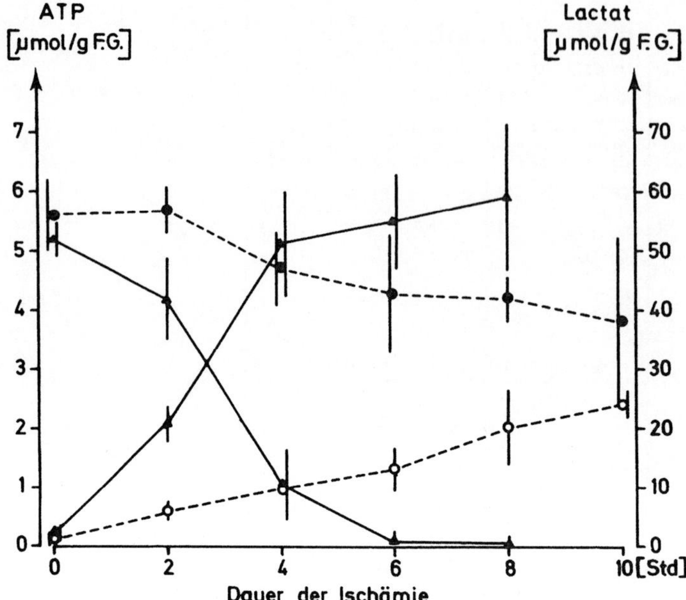

Abb.1. Adenosintriphosphat (ATP) und Lactat im ischämischen Skeletmuskel des Hundes unter Kontrollbedingungen (n = 6) und Collins-Perfusion mit Hypothermie (n = 4). ▲ *ATP-Kontrolle;* ● *ATP-Collins + Hypothermie;* △ *Lactat-Kontrolle;* ○ *Lactat-Collins + Hypothermie*

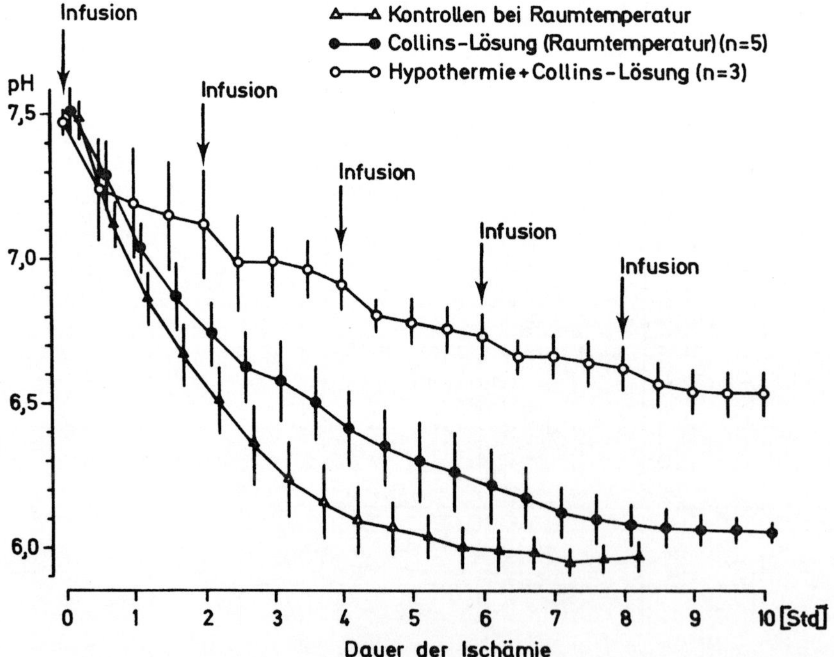

Abb.2. Gewebe-pH im ischämisch belasteten Skeletmuskel des Hundes unter verschiedenen Versuchsbedingungen

Literatur

1. OWEN, E.: Replantation abgetrennter Extremitäten. Langenbecks
   Arch. Chir. 339, 613 (1975)
2. KARPF, M., THODEN, U., GEBERT, E., BERGER, W.: Elektromyogra-
   fische Veränderungen bei temporärer Tourniquet-Ischämie beim
   Menschen. Langenbecks Arch. Chir. Suppl. Chir. Forum 1975, 377
3. STOCK, W., BOHN, H.J., ISSELHARD, W.: Die Restitution der
   Ratte nach langdauernder Ischämie. Res. exp. Med. 159, 306
   (1973)

Priv.-Doz. Dr. W. Stock, Chirurgische Universitätsklinik Köln,
Joseph-Stelzmann-Straße 9, 5000 Köln 41

69. Pulmonale Lipoproteinlipaseaktivität nach experimenteller Knochenfraktur

L. Lehr[1], H. Niedermüller[2] und G. Hofecker[2]

[1]Abteilung für Experimentelle Chirurgie (Leiter: Prof. Dr. R. Gottlob) der I. Chirurgischen Universitätsklinik Wien (Suppl. Leiter:
Prof. Dr. K. Keminger)
[2]Physiologisches Institut der Veterinärmedizinischen Universität
Wien (Vorstand: Prof. Dr. A. Kment)

Einen wichtigen Stoffwechselweg zur Bereitstellung der im Dipal-
mitoyllecithin, dem Hauptbestandteil des die Alveolen auskleidenden
und stabilisierenden Lungensurfactant, veresterten Palmitinsäure
stellt die durch die pulmonale Lipoproteinlipase katalysierte Hy-
drolyse des Triglyceridanteiles der Very Low Density Lipoproteine
des zirkulierenden Blutes dar (1). Es könnte daher die posttraumatisch zu beobachtende Surfactantsynthesestörung (2), zumindest par-
tiell, durch eine Änderung der Lungenlipoproteinlipaseaktivität
bedingt sein.

Material und Methodik

Nach Implantation von Kathetern in die A. pulmonalis und in den
linken Vorhof wurden vier von acht Hunden 30 min nach Einsetzen
der Spontanatmung (= Zeitpunkt O in den Tabellen) bei verschlosse-
ner Thorakotomie beide Unterschenkel frakturiert. Blutig gemesse-
ner Aorten- und Pulmonalisdruck wurden kontinuierlich registriert
und Blut zur Bestimmung der Lipoproteinlipaseaktivität (LPLA) aus
der A. pulmonalis und dem linken Vorhof in eisgekühlte Röhrchen
bis zu 5 Std nach dem Trauma entnommen. Zur Erfassung des katalytisch aktiven Lungen-LPL-Pools, der aus seinem Wirkungsort, dem
Capillarendothel, durch Heparininfusion freigesetzt wird (3), haben
wir 5 Std nach Setzen des Traumas 50 I.U. Heparinsulfat in die A.
pulmonalis injiziert und 2 min später noch einmal Blut aus der A.
pulmonalis und dem linken Vorhof auf LPLA untersucht. An Lungengewebe gelangten der vor dem Trauma resecierte craniale Teil des linken Spitzenlappen und je eine 5 Std nach dem Trauma von den basalen
Anteilen der rechten und linken Lunge gewonnene Biopsie zur Untersuchung.

Die Messung der LPLA erfolgte durch Inkubieren eines Gemisches von
5 mg eines aus Serum bzw. Plasma oder Lungengewebshomogenat berei-
teten Aceton-Äther-Präcipitates, gelöst in 500 μl NH_4OH-NH_4Cl-Puffer
(pH 8,1), mit 500 μl eines Glyceryl-tri (9,10(n)-^{3}H) oleat (Radio-
chemical Centre Amersham) und humanes Fastenserum enthaltenden, unter Zusatz von Triton X-100 (Fa. Serva, Heidelberg) durch Ultrabe-

schallung homogen emulgierten Substrates und Bestimmung des nach
30 min Inkubation abgespaltenen Oleats durch Messung der nach
Heptan-Chloroform-Methanol-Extraktion in der wäßrigen Phase verbliebenen Radioaktivität im Liquid Scintillation Counter (Packard Tri-Carb). Die Lungenlipoproteinlipase wird durch Serum
aktiviert und durch 1 M NaCl gehemmt und ist dadurch biochemisch
charakterisiert (3). Wir haben daher zur Abgrenzung gegenüber
verwandten Enzymaktivitäten (insbesondere einer aus der Leber
stammenden, sich gegen NaCl und Serumzusatz indifferent ver-
haltenden Triglyceridlipase im Postheparinplasma (4)) ein Du-
plikat jeder Probe mit 1 M NaCl versetzt und dem Reaktions-
gemisch kein Serum zugesetzt; aus der Differenz der Aktivität
in den beiden Proben errechnete sich die LPLA in μMol$\cdot$mg$^{-1}\cdot$30 min^{-1}.
Da die Werte für die LPLA zwischen den einzelnen Versuchstieren
z. T. beträchtlich variierten, wurde jedes Tier als seine eigene Kontrolle betrachtet und in den Tabellen aie LPLA zum jeweiligen Abnahmepunkt in Prozent des Wertes zum Zeitpunkt Null
(LPLA zum Zeitpunt O = 100%) angegeben. Die statistische Auswertung aller registrierten Parameter erfolgte mit dem t-Test,
falls nötig nach logarithmischer Transformation der miteinander
zu vergleichenden Größen.

Ergebnisse und Diskussion

Die Lipoproteinlipaseaktivitäten (Tabelle 1) im Blut des linken
Vorhofes und der A. pulmonalis ließen zu keinem Zeitpunkt (10
und 30 min sowie 1, 2, 3 und 5 Std nach dem Trauma) ein signifikant unterschiedliches Verhalten erkennen. Während jedoch bei
den Kontrolltieren die LPLA im linken Vorhofblut nach der Hepa-
rininjektion auf das rund 5fache und in der A. pulmonalis etwa
auf das 2 1/2fache des Ausgangswertes anstieg, blieb diese bei
den Tieren, die 5 Std vorher traumatisiert worden waren, ohne
jeden Effekt. Die LPLA im Lungengewebe zeigte bei traumatisier-
ten Tieren einen Anstieg auf das Doppelte.

Unsere Befunde beweisen das völlige Fehlen von katalytisch ak-
tiver Lipoproteinlipase in der Lunge 5 Std nach dem experimentellen Trauma. Daß die in den Lipoproteintriglyceriden veresterten Fettsäuren posttraumatisch nicht, wie dies physiologischer-
weise der Fall ist, direkt für die Synthese des Lungensurfactant
verfügbar sind, könnte Teilursache der bekannten posttraumatischen Surfactantsynthesestörung (2) sein. Das Fehlen des katalytisch aktiven Lungenlipoproteinlipasepools bei erhöhter LPLA
des Lungengewebes deuten wir als Folge einer posttraumatischen
Störung des Transportmechanismus (5) der Lipoproteinlipase vom
intracellulären Ort der Synthese zum Wirkungsort nahe der Ca-
pillarendotheloberfläche (6).

Bemerkenswert erscheint uns, daß die beschriebenen Veränderun-
gen im LPLA-Muster der Lunge bereits nach einem relativ gering-
fügigen Trauma auftraten; Hämatokrit, Serumalbumin, Aortendruck,
Thrombocytenzahlen und Plasmafibrinogenspiegel sowie Herz-,
Atemfrequenz und Harnausscheidung (Tabelle 2) zeigten in beiden
Gruppen ein identisches Verhalten, Blutglucose und unveresterte
Fettsäuren im Serum zeigten einen signifikanten Anstieg nur in
der Traumagruppe (posttraumatische Catecholaminausschüttung?).

Tabelle 1. Lipoproteinlipase-Aktivität (in % des Nullwertes)
Mittelwerte ± 1 SD (in Klammer die Anzahl der Tiere)

	A. pulmonalis		linker Vorhof		Lunge	
	K	F	K	F	K	F
0	100 (4)	100 (4)	100 (4)	100 (4)	100 (4)	100 (4)
10	36,1±2,2 (4)	59,0±3,5 (4)	71,0±3,7 (4)	54,7±3,7 (4)		
30	76,4±1,2 (4)	95,9±1,6 (4)	128,2±1,3 (4)	95,9±1,5 (4)		
60	62,2±1,6 (4)	49,8±2,9 (4)	105,5±1,9 (4)	47,0±3,6 (4)		
120	55,9±2,5 (4)	118,5±1,6 (3)	126,4±1,7 (4)	91,0±2,0 (4)		
180	50,1±1,9 (4)	82,2±4,9 (4)	47,1±2,9 (4)	47,0±3,0 (4)		
300	74,1±2,6 (3)	71,1±3,8 (4)	52,6±1,6 (3)	40,5±3,0 (4)	89,8±3,3 (2)	197,8±2,3 (4)
5 min Postheparin	263,2±1,0	108,3*±1,6	529,9±2,0	102,4*±2,6		

K = Kontrolle; F = Fraktur; * p< 0,05 verglichen mit Kontrolle

Ebenfalls nur in der Traumagruppe fand sich ein erhöhter Pulmonalisdruck und vermehrt sudanophile Substanz in den Lungengefässen.

Zusammenfassung

Fünf Stunden nach einem mäßig schweren (Anstieg der Blutglucose und der freien Fettsäuren als Ausdruck eines Stresszustandes, kein Hinweis für einen hämorrhagischen Schock), experimentellen Trauma (bilaterale Unterschenkelfraktur) ließ sich in der Lunge von Hunden keine katalytisch aktive Lipoproteinlipase nachweisen.

Summary

Five hours after a limited, nonhypotensive trauma without gross interference with coagulopathy the lung of dogs was found to be completely deficient of heparin-releasable, metabolically active lipoprotein lipase.

Literatur

1. FELTS, J.M.: Biochemistry of the lung. Hlth Phys. 10, 973 (1964)
2. GREENFIELD, L.J., BARKETT, V.M., COALSON, J.J.: The role of surfactant in the pulmonary response to trauma. J. Trauma 8, 735 (1968)

Tabelle 2. Zeit (Minuten)

| | O | | 10 | | 30 | | 60 | | 120 | | 180 | | 300 | |
	K	F	K	F	K	F	K	F	K	F	K	F	K	F
Hämatokrit (%)	37,0 ±4,9	34,3 ±11,3	35,3 ±6,8	35,3 ±8,2	32,5 ±5,7	34,1 ±5,3	35,8 ±1,5	36,0 ±7,3	35,5 ±5,7	34,1 ±3,5	40,3 ±6,0	39,0 ±4,8	37,5 ±9,8	37,8 ±4,9
Thrombocyten (x 10000/mm^3)	23,6 ±1,0	27,7 ±1,8	23,8 ±1,6	27,0 ±1,0	19,7 ±6,3	33,9 ±4,8	20,7 ±3,4	31,2 ±2,3	19,1 ±6,3	28,4 ±1,0	22,0 ±4,5	29,9 ±9,0	15,3 ±4,9	29,6 ±6,3
Fibrinogen (mg %)	200,0 ±33,6	257,3 ±80,0	·	·	·	·	·	·	·	·	·	·	217,5 ±43,4	230,0 ±55,6
Blutzucker (mg %)	120,7 ±22,2	110,7 ±7,7	·	·	131,7 ±26,1	229,3* ±43,6	151,5 ±35,9	254,6* ±59,1	·	·	112,5 ±35,2	251,0*□ ±56,6	134,0 ±29,8	232,0* ±58,7
Freie Fettsäuren (mval/l)	0,21 ±0,01	0,23 ±0,06	·	·	0,24 ±0,07	0,57*□ ±0,03	0,27 ±0,09	0,66*□ ±0,03	·	·	0,19 ±0,04	0,59*□ ±0,09	0,27 ±0,04	0,52*□ ±0,16
Serumalbumin (g %)	3,1 ±0,6	3,1 ±0,7	·	·	·	·	·	·	·	·	·	·	2,6 ±0,8	2,8 ±0,7
mittlerer arterieller Blutdruck (mm Hg)	108,3 ±34,1	114,1 ±20,6	96,6 ±31,9	97,4 ±14,2	95,8 ±12,5	109,1 ±23,4	89,1 ±11,6	109,5 ±9,1	96,6 ±20,2	111,6 ±19,7	89,9 ±20,5	100,7 ±17,0	108,9 ±24,5	128,3 ±20,8
mittlerer Pulmonalarteriendruck (mm Hg)	19,6 ±2,8	20,8 ±3,4	17,9 ±1,8	26,6 ±6,3	13,7 ±2,2	27,8 ±2,5	12,2 ±0,8	31,2 ±4,5	11,9 ±0,9	28,2 ±3,6	11,9 ±1,6	27,9 ±1,7	11,2 ±1,4	28,6 ±2,1
Herzfrequenz (pro min)	126,0 ±14,6	133,0 ±15,7	129,0 ±24,2	127,0 ±20,4	126,0 ±18,9	150,0 ±40,0	132,0 ±21,3	145,0 ±26,0	142,0 ±24,9	147,0 ±26,1	126,0 ±15,8	144,0 ±31,3	126,0 ±8,4	148,0 ±43,6
Atemfrequenz (pro min)	26,0 ±5,1	22,0 ±7,1	35,0 ±8,8	25,5 ±7,5	27,0 ±5,0	22,0 ±5,1	31,0 ±9,4	28,5 ±8,6	38,6 ±9,8	31,0 ±7,3	29,3 ±9,0	28,6 ±8,0	22,0 ±2,8	30,0 ±7,2
Harnproduktion	·	·	·	·	·	·	·	·	·	·	·	·	0,8 ±0,2	1,1 ±0,3

K = Kontrolle; F = Fraktur; Mittelwerte von 4 Hunden ± 1SD; * P < 0,05 verglichen mit dem Nullwert; □ P < 0,05 verglichen mit dem korrespondierenden Wert der Kontrolle

3. HAMOSH, M., HAMOSH, P.: Lipoprotein lipase in rat lung. The effect of fasting. Biochim. biophys. Acta (Amst.) <u>380</u>, 132 (1975)
4. GRETEN, H.: metabolism of human chylomicrons. Klin. Wschr. <u>52</u>, 947 (1974)
5. CHAJEK, T., STEIN, O., STEIN, Y.: Colchicine-induced inhibition of plasma lipoprotein lipase release in the intact rat. Biochim. biophys. Acta (Amst.) <u>380</u>, 127 (1975)
6. SCOW, R.O., HAMOSH, M., BLANCHETTE-MACKIE, E.J., EVANS, A.J.: Uptake of blood triglyceride by various tissues. Lipids <u>7</u>, 497 (1972)

Dr. L. Lehr, I. Chirurgische Universitätsklinik, Experimentelle Abteilung, Alserstraße 4, A-1090 Wien

70. Prophylaktische Therapie mit Methylprednisolon und Heparin bei experimentellem Trauma und hämorrhagischem Schock*

Th. Klöss, U. Bleyl, U. B. Brückner, H. Leinberger, M. Metzker, W. W. Saggau und J. Schmier

Abteilung für Experimentelle Chirurgie (Direktor: Prof. Dr. J. Schmier), Chirurgische Universitätsklinik (Direktor: Prof. Dr. F. Linder) und Pathologisches Institut (Direktor: Prof. Dr. W. Doerr) der Universität Heidelberg

Nach schwerem Trauma und Blutverlust werden oft morphologische und funktionelle Veränderungen in der Lunge beobachtet. Sie führen zum Teil zu einer respiratorischen Insuffizienz, der trotz aller Maßnahmen mehr als die Hälfte der Patienten erliegen. Herkömmliche Methoden vermindern nicht die hohe Letalität einer ausgeprägten Schocklunge. Deshalb ist es sinnvoll, prophylaktische Maßnahmen zu untersuchen. Unter dieser Fragestellung werden Versuche am Modell des traumatisch-hämorrhagischen Schocks des Hundes durchgeführt. Als prophylaktische Maßnahme wird die Gabe hoher Dosen von Methylprednisolon und die Kombination von Methylprednisolon und Heparin erprobt (1).

<u>Methodik</u>

26 narkotisierte Bastardhunde werden einem standardisierten Knochentrauma durch beidseitige Tibiaosteotomie und anschließendem Blutentzug bis zu einem arteriellen Mitteldruck von 40 mm Hg unterzogen. Nach dreistündiger fixierter Hypotonie wird die restliche extracorporale Blutmenge reinfundiert. Das Herz-Zeit-Volumen (HZV) wird mit der Thermodilutionsmethode und der mittlere Druck in der A. pulmonalis (MPP) mit einem Swan-Ganz-Katheter gemessen. Berechnet wird die O_2-Aufnahme (STPD), und in arteriellen Blutproben werden das Fibrinogen, die Fibrinmonomere, die Thrombocytenzahl, pCO_2 und pH gemessen. Die arteriell-alveoläre pCO_2-Differenz ($\Delta\ pCO_2\ _{a-A}$) wird anhand der end-exspiratorischen CO_2-Konzentration mit einem Ultrarotabsorptionsschreiber (URAS) bestimmt. Zwei Std nach Reinfusion werden die Tiere zur Gewebeentnahme für histologische Untersuchungen durch KCl-Injektionen getötet. Gegenüber der <u>Kontrollgruppe</u> (n = 10) werden den Tieren der <u>Cortisongruppe</u> (n = 8) vor Trauma und Reinfusion jeweils 40 mg/kg Methylprednisolon verabreicht. In der <u>Cortison-</u>

*Mit dankenswerter Unterstützung des Landesverbandes Südwestdeutschland der gewerblichen Berufsgenossenschaften

Heparingruppe (n = 8) wird neben diesen beiden Methylprednisolon-
injektionen durch wiederholte Heparingaben nach Trauma die Thrombinzeit auf das 3-5fache der Norm verlängert.

Ergebnisse und Schlußfolgerungen

Die intravasale Gerinnung, erkennbar am Abfall von Fibrinogen
und Thrombocytenzahl, und dem Auftreten von Fibrinmonomeren
tritt in der Kontroll- und Cortisongruppe ungefähr gleich stark
auf. Sie wird durch Heparin verhindert (Tabelle 1). Der Äthanol-
test bleibt in der heparin-behandelten Gruppe negativ. Das pH
fällt in allen Gruppen während der Hypotonie stark ab (Tabelle 1).

Tabelle 1. Mittelwerte und Standardabweichungen von Fibrinogen
Fbg (mg%), Thrombocytenzahl PC (x 10^3/mm^3, arteriellem pH-Wert
und O_2-Aufnahme STPD (ml/kg·min) der 3 Gruppen (Kontrollen n =
10, andere Gruppen n = 8): A = Ausgangswerte nach Narkose und
Einbinden der Gefäßkatheter; B = Werte nach Trauma und 3stündi-
ger Hypotonie; C = Werte 2 Std nach Reinfusion. + = signifikant
verschieden vom zeitlich korrelierendem Wert der Kontrollgruppe
(p< 0,05)

Fbg	A	B	C
Kontrollen	276 ± 117	119 ± 128	109 ± 142
Cortison	209 ± 75	118 ± 66	118 ± 96 +
Cortison + Heparin	317 ± 148	248 ± 132	313 ± 120 +
PC			
Kontrollen	157 ± 51	111 ± 49	89 ± 39
Cortison	192 ± 46	137 ± 23	114 ± 39
Cortison + Heparin	124 ± 49	129 ± 37	136 ± 44 +
pH			
Kontrollen	7,32 ± 0,07	6,99 ± 0,1	7,13 ± 0,1
Cortison	7,38 ± 0,05	7,06 ± 0,07	7,13 ± 0,14
Cortison + Heparin	7,36 ± 0,03	7,08 ± 0,04	7,25 ± 0,07 +
O_2-Aufnahme STPD			
Kontrollen	4,1 ± 0,6	3,7 ± 1,1	4,5 ± 1,3
Cortison	5,1 ± 1,3	5,0 ± 1,5+	5,2 ± 2,1
Cortison + Heparin	4,7 ± 0,9	5,0 ± 1,3+	5,4 ± 1,1

Blutdruck und HZV verhalten sich in allen Gruppen praktisch
gleich (Abb. 1). Die O_2-Aufnahme liegt bei den mit Methylprednisolon behandelten Tieren während der Hypotonie signifikant
über den Kontrollwerten (Tabelle 1) (2).

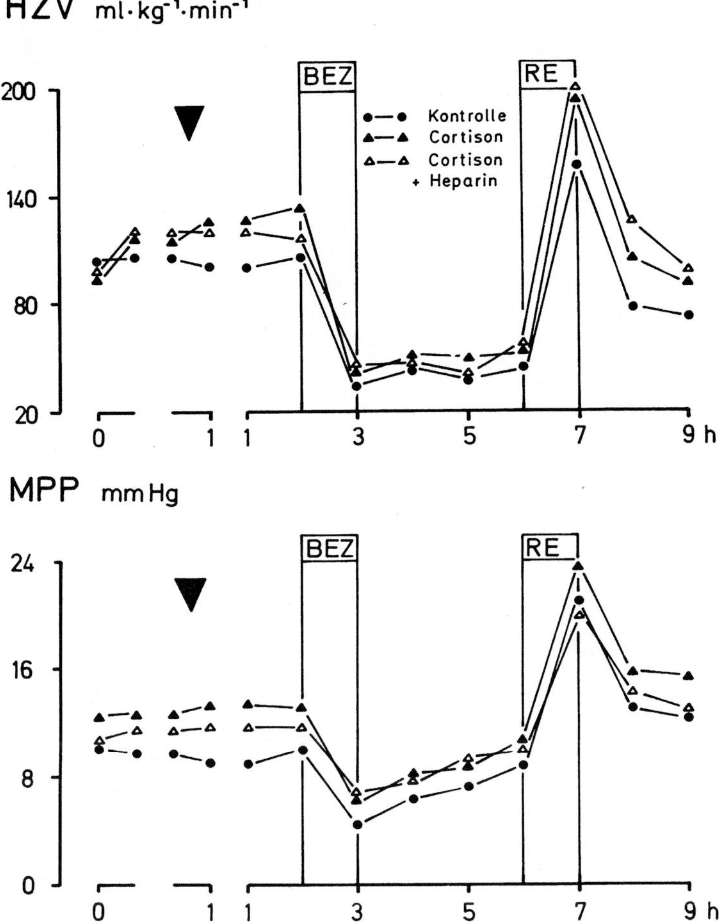

Abb.1. Verlauf der Mittelwerte von Herz-Zeit-Volumen (HZV) und mittlerem Pulmonalarteriendruck (MPP) vor und nach Knochentrauma (▼), Blutentzug (BEZ) und Reinfusion (RE). Das HZV ist bei den mit Methylprednisolon behandelten Tieren nach Reinfusion auf 200 ± 45 ml/kg·min erhöht, gegenüber 156 ± 39 ml/kg·min bei den Kontrolltieren (p< 0,05). Nach Trauma und vor und nach Blutentzug liegt der MPP aller Gruppen signifikant über den Werten der Kontrollgruppe (p< 0,05). Sonst besteht praktisch kein Unterschied zwischen den 3 Gruppen(Kontrollgruppe n = 10, sonst n = 8)

Während der Hypotonie steigt der MPP in allen Gruppen signifikant an. Bei gleichzeitig kaum steigendem HZV (Abb. 1) beweist dieses Verhalten eine Zunahme des Strömungswiderstandes in der Lungenstrombahn. Wegen der starken HZV-Abhängigkeit des Widerstandes werden zur Quantifizierung der volumenunabhängigen Widerstandssteigerung pulmonale Druckflußkurven herangezogen. Sie werden durch regelmäßige Messungen von HZV und MPP während Blutentzug und Reinfusion gewonnen. Die Verschiebung der Reinfusionskurve zu höheren Druckwerten gegenüber der Entzugskurve beweist eine HZV-unabhängige Zunahme des Strömungswiderstandes. Sie wird als Druckdifferenz (Δ MPP) bei einem normalen HZV von 100 ml/kg ·min für jeden Einzelversuch berechnet. Diese Druckdifferenz (Δ MPP) beträgt bei den Kontrollen 6,4 $\pm$ 2,7 mm Hg (100%), nach Cortison + Heparin ist sie mit 3,2 $\pm$ 1,2 mm Hg (50%) (p < 0,01) und nach Cortison mit 3,3 $\pm$ 1,8 mm Hg (51%) (p < 0,02) signifikant vermindert.

Nach Reinfusion steigt der Δ pCO_2 a-A in der Kontrollgruppe an; bei den mit Methylprednisolon behandelten Gruppen bleibt dieser Anstieg aus (Abb. 2). Daraus wird geschlossen, daß die sich entwickelnde Ventilations-Perfusionsstörung bei der Anwendung von Methylprednisolon geringer ist (3). Die histologische Untersuchung (Tabelle 2) der Lunge zeigt, daß Heparin Mikrothromben gänzlich verhindert, Blutungen jedoch vermehrt und verstärkt auftreten. Methylprednisolon allein vermindert das Auftreten von Mikrothromben und Blutungen gegenüber den Kontrollen etwa um die Hälfte. Die vermehrten Blutungen nach Heparin werden durch Methylprednisolon nicht vermindert. Ein alveoläres oder interstitielles Ödem wird durch keine der untersuchten prophylaktischen Maßnahmen beeinflußt.

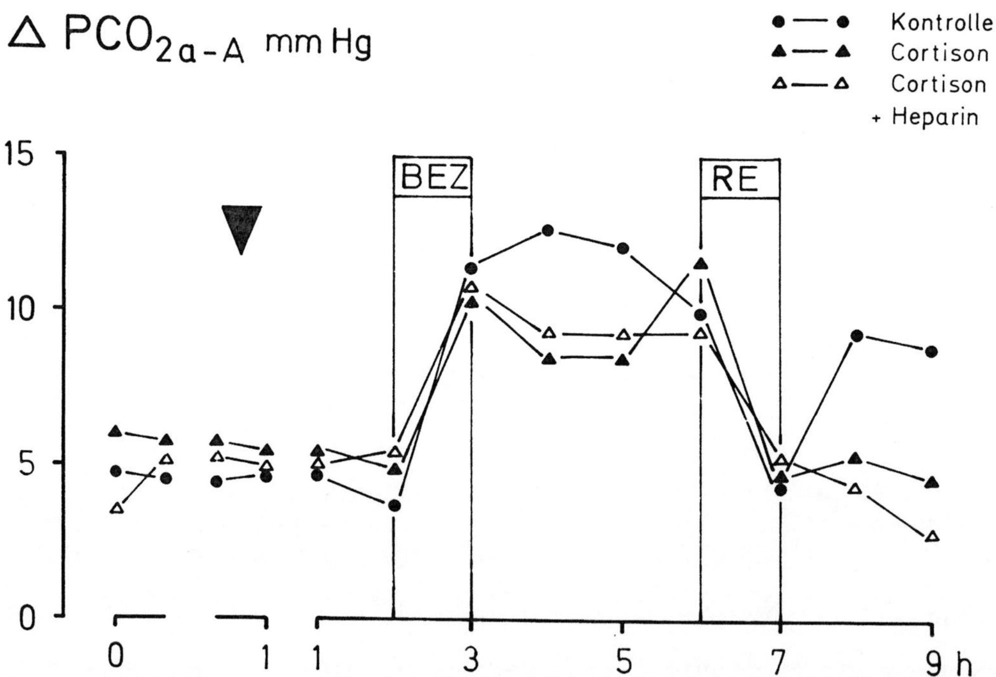

Abb.2. Verlauf der Mittelwerte der arteriell-alveolären CO_2-Differenz (Δ pCO_2 a-A). Nur bei Versuchsende (9 Std) besteht ein signifikanter Unterschied zwischen den Gruppen. Δ pCO_2 a-A liegt bei Cortison (4,7 $\pm$ 3,9 mm Hg) und bei Cortison + Heparin (2,8 $\pm$ 2,6 mm Hg) signifikant (p < 0,05) unter dem Kontrollwert (8,5 $\pm$ 3,3 mm Hg). (Kontrollgruppe n = 10, sonst n = 8)

Tabelle 2. Ergebnis der histologischen Untersuchung der Gewebsproben aus der Lunge. Anzahl der Tiere aus jeder Gruppe, bei
denen Mikrothromben, interstitielle und alveoläre Blutungen, ein
alveoläres und/oder ein interstitielles Ödem gefunden wurde
(Kontrollen n = 10, anderer Gruppen n = 8)

	Kontrolle	Cortison	Cortison + Heparin
Mikrothromben	5	2	O
Blutungen	5	2	7
alveoläres Ödem	7	4	4
interstitielles Ödem	6	6	5

Zusammenfassung

Funktionelle und histologische Veränderungen der Lunge nach Trauma und hämorrhagischem Schock werden im hier untersuchten Modell
durch eine prophylaktische Gabe von Methylprednisolon gemindert.
Zwei Mechanismen können zur Erklärung herangezogen werden.

1. Eine verbesserte Mikrozirkulation, kennbar an der erhöhten
   O_2-Aufnahme, mindert die periphere Gewebshypoxydose (2).
2. Eine direkte Beeinflussung der pathologischen Reaktion in
   der Lunge durch verminderte Freisetzung von vasoaktiven, per-
   meabilitätssteigernden und autolytischen Substanzen aus Throm-
   bozyten, Granulozyten und Lungengewebe ist wahrscheinlich (4).

Summary

Twenty-six anesthetized mongrel dogs were subjected to a standardized traumatic hemorrhagic shock. Compared with the control
group prophylactic treatment with high doses of methylprednisolone reduced functional and histologic alterations of the
lung. Methylprednisolone in combination with heparin pretreatment
prevents microthrombi but produces more alveolar bleeding.

Literatur

1. WILSON, J.W.: Surg. Gynec. Obstet. 134, 675-681 (1972)
2. BRYAN-BROWN, Ch.W. et al.: Steroids and shock 362-374 (1975)
3. SEVERINGHAUS, J.W. et al.: J. appl. Physiol. 10, 335-348 (1957)
4. FREDLUND, P.E. et al.: Amer. J. Surg. 128, 324-330 (1974)

cand med. Th. Klöss, Abteilung für Experimentelle Chirurgie,
Chirurgische Universitätsklinik, Im Neuenheimer Feld 347,
6900 Heidelberg

71. Pulmonale Hämodynamik, Gerinnung und morphologische Veränderungen in der Lunge nach Hemmung der Thrombocytenaggregation und intravasalen Gerinnung bei experimentellem Trauma und hämorrhagischem Schock

W. Saggau, U. Bleyl, U. B. Brückner, Th. Klöss, H. Leinberger, M. Metzker und J. Schmier

Abteilung für Experimentelle Chirurgie (Direktor: Prof. Dr. J. Schmier), Chirurgische Universitätsklinik (Direktor: Prof. Dr. F. Linder) und Pathologisches Institut (Direktor: Prof. Dr. W. Doerr) der Universität Heidelberg

Nach klinischen und experimentellen Untersuchungen besteht zwischen der disseminierten intravasalen Gerinnung und der Schwere der posttraumatischen respiratorischen Insuffizienz eine Korrelation. Durch Beeinflussung der "platelet release reaction", der Thrombocytenaggregation und der intravasalen Gerinnung mit Dipyridamol, Acetylsalicylsäure und Heparin wird deshalb untersucht, welchen Einfluß diese Faktoren auf die pulmonale Hämodynamik und histologische Lungenveränderungen haben.

Methodik

26 Bastardhunde werden in Barbituratnarkose nach einem standardisierten Knochentrauma durch offene Osteotomie einem 3stündigen hämorrhagischen Schock unterzogen. Nach der Oligämiephase bei einem arteriellen Mitteldruck von 40 mm Hg wird das Blut reinfundiert. Eine Gruppe von 8 mit Heparin behandelten Tieren (Thrombinzeit auf das 3–5fache der Norm verlängert) und einer weiteren Gruppe von 8 Tieren, die 3 Tage vor Versuchsbeginn täglich 1,5 g Acetylsalicylsäure erhalten und während des Experimentes Dipyridamol in der Dosierung von 1,0 mg/kg Std, werden 10 Kontrolltiere gegenübergestellt. Zur Beurteilung der Blutgerinnung werden das TEG, die Thrombinzeit, die Fibrinogenkonzentration, die Fibrinogenmonomere, die Gesamtzahl der Thrombocyten und die einzelnen Thrombocytenfraktionen bestimmt. Das Herz-Zeit-Volumen (HZV) wird mit der Kälteverdünnungsmethode gemessen. Der arterielle Blutdruck und der Druck in der A. pulmonalis werden als hämodynamische Bezugsgrößen fortlaufend registriert. Die Druck-Stromstärke-Beziehung in der A. pulmonalis wird nach Blutentzug und Reinfusion bei einem Norm-HZV von 100 ml/kg·min miteinander verglichen und die Verschiebung beider Kurven gegeneinander als Druckdifferenz ($\triangle$ MPP) angegeben.

Ergebnisse

Das Auftreten von Fibrinmonomeren als Hinweis für eine intravasale Gerinnung wird in der Heparingruppe verhindert. Die Fibrinogenkonzentration bei der Dipyridamolgruppe und Kontrollgruppe nimmt durch Trauma und Blutentzug von 266 ± 136 bzw. 191 ± 124 mg% auf 139 ± 72 bzw. 119 ± 128 mg% ab (p < 0,01). Gegenüber dieser Gruppe ist die Verminderung des Fibrinogenspiegels bei der Heparingruppe mit 349 ± 119 auf 250 ± 74 mg% signifikant niedriger (p < 0,05) (Abb. 1).

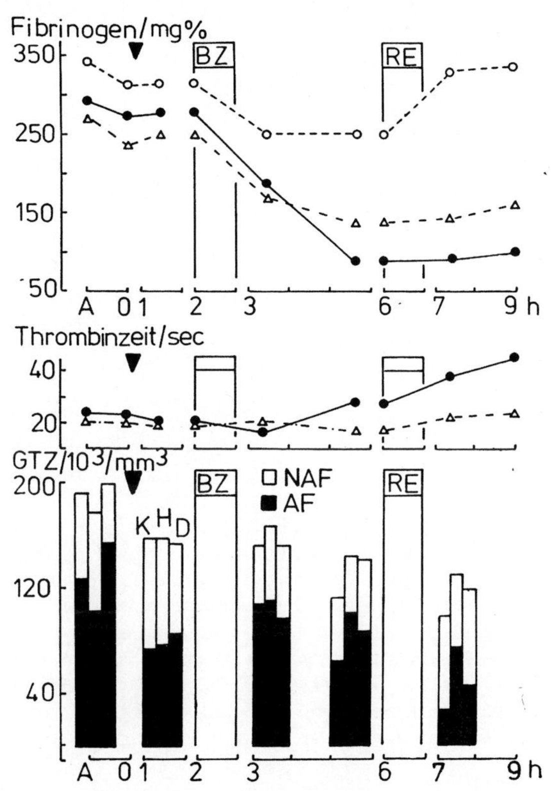

Abb.1. Verlauf der Mittelwerte des Fibrinogenspiegels, der Thrombinzeit und der Gesamtthrombocytenzahl (GTZ), unterteilt in die nichtadhäsive (NAF) und die adhäsive Fraktion (AF) vor und nach Knochentrauma (▼), Blutentzug (BEZ) und Retransfusion (RE). A = Ausgangswert vor Einleitung der Narkose, 0 = Wert nach Einbinden der Gefäßkatheter

Die Thrombinzeit als Zeichen einer Fibrinolyse nimmt bei der Kontrollgruppe im Gegensatz zur Dipyridamolgruppe mit Beginn der Oligämie kontinuierlich bis zum Versuchsende zu und erreicht das Doppelte des Ausgangswertes (Abb. 1). Das TEG zeigt nach dem Trauma eine Phase der Hyperkoagulabilität. Nach Retransfusion verlängert sich bei der Kontrollgruppe die r-Zeit auf

176% (p< 0,05) und die k-Zeit auf 542% des Ausgangswertes (p<
0,01). Die Verlängerung der r-Zeit auf 103% und der k-Zeit auf
222% bei der Dipyridamolgruppe liegt signifikant (p< 0,01) unter
dem Wert der Kontrolltiere (Tabelle 1). Der nach Einbinden der
Katheter, Trauma und Blutentzug bedingte Thrombocytenabfall wird
lediglich in der Heparingruppe weitgehend verhindert (Abb. 1).
Die Adhäsivität der Thrombocyten nimmt bei der Kontroll-, Hepa-
rin- und Dipyridamolgruppe nach dem Trauma von 48, 70 und 77%
auf 45, 49 und 54% ab. Die Abnahme der Adhäsivität nach Trauma
kommt dadurch zustande, daß ausschließlich die adhäsiven Thrombocyten abfallen (Tabelle 1), während die Zahl der nichtadhäsi-
ven Plättchen konstant bleibt. HZV und arterieller Mitteldruck
zeigen innerhalb der 3 Gruppen während des Versuchsablaufes
keinen wesentlichen Unterschied. Das HZV der Dipyridamolgruppe
liegt nach der Retransfusion mit 204 + 44 ml/kg·min höher gegenüber der Kontrollgruppe (p< 0,001). Die Druckdifferenz ($\triangle$ MPP)
nach Blutentzug und Retransfusion zeigt bei der Heparingruppe
mit 4,4 $\pm$ 1,9 mm Hg im Vergleich zur Kontrollgruppe mit 6,4 $\pm$
2,7 mm Hg keine signifikante Abnahme des pulmonalen Strömungswiderstandes im Gegensatz zur Dipyridamolgruppe mit 3,1 $\pm$ 1,4
mm Hg (p< 0,01) (Abb. 2). Mikrothromben werden durch Heparingabe fast völlig verhindert, durch Gabe von Dipyridamol und
Acetylsalicylsäure um die Hälfte gegenüber den Kontrolltieren.
Dagegen finden sich bei der Heparingruppe verstärkt intrapulmo-
nale Blutungen.

Die Ergebnisse dieser Experimente zeigen, daß durch Heparingabe
die disseminierte intravasale Gerinnung und Ausbildung pulmonaler Mikrothromben verhindert werden kann, jedoch nicht die Drucksteigerung in der Lungenstrombahn. Eine pathogenetische Bedeutung für die pulmonale Widerstandssteigerung kommt den Mikrothromben damit nicht zu. Durch Applikation von Acetylsalicylsäure und Dipyridamol werden die Thrombocytengesamtzahl und die
Adhäsivität nur gering beeinflußt, die Freisetzung vasoaktiver
Substanzen aus den Thrombocyten jedoch wahrscheinlich vermindert.
Damit erklärt sich auch die signifikant geringere pulmonale Widerstandssteigerung unter der Gabe von Acetylsalicylsäure und
Dipyridamol. Die Erhöhung des HZV unter Dipyridamol führt über
eine Steigerung der Mikrozirkulation zu einer Besserung der pathologischen Lungenveränderungen.

Zusammenfassung

26 Bastardhunde werden nach einem standardisierten Knochentrauma
einem hypotonen hämorrhagischen Schock unterzogen. Gegenüber
einer Kontrollgruppe und Heparingruppe läßt sich durch prophylaktische Gabe von Dipyridamol und Acetylsalicylsäure der pulmonale Strömungswiderstand signifikant vermindern. Nach einer
Phase der Hyperkoagulabilität entwickelt sich eine sekundäre
Fibrinolyse. Verminderung des Fibrinogenspiegels und Abnahme
der Thrombocytengesamtzahl nach Trauma und Blutentzug kann durch
Anwendung von Heparin weitgehend verhindert werden, ebenso das
Auftreten von Mikrothromben in der Lunge. Histologische Untersuchungen der Lunge zeigen eine deutlich verminderte pulmonale
Mikrothrombosierung unter Anwendung von Dipyridamol und Acetyl-
salicylsäure.

Tabelle 1. Mittelwerte und Standardabweichungen der Plättchenadhäsivität (%), der r- und k-Zeit (sec) sowie der maximalen Festigkeit (mm) im TEG. A = Ausgangswert am wachen Tier vor Einbinden der Gefäßkatheter. B = Werte nach Trauma, Blutentzug und 3stündiger Hypotoniephase. C = Werte 2 Std nach Reinfusion. Die prozentuale Zu- bzw. Abnahme vom Ausgangswert wird in den Klammern angegeben

Plättchenadhäsivität	A	B	C
Kontrolle	68 ± 22	58 ± 18	41 ± 30
Heparin	60 ± 26	74 ± 32	58 ± 31
Dipyridamol/ASS	77 ± 16	63 ± 21	44 ± 16
TEG r-Zeit			
Kontrolle	6'48'' ± 1'26''	8'55'' ± 4'39'' (131%)	13'19'' ± 5'19'' (196%)
Heparin	6'17'' ± 1'30''	−	−
Dipyridamol/ASS	7'51'' ± 1'25''	5'47'' ± 58'' (74%)	8'06'' ± 59'' (103%)
TEG k-Zeit			
Kontrolle	2'40'' ± 1'43''	8'08'' ± 5'37'' (305%)	14'27'' ± 8'03'' (542%)
Heparin	2'14'' ± 1'58''	−	−
Dipyridamol/ASS	2'54'' ± 1'07''	3'13'' ± 1'04'' (111%)	6'28'' ± 5'37'' (222%)
Maximale Festigkeit			
Kontrolle	58 ± 10	38 ± 17	24 ± 2,4
Heparin	60 ± 9	−	−
Dipyridamol/ASS	53 ± 6	48 ± 8	41 ± 7

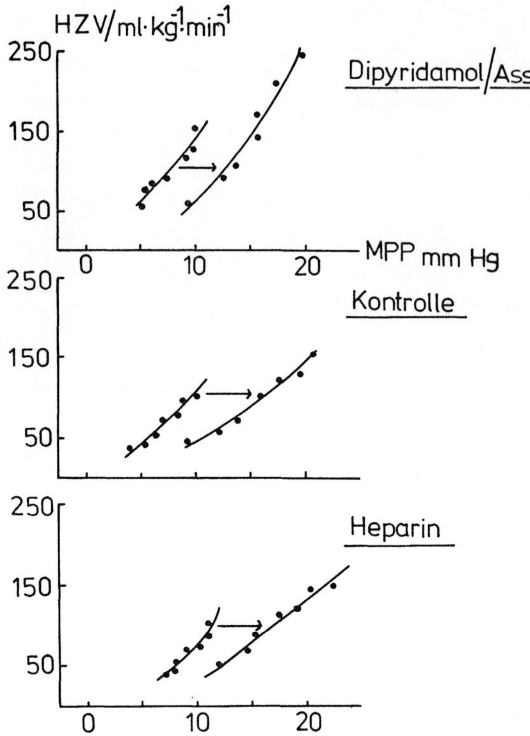

Abb.2. Darstellung der pulmonalen Druckstromstärkeänderung durch Blutentzug und Retransfusion für die Kontroll-, Heparin- und Dipyridamolgruppe. Die Druckdifferenz (Δ MPP), abgelesen bei einem Norm-HZV von 100 ml/kg·min stellt einen quantitativen Parameter für eine HZV-unabhängige Widerstandssteigerung der pulmonalen Strombahn dar

Summary

26 mongrel dogs are subjected to a standardized bone trauma followed by a hypotonic hemorrhagic shock. Compared with a control and heparin group prophylactic treatment with Dipyridamol and Acetylsalicylic Acid decreases pulmonary vascular resistance significantly. After an initial period of hypercoagulability secondary fibrinolysis develops. The decrease of the fibrinogen level and the fall of total platelet count after trauma and hemorrhage can partly be prevented by the application of heparin, likewise the development of pulmonary microthrombosis. Histological examination shows a markedly diminished pulmonary microthrombosis.

Dr. W. Saggau, Chirurgische Universitätsklinik, Im Neuenheimer Feld 110, 6900 Heidelberg

72. Die Kontraktilität des linken Ventrikels bei experimenteller Septicämie

B. Gay, K. Trenkel, Th. Hockerts, H. P. Bruch, R. Arbogast und
B. Höcht

Chirurgische Universitätsklinik Würzburg (Direktor: Prof. Dr.
E. Kern)

Über die Stellung des Herzens im septischen Schock bestehen be-
trächtliche Meinungsverschiedenheiten. Als adäquates Labormo-
dell wurde bisher der Endotoxinschock angesehen. Experimentelle
Untersuchungen über Beziehungen zwischen Bakteriologie und Ausgangspunkt der Infektion einerseits und myokardialer Kontraktilität andererseits liegen dagegen nicht vor.

Methodik

An 41 jungen Bastardhunden wurden in Chloralose-Narkose 4 verschiedene Modelle einer Septicämie untersucht. Nach linksseitiger Thorakotomie wurden folgende Meßwertaufnehmer plaziert:
1. Venenkatheter im rechten Vorhof, 2. Tipmanometer im linken
Ventrikel (LVP und dp/dt), 3. Statham-Druckaufnehmer im linken
Ventrikel (LVEDP), 4. Statham-Druckaufnehmer im Arcus aortae
(AoP), 5. Statham-Flußaufnehmer-Aortenwurzel (AoF).

1. Staphylokokken-Septicämie

Erreger: Coagulasepositiver Staphylococcus aureus. Keimzahl: 10^9
– 10^{10} Bakterien/ml einer 0,9%igen NaCl- und einer 1%igen Pepton-
Lösung.

1.1. Oberschenkelabscesse (n = 8): An der Innenseite beider Oberschenkel wurde die tiefe Muskulatur großflächig verschorft. Nach
Instillation von 10 ml 5%iger Mucin-Lösung wurden als Keimträger
4 Baumwollbändchen implantiert, die zuvor mit 1 ml der Bakterien-
suspension getränkt wurden.

1.2 Peritonitis (n = 7): Durch Ligatur der Hauptgefäße im Omentum majus konnte eine Netznekrose hervorgerufen werden. Anschließend wurden 20 ml 5%ige Mucinlösung instilliert und 4 in
gleicher Weise kontaminierte Baumwollbändchen in der Bauchhöhle
plaziert.

2. Pseudomonas aeruginosa-Septicämie

Erreger: Pseudomonas aeruginosa. Keimzahl: 10^9 - 10^{10} Bakterien/ ml einer O,9%igen NaCl- und O,1%igen Pepton-Lösung.

2.1. Oberschenkelabscesse (n = 7)

2.2. Peritonitis (n = 9): Die Versuchsanordnung entspricht 1.1. bzw. 1.2.. Das Fremdmaterial wurde mit Pseudomonas aeruginosa kontaminiert.

3. Kontrollversuche (n = 10)

Bei jeweils 5 Hunden wurde in gleicher Weise eine Verbrennungs- nekrose bzw. eine Netznekrose erzeugt. Der qualitative Endoto- xinnachweis erfolgte mit dem spezifischen Limulus-Gelations-Test (2). Zur Beurteilung der Kontraktilität wurden die maximale Druckanstiegsgeschwindigkeit (dp/dt$_{max}$), das Zeitintervall t - dp/dt sowie der Index $\frac{dp/dt_{max}}{IP}$ bestimmt. Nach Konstruktion der Kraft-Geschwindigkeitskurve wurde V$_{max}$ durch graphisch lineare Extrapolation ermittelt. Die genannten Parameter wurden als Aus- gangswert in 2stündigen Abständen registriert (Abb. 1 und 2).

Ergebnisse

2 Std nach Applikation der Erreger konnten stets Bakterien der gleichen Species in der Blutkultur nachgewiesen werden. Labor- chemische und hämodynamische Messungen erlauben die Einteilung in 3 Zeitintervalle, die in den einzelnen Versuchsgruppen mit ziemlicher Konstanz durchlaufen wurden.

I. Initiale Phase: Dieser Zeitraum (2-4 Std) wird durch die in- fektionsbedingten Allgemeinreaktionen (Fieber, Tachykardie, Leu- kocytose und Thrombocytenabfall) charakterisiert. Signifikante Änderungen von Hämodynamik und Kontraktilität traten nicht auf.

II. Intermediärphase (4-6-8 Std): Laborchemische Befunde und hä- modynamische Größen ermöglichen die Differenzierung in ein hyper- kinetisches und hypokinetisches Schocksyndrom. Kontraktilitäts- änderungen treten in zeitlichem Zusammenhang mit der Endotoxinä- mie auf.

III. Terminale Phase: Diese Phase wird durch schwere Störungen im Säure-Basen-Haushalt (Lactatacidose) sowie durch den allge- meinen Kreislaufzusammenbruch bestimmt. Es liegt stets eine myo- kardiale Insuffizienz vor. Signifikante Kontraktilitätsänderungen konnten in beiden Kontrollgruppen nicht nachgewiesen werden.

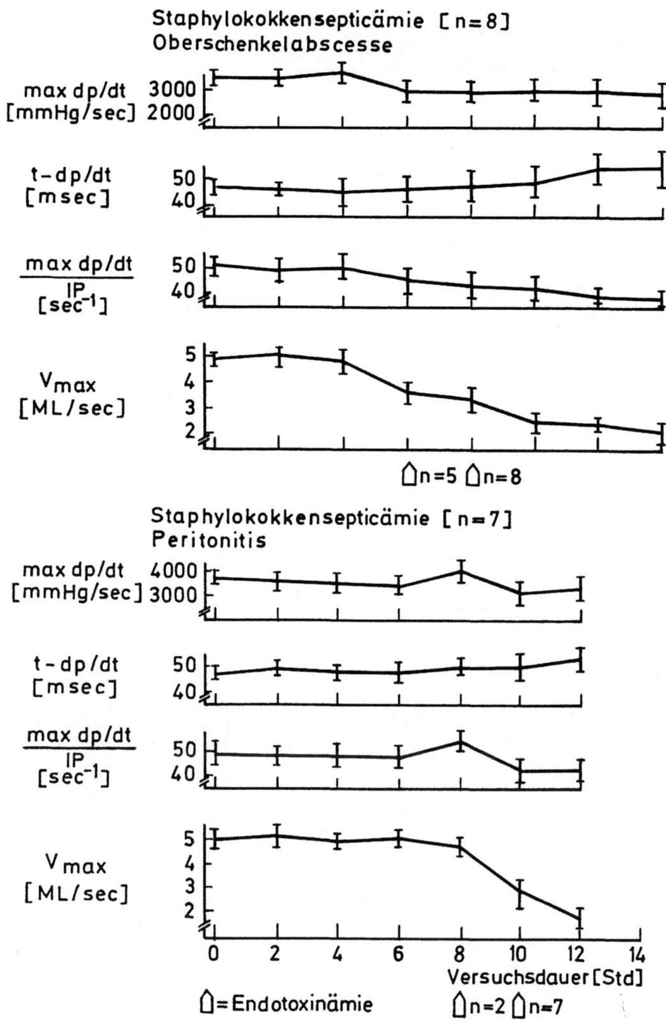

Abb.1. *dp/dt*$_{max}$, *t - dp/dt*, $\frac{dp/dt_{max}}{IP}$ *und V*$_{max}$ *bei Staphylokokken-Septicämie*

Diskussion

Beim Hund läßt sich eine tödlich verlaufende septische Allgemeininfektion mit qualitativ und quantitativ definierten Erregern induzieren, wenn hohe Keimzahlen verwendet werden und die lokale Empfindlichkeit durch Implantation von Fremdmaterial als Keimträger, Gewebsnekrose und Instillation von Mucin-Lösung gesteigert wird. Bei allen Versuchsreihen traten Kontraktilitätsänderungen in der Initialphase nicht auf. Während der Intermediärphase läßt sich stets eine zeitliche Korrelation zwischen Kon-

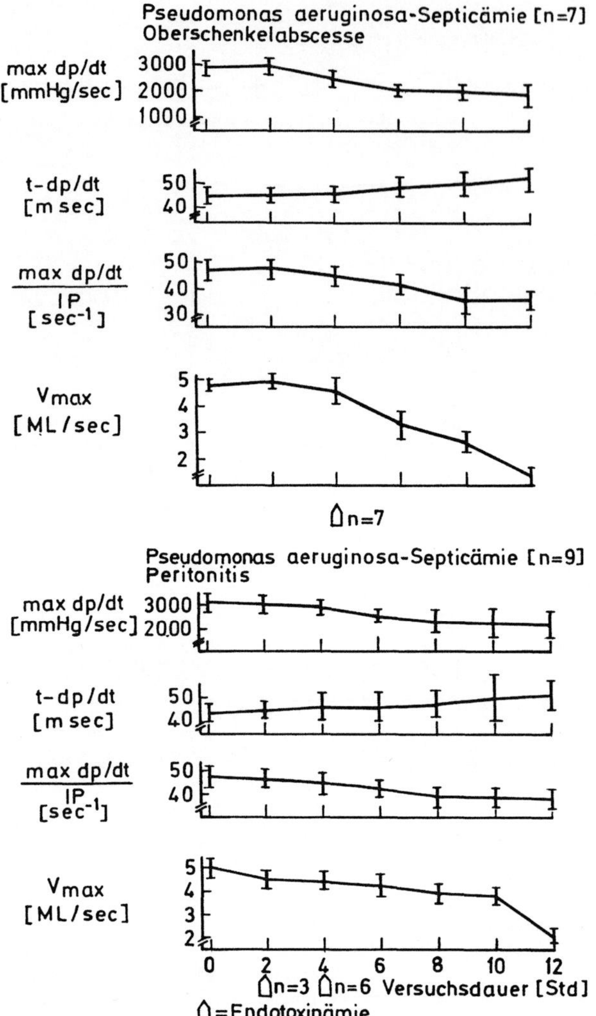

Abb. 2. dp/dt_{max}, $t - dp/dt$, $\dfrac{dp/dt_{max}}{IP}$ und V_{max} bei Pseudomonas aeruginosa-Septicämie

traktilitätsminderung und Endotoxinämie (positiver Limulus-Gelations-Test) nachweisen. Es liegt nahe, einen direkten oder indirekten Effekt des Endotoxins auf das Myokard anzunehmen. Während die Arbeitsgruppe um HINSHAW eine myokardtoxische Wirkung ablehnt, konnten PARKER und SARDESAI eine Hemmung der ATPase-Aktivität des Actomyosins unter Endotoxineinfluß feststellen. Die in der Terminalphase stets nachweisbare Lactatacidose bewirkt eine negative Inotropie. Gleichzeitig wird die Ansprechbarkeit des Herzmuskels auf Catecholamine reduziert. Der zu diesem Zeitpunkt registrierte Abfall des arteriellen Mitteldruckes führt zur verminderten Coronardurchblutung. Die insuffiziente Coronarperfusion beeinträchtigt entscheidend die Kontraktilität.

Zusammenfassung

Bei experimentell induzierter Septicämie konnte in phasischen
Abständen eine Minderung der myokardialen Kontraktilität nachgewiesen werden. Zwischen Kontraktilitätsstörung und Endotoxinämie besteht eine zeitliche Korrelation. Ausgangspunkt der Infektion und Qualität der Erreger blieben ohne nachweisbaren Einfluß. Für die Kontraktilitätsstörung kommen ein kardiotoxischer
Effekt des Endotoxins, die Wirkung von Schockmediatoren, die
Lactatacidose sowie der Abfall des coronaren Perfusionsdruckes
in Betracht.

Summary

In experimental septicemia a decrease of myocardial contractility
could be demonstrated. Periodically a correlation between disturbance of contractility and endotoxinemia exists. Starting point
of infection and type of bacteria were of no detectable influence.
As far as the disturbance of contractility is concerned one must
take into consideration the cardiotoxic effect of endotoxin, the
influence of shock mediators, lacticemia as well as the decrease
of coronary perfusion pressure.

Literatur

1. HINSHAW, L.B.: Role of the heart in the pathogenesis of endotoxin shock. J. surg. Res. 17, 134 (1974)
2. LEVIN, J.: Endotoxin and endotoxemia. New Engl. J. Med. 288,
   1297 (1973)
3. PARKER, C.J., SARDESAI, V.M.: The effect of E. coli endotoxin
   on cardiac and skeletal muscle myofibrillar ATPase. Biochem.
   Med. 8, 11 (1973)

Dr. B. Gay, Chirurgische Universitätsklinik, Josef-Schneider-
Straße 2, 8700 Würzburg

Chirurgisches Forum 1977

(München, 27. April–30. April 1977)

Vortragsanmeldungen

Die Sitzungen des FORUM sind ein fester Bestandteil im Gesamtkongreßprogramm. Sie bestehen aus 8-Minuten-Vorträgen·mit ausreichender Diskussionszeit über Ergebnisse aus der experimentellen und klinischen Forschung. Zur Beteiligung sind bevorzugt der chirurgische Nachwuchs, aber auch junge Forscher aus anderen medizinischen Fachgebieten zur Pflege interdisziplinarer Kontakte aufgefordert. Verhandlungssprachen sind Deutsch und Englisch.

Als *Leitthemen* der einzelnen Sitzungen sind vorgesehen: Schock, Herz, Gefäßsystem, Lunge, Magen und Darm, Leber – Galle – Pankreas, Niere, Transplantation, endokrine Organe, Trauma, prä- und postoperative Behandlung, Wundheilung und -behandlung.
Die Auswahl der Sitzungstitel für das endgültige Programm richtet sich nach dem zahlenmäßigen Überwiegen der eingereichten Beiträge zu den verschiedenen Themenkreisen auf der Basis der Qualitätsbewertung (siehe 5).

Bedingungen

1. Für die 'Anmeldung ist eine Kurzfassung in sechsfacher Ausfertigung bis spätestens **30. September 1976** an den FORUM-Ausschuß der Deutschen Gesellschaft für Chirurgie

   Sekretariat „Chirurgisches FORUM"
   Chirurgische Universitätsklinik
   6900 Heidelberg

einzusenden. Bereits veröffentlichte Arbeiten dürfen nicht eingesandt werden!

Kurzfassung

2. Die *Kurzfassung* soll in klarer Gliederung ausschließlich objektive Fakten über die Zahl der Untersuchungen oder Experimente, die angewandten Methoden und endgültige Ergebnisse enthalten. Ausführliche Einleitungen, historische Daten und Literaturübersichten sind zu vermeiden. Nur Mitteilungen von wesentlichem Informationswert ermöglichen eine sachliche Beurteilung durch die Mitglieder des wissenschaftlichen Beirats.

3. Auf einem *vorgeschalteten eigenen Blatt* sind die Namen der Autoren (beginnend mit dem Vortragenden) mit akademischem Grad sowie Anschrift von Klinik oder Institut und der *Arbeitstitel* einzutragen.

4. Da sich die Deutsche Gesellschaft für Chirurgie einer *„Empfehlung über die Begrenzung der Autorenzahlen"* angeschlossen hat (siehe Mitteilungen Heft 4/1975, Seite 140), können einschließlich des Vortragenden nur 4 Autoren genannt werden. Lediglich bei interdisziplinären Arbeiten sind 6 Autorennamen möglich.

5. Dem Text der Kurzfassung wird nur der Arbeitstitel ohne Autorennamen vorangestellt, damit eine anonyme Weiterbearbeitung gesichert ist (siehe 7.). Der Umfang darf 1 1/2 Seiten DIN A)4, 1 1/2 Zeilenabstand, 4 cm Rand) nicht überschreiten. Die Einsendung hat per Einschreiben zu erfolgen. Sammelsendungen ist eine Liste der Einzelbeiträge beizufügen.

6. Die Beiträge sollen von den Autoren durch einen Vermerk für eine der oben zitierten Forum-Sitzungen (Leitthemen) vorgeschlagen werden.

7. Vor der Sitzung des Forum-Ausschusses werden die Beiträge anonym (ohne Nennung der Autoren und der Herkunft) zur Beurteilung an die Mitglieder des wissenschaftlichen Beirats versandt. (Bestimmungen für den Forum-Ausschuß siehe Mitteilungen Heft 3/1973, Seite 70.)

8. Die Autoren der angenommenen Beiträge werden bis Mitte November 1976 verständigt. Das endgültige Manuskript (siehe 9.) muß in doppelter Ausfertigung bis zum 31. Dezember 1976 an das Forum-Sekretariat der Deutschen Gesellschaft für Chirurgie eingereicht werden (siehe 13.).

Manuskript

9. Das *Manuskript* ist mit klarer Gliederung (Zielsetzung, Methodik, Ergebnisse) und einer Zusammenfassung auf Deutsch und Englisch einzureichen.

10. Die *endgültige Fassung* wird in einem eigenen zitierfähigen Forum-Band als Supplement von Langenbecks Archiv vor dem nächsten Kongreß gedruckt vorliegen.

Wenn *keine* Bilder oder Tabellen eingereicht werden, darf das Manuskript einschließlich deutscher und englischer Zusammenfassung und Literaturangaben 5 Schreibmaschinenseiten haben (bei 4 cm Rand und 1 1/2-zeiligem Abstand).
Bei Verkürzung des Schreibmaschinentextes auf 3 Seiten (4 cm Rand, 1 1/2-zeilig) ist die *Wiedergabe von 2 schwarzweiß Abbildungen* (schematische Strichabbildungen) und *2 Tabellen* möglich. Es werden Positivabzüge in Endgröße erbeten. Halbtonbilder, Fotos und Röntgenbilder werden nicht angenommen. Für jede Abbildung oder Tabelle ist eine kurze prägnante Legende auf besonderem Blatt erforderlich.
Die *Bibliographie* soll 5 Zitate nicht überschreiten.

11. Die redaktionellen Vorschriften sind sorgfältig zu beachten. Gelegentlich trotzdem erforderlich werdende redaktionelle Änderungen im Rahmen der gegebenen Vorschriften behält sich die Schriftleitung vor.

12. Manuskripte, die bis zum 31. Dezember 1976 nicht eingegangen sind, können im FORUM-Band nicht berücksichtigt werden und schließen eine Aufnahme im endgültigen Kongreßprogramm aus.

13. Lieferung von Sonderdrucken nur bei vorheriger Bestellung und gegen Berechnung.

14. Grundsätzlich ist die Anmeldung mehrerer verschiedener Beiträge möglich. Die Auswahl durch den wissenschaftlichen Beirat orientiert sich grundsätzlich dahingehend, daß der *Erstautor* im endgültigen Programm *nur einmal* aufscheinen kann.

15. Die gleichzeitige Anmeldung eines Beitrags für eine andere Kongreßsitzung schließt seine Berücksichtigung gänzlich aus.

Wissenschaftlicher Beirat im FORUM-Ausschuß   Für das Forum-Sekretariat
der Deutschen Gesellschaft für Chirurgie

F. LINDER – Heidelberg   H. D. RÖHER – Heidelberg

H. R. Mittelbach
Die verletzte Hand
Ein Vademecum für Praxis und Klinik
2., unveränderte Auflage
209 Abbildungen in 316 Einzeldarstellungen.
Etwa 280 Seiten. 1976
DM 25,–; US $ 10.30
ISBN 3-540-07709-X

Diese Monographie befaßt sich mit der Diagnostik, der
konservativen und operativen Behandlung sowie der Nach-
sorge bei frischen geschlossenen und offenen Verletzungen,
bei thermischen und chemischen Schäden und bei Infektionen
der Hand. Weiterhin wird auf die Therapie von Unfallfolge-
zuständen sowie auf Begutachtungsfragen eingegangen. Das
Buch wendet sich in erster Linie an alle diejenigen Ärzte, die
mit der Primärversorgung von Handverletzungen konfrontiert
sind. Dementsprechend wird besonderer Wert auf die Darstellung einfacher, an jedem Ort praktikabler Behandlungsverfahren gelegt. Die Möglichkeiten und Aussichten nicht
dringlicher und komplizierter Wiederherstellungsmaßnahmen,
die dem Spezialisten vorbehalten bleiben sollten, werden nur
insoweit erläutert, als dadurch auch der weniger Erfahrene in
die Lage versetzt wird, einen Verletzten von Anfang an richtig
führen und beraten zu können. Der Charakter dieses Buches
für die Praxis wird durch die übersichtliche Gliederung und
über 300 einprägsame schematische Zeichnungen unterstrichen.

K. Hell, M. Allgöwer
Die Colonresektion
76 Abbildungen, 43 Tabellen. Etwa 160 Seiten
In Vorbereitung

F. Stelzner
Die anorectalen Fisteln
2., völlig neubearbeitete Auflage
180 zum Teil farbige Abbildungen.
Etwa 250 Seiten. 1976
In Vorbereitung
ISBN 3-540-07755-3

Inhaltsübersicht: Die Anatomie des Kontinenzorgans. – Die
anorectale Kontinenz. – Die vergleichende Anatomie der
Sphincteren vom chirurgischen Standpunkt. – Die Geschichte
der Fistelkrankheit. – Untersuchungsmethoden und allgemeine
Diagnostik. – Allgemeine Symptomatologie und Pathogenese
der akuten und chronischen anorectalen Infektionen. –
Allgemeines über die Therapie. – Die Systematik der primären
perianalen und pelvirectalen Abszesse und Fisteln. – Die
Fisteln, die keine primäre Verbindung mit dem Anus oder
dem Rectum haben. – Die Incontinentia alvi. – Das Rezidiv
und der Scheinrückfall. – Übersicht des vom Autor
behandelten Krankengutes und die Ergebnisse. – Ergebnisse
der Behandlung bei den nachuntersuchten Serien.

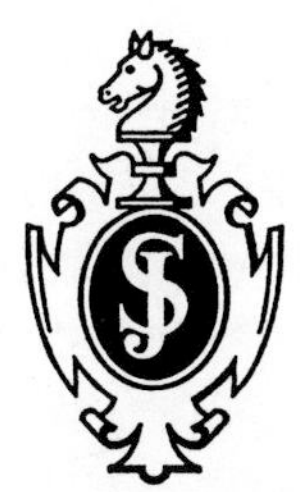

Springer-Verlag
Berlin Heidelberg New York Preisänderungen vorbehalten